Gießener Gynäkologische Fortbildung 1985

XIV. Fortbildungskurs für Fachärzte der Frauenheilkunde und Geburtshilfe

Herausgegeben von
Wolfgang Künzel

Mit 107 Abbildungen

Springer-Verlag
Berlin Heidelberg New York Tokyo

Professor Dr. med. WOLFGANG KÜNZEL
Gf. Direktor der Frauenklinik
und Hebammenlehranstalt
der Justus-Liebig-Universität
Klinikstr. 28
D-6300 Gießen

ISBN-13:978-3-540-16001-4 e-ISBN-13:978-3-642-70844-2
DOI: 10.1007/978-3-642-70844-2

CIP-Kurztitelaufnahme der Deutschen Bibliothek

Giessener Gynäkologische Fortbildung:
Giessener Gynäkologische Fortbildung ... – Berlin; Heidelberg; New York; Tokyo: Springer
Auf d. Haupttitels. auch: ... Fortbildungskurs für Fachärzte der Frauenheilkunde und Geburtshilfe
14. 1985.
ISBN-13:978-3-540-16001-4

2123/3130-543210

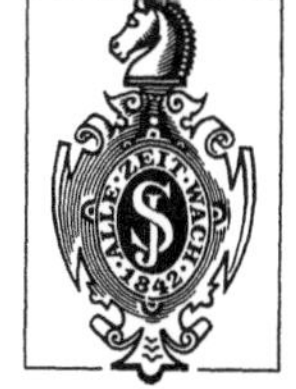
ALLE ZEIT WACH
1842

Inhaltsverzeichnis

Fluor genitalis

Risiken während Schwangerschaft und Geburt

Zukunftsweisende Entwicklungen in Geburtshilfe und Gynäkologie

Mammakarzinom

Urodynamik

Methoden der Kontrazeption

Verzeichnis der Referenten

BAILER, P., Prof. Dr., Frauenklinik Rotes Kreuz, Taxisstraße 3, 8000 München 19

BECK, L., Prof. Dr., Universitäts-Frauenklinik, Moorenstraße 5, 4000 Düsseldorf

BÜRGER, U., Priv.-Doz. Dr., Zentrum für Kinderheilkunde, Abt. Allgemeine Pädiatrie, Feulgenstraße 12, 6300 Gießen

CAFFIER, H., Prof. Dr., Frauenklinik und Poliklinik, Josef-Schneider-Straße 4, 8700 Würzburg

FABER, P., Priv.-Doz. Dr., Frauenklinik, Prosper-Hospital, Mühlenstraße 27, 4350 Recklinghausen

GIPS, H., Priv.-Doz. Dr., Zentrum für Frauenheilkunde und Geburtshilfe, Klinikstraße 32, 6300 Gießen

HACKENBERG, R., Dr., Zentrum für Frauenheilkunde und Geburtshilfe, Pilgrimstein 3, 3550 Marburg/Lahn

HALBERSTADT, E., Prof. Dr., Universitäts-Frauenklinik, Abt. Geburtshilfe, Theodor-Stern-Kai 7, 6000 Frankfurt/Main 70

HAUCK, H., Prof. Dr., Dermatologische Universitätsklinik und Poliklinik Erlangen, Hartmannstraße 14, 8520 Erlangen

HÖLZEL, F., Prof. Dr., Physiologisch-Chemisches Institut, Martinistraße 52, 2000 Hamburg 20

HOHMANN, M., Dr., Zentrum für Frauenheilkunde und Geburtshilfe, Klinikstraße 32, 6300 Gießen

KIESSWETTER, H., Univ.-Doz. Dr., Wilhelminenspital, Urologische Abteilung, 16, Montleartstraße 37, A-1171 Wien

KLEIN, P.J., Prof. Dr., Pathologisches Institut, Albertstraße 19, 7800 Freiburg

KLOSA, W., Dr., Universitäts-Frauenklinik, Hugstetter Straße 55, 7800 Freiburg

KÜNZEL, W., Prof. Dr. med., Gf. Direktor der Frauenklinik und Hebammenlehranstalt der Justus-Liebig-Universität, Klinikstr. 28, 6300 Gießen

LAURITZEN, C., Prof. Dr., Zentrum für Gynäkologie und Geburtshilfe, Prittwitzstraße 43, 7900 Ulm/Donau

LOHMANN, W., Prof. Dr., Institut für Biophysik, Strahlenzentrum, Leihgesterner Weg 217, 6300 Gießen

LUDWIG, H., Prof. Dr., Universitäts-Frauenklinik, Schanzenstraße 46, CH-4031 Basel

MELCHERT, F., Prof. Dr., Universitäts-Frauenklinik, Theodor-Kutzer-Ufer, 6800 Mannheim 1

NEUBERT, D., Prof. Dr., Institut für Toxikologie und Embryonalpharmakologie, Garystraße 5, 1000 Berlin 33

PETERSEN, E. E., Prof. Dr., Universitäts-Frauenklinik, Abt. Frauenheilkunde und Geburtshilfe I, Hugstetter Straße 55, 7800 Freiburg/Brsg.

RAUSKOLB, R., Prof Dr., Albert-Schweitzer-Krankenhaus, Sturmbäume 10, 3410 Northeim 1

RITTER, S. VON, Dr., Zentrum für Gynäkologie und Geburtshilfe, Klinikstraße 32, 6300 Gießen

SCHILLINGER, H., Prof. Dr., Universitäts-Frauenklinik, Hugstetter Straße 55, 7800 Freiburg/Brsg.

SCHMIDT, H., Dr. Dipl.-Phys., Universitäts-Frauenklinik, Moorenstraße 5, 4000 Düsseldorf

SCHMIDT-RHODE, P., Dr., Zentrum für Frauenheilkunde und Geburtshilfe, Pilgrimstein 3, 3550 Marburg/Lahn

SCHULZ, K.-D., Prof. Dr., Zentrum für Frauenheilkunde und Geburtshilfe, Pilgrimstein 3, 3550 Marburg/Lahn

STAHLMANN, R., Dr., Institut für Toxikologie und Embryonalpharmakologie (WE 18), Garystraße 5, 1000 Berlin 33

Sturm, G., Prof. Dr., Zentrum für Frauenheilkunde und Geburtshilfe, Pilgrimstein 3, 3550 Marburg/Lahn

Tauber, P. F., Prof. Dr., Universitätsklinikum Essen, Zentrum für Frauenheilkunde, Hufelandstraße 55, 4300 Essen 1

Weidner, W., Priv.-Doz. Dr., Urologische Klinik, Klinikstraße 29, 6300 Gießen

Wolf, H., Prof. Dr., Zentrum für Kinderheilkunde, Abt. Allgemeine Pädiatrie, Feulgenstraße 12, 6300 Gießen

Zippel, H. H., Prof. Dr., Zentrum für Frauenheilkunde und Geburtshilfe, Pilgrimstein 3, 3550 Marburg/Lahn

Fluor genitalis

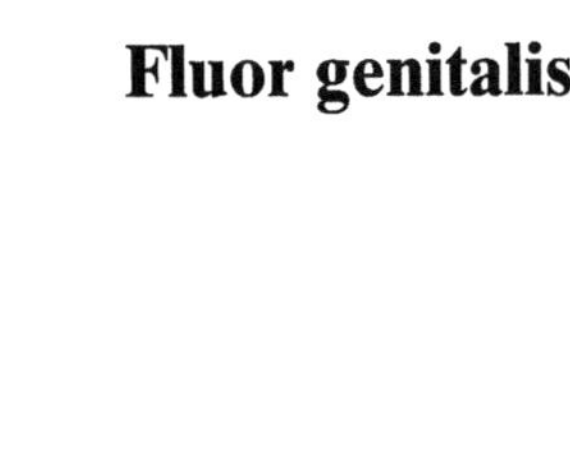

Der Einfluß der Ovarialfunktion auf den Fluor in Pubertät, Generationsphase und Postmenopause

C. LAURITZEN

Die Scheide ist, wie der Uterus, ein Zielorgan der Sexualhormone. Sie zeigt (auch ohne Hormoneinfluß) funktionelle Veränderungen, insbesondere Kontraktionen, Durchblutungsschwankungen, Proliferation, Epithelabschilferungen, Transsudation und Flüssigkeitsresorption. Sexualhormone jedoch, insbesondere Östrogene, für welche die Scheide Rezeptoren besitzt, steigern all diese Funktionen erheblich und passen sie den zyklisch wiederkehrenden Erfordernissen der Fortpflanzung an.

Östrogene fördern das Längen- und Weitenwachstum der Scheide. Sie verstärken die Durchblutungsgröße über die Erweiterung der perivaginalen Gefäße, v.a. aber regen sie die funktionelle Schichtung und die proliferative Dickenzunahme des Scheidenepithels an. Sie beeinflussen ferner den Stoffwechsel, die Morphologie, die Färbeeigenschaften und die Abschilferungsrate der Intermediär- und Superfizialzellen. Typische östrogene Wirkungen sind die Wasseraufnahme, die Einlagerung von Aminosäuren in Zellkern und Zellplasma sowie die Zunahme des Zelleibs an Glykogen. Gut bekannt und wichtig für die normale Biologie sowie die antimikrobielle Abwehrkraft der Scheide ist der östrogenabhängige Mechanismus der Glykogenbildung in den Vaginalepithelien.

Aus dem Glykogen bilden die Döderlein-Stäbchen Milchsäure, die wiederum für die Herstellung des optimal sauren pH zwischen 3,8 und 4,2 sorgt (Abb. 1). Im Scheidenabstrich nach Papanicolaou bewirkt der Östrogeneffekt eine Zunahme und

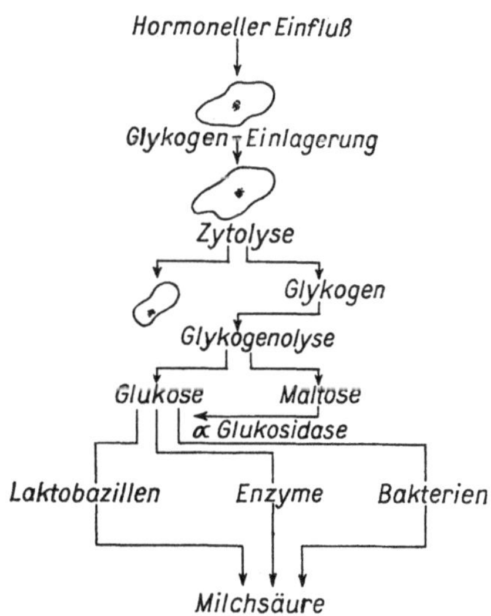

Abb. 1. Schematische Darstellung des Glykogenabbaus

eine vermehrte Abschilferung der Oberflächenzellen, wobei sich die Hormonwirkungen bekanntlich in der Pyknose des Kerns, der Vergrößerung des Zelleibs mit Ausbreitung und Rundung der Zellgrenzen, einer azidophilen roten Färbung und der charakteristischen Einzellagerung der mikroskopischen, lichtdurchscheinenden Zellen zeigt. Östrogene stimulieren ferner das Wachstum und die Sekretionsleistung des zylindrischen Zervixepithels und führen zur Weitstellung des Muttermundes mit Zunahme der Menge des Zervixsekrets, das heller, fadenziehender, spinnbarer wird. Dies geschieht durch Einlagerung von Wasser, Salzen und Proteinen. Die letzteren ergeben bei Trocknung das bekannte Farnkrautphänomen. Alle bisher bekannten Östrogene wie Östradiol, Östron, Östriol, ferner Äthinylöstradiol, Mestranol und die konjugierten Östrogene haben die gleiche qualitative Wirkung am Scheidenepithel, ebenso das nicht mehr verwendete Stilböstrol.

Die Wirkung am atrophischen Zervix- und Scheidenepithel kann sogar bei neuen, in ihren biologischen Eigenschaften noch nicht bekannten Östrogenen als ziemlich zuverlässiger vergleichender Test auf Östrogenwirkung angewendet werden. Die Minimaldosis für eine Erhaltung des eutrophen Zustands am Vaginalepithel beträgt beispielsweise bei der kastrierten Frau mit atrophischer Scheide oder bei der spät postmenopausalen Frau 10 μ Äthinylöstradiol täglich oder 0,6 mg konjugierte Östrogene, 1–2 mg Östradiolvalerat oder mikronisiertes Östradiol und 2 mg Östriol.

Es soll hier erwähnt werden, daß auch andere Stoffe oder Medikamente mit Steroidstruktur wie beispielsweise Digitalis, hohe Dosen Vitamin D und Drastika wie Cascara sagrada eine unspezifische Proliferation des Scheidenepithels hervorrufen können. Über den Einfluß des Spermas, das ja Östrogene und Androgene in nicht geringer Konzentration enthält, auf die Proliferation des Scheidenepithels fehlen zuverlässige Untersuchungen.

Zur Aufhellung des Scheidenabstrichs bei überlagerten, schwer zu beurteilenden Scheidenausstrichen gibt man die gleichen Dosen wie oben zur Proliferation angegeben. In beiden Fällen muß die Medikation etwa 14 Tage andauern, um zur vollen Wirkung zu gelangen.

Gestagene beeinflussen die Östrogenwirkung in Richtung auf die prägraviden Veränderungen am Scheidenepithel. Die vorher pyknotischen, azidophilen Zellen werden im Plasma kleiner, der Zellkern wird wieder größer, die Ränder falten sich, die Zellen liegen mehr in Haufen, ihre Färbung ist zyanophil. Der Zervixschleim nimmt an Menge ab, wird zäher, trüber, das Farnkrautphänomen verschwindet, der Muttermund schließt sich.

Androgene schließlich bewirken am atrophischen Abstrich eine leichte Proliferation bis zu mittleren Graden. Sie üben am Östrogenabstrich eine leichte antiöstrogene Wirkung aus.

Kindesalter

Nach der Geburt sind Vulva und Introitus durch die hohen, im Fetus kreisenden Östriol- und Progesteronmengen stark ödematös. Es wird oft ein schleimiger Ausfluß abgesondert, der nach einigen Tagen auch blutig tingiert sein kann (Halban-Reaktion). Das Vaginalepithel ist hoch proliferiert (Abb. 2), ebenso das Zervixepithel. Die Zervix ist stark vergrößert und macht das 3fache Volumen des Corpus uteri aus.

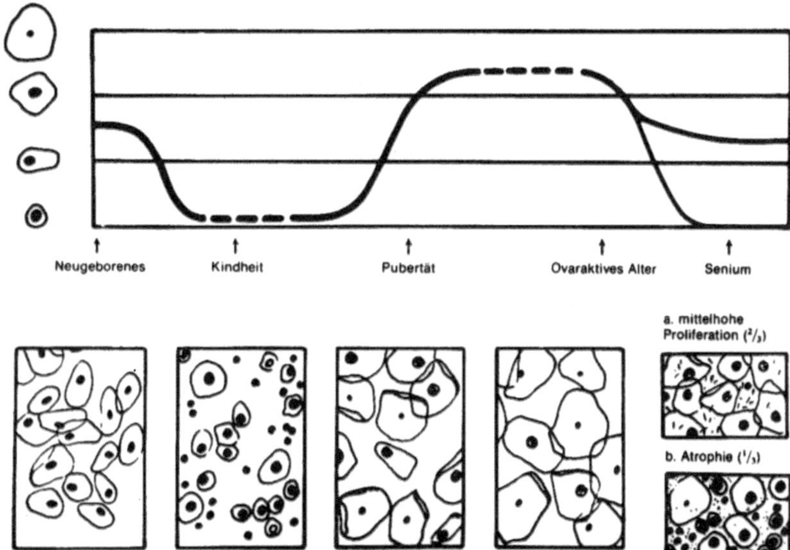

Abb. 2. Veränderungen des Zellbildes im Scheidenabstrich in den verschiedenen Lebensabschnitten

Der Scheidenabstrich zeigt anfangs starke Östrogen-Gestagen-Wirkung, Döderlein-Flora kann vorhanden sein. Der pH stellt sich auf etwa 4,8 ein. Im Laufe einer Woche nimmt, nachdem alle Hormonwirkungen abgeklungen sind, die Dicke des Vaginalepithels ab; die Desquamation ist vermindert, die Oberflächenzellen verschwunden, der pH steigt bis zu Neutralwerten an. Die Scheidenwand zeigt erhöhte Transsudation, aber verminderte Rückresorption.

Während der gesamten Kindheit, der sog. Ruheperiode, ist die Östrogenproduktion sehr niedrig und das Vaginalepithel daher unverändert im Ruhestadium. Fluor in diesem Alter beruht meist auf dem Vorkommen von Würmern, Fremdkörpern oder einer Infektion durch Manipulation. In älteren Lehrbüchern kann man lesen, daß eine gonorrhoische Infektion beim kleinen Mädchen – im Gegensatz zu den Verhältnissen bei der erwachsenen Frau – sich auch in der Vagina festsetzen kann. Die Ausheilung durch Antibiotika soll angeblich durch eine zusätzliche Östrogengabe gefördert werden. Auch die Labienadhäsionen, durch die es zu einer Sekretstauung kommen kann, wird am sichersten durch Östrogengabe, lokal in Salbenform angewandt, beseitigt.

Pubertät

Erst in der Pubertät kommt es wieder zu einer Häufung des Vorkommens von Fluor, wenn Vagina und Zervix erneut unter Hormoneinfluß stehen. Meist handelt es sich um den sog. funktionellen Fluor, also um eine vermehrte vaginale oder zervikale Sekretion unter Östrogeneinfluß (Abb. 3). Die zyklische Progesteronbildung fehlt anfangs meist noch. Neurovegetative Störungen, Allgemeininfekte, Stoffwechselerkrankungen sowie juveniler Diabetes und Anämie, die als „Chlorose" durch die alten Lehrbücher geistert, werden häufig mit angeschuldigt. Wahrscheinlich sind auch

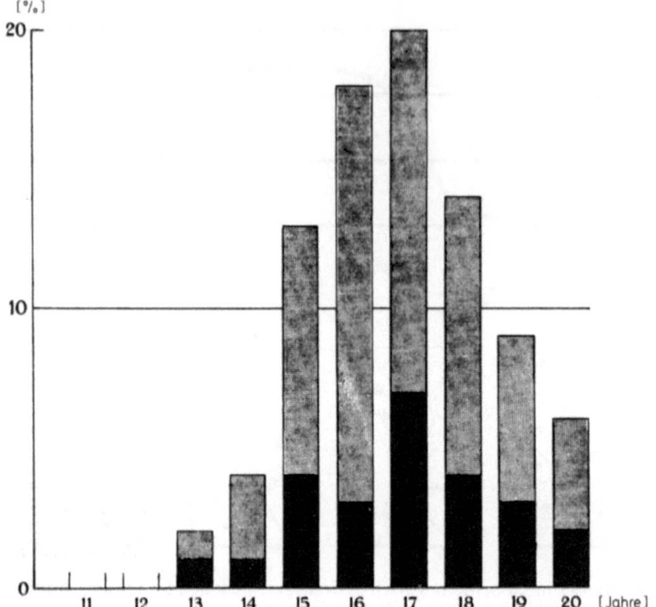

Abb. 3. Fluor vaginalis im Kindes- und Jugendalter (▒ funktioneller Fluor, ■ Fluor durch Infektion). (Nach Widholm u. Vertiainen 1974)

hierbei hormonelle Einflüsse und Veränderungen beteiligt, wenn nicht gewöhnliche Infektionen durch Manipulation oder Fremdkörper vorliegen.

An dieser Stelle ist auf die juvenile Ektopie hinzuweisen, die sich ab dem 8. Fetalmonat unter dem Einfluß der plazentaren Östrogene und Gestagene bilden kann. Dadurch tritt das schleimbildende Zervixepithel bis in den äußeren Muttermund und auf die Portio vor. Bei Neugeborenen und Kindern sowie in der Präpubertät kann man in bis zu 30% der Fälle solche Ektopien finden.

Die Behandlung eines Fluors beim Kind oder in der Präpubertät ist, wenn überhaupt erforderlich, nach Ausschluß der oben genannten pathologischen Ursachen nicht hormonal, sondern rein symptomatisch vorzunehmen. Man verabfolgt selbst oder läßt durch die Mutter adsorptive Mittel verabfolgen, z.B. Sicco-Gynaedron oder einfache Medikamente wie Tampovagan cum Acidum lacticum. Auch Kamillen-Spuman ist brauchbar. Von den antibakteriellen Fluormitteln hat sich z.B. Dequavagyn, das einen Kinderapplikator enthält, bewährt. Die Behandlung soll von einem erfahrenen Arzt, wenn möglich einem Kindergynäkologen, bei Kleinkindern in enger Zusammenarbeit mit der Mutter vorgenommen werden.

Geschlechtsreife

In der Geschlechtsreife kommt es zu den bekannten zyklischen Veränderungen des Scheidenepithels und der Zervix, die hier nicht nochmals im einzelnen wiedergegeben werden sollen (vgl. Abb. 2).

Tabelle 1. Häufigkeit der Vulvovaginitis candidomycotica bei Frauen unter oralen Kontrazeptiva im Vergleich mit einer Kontrollgruppe (Diddle et al. 1969)

Patientinnen unter Kontrazeption		Beobachtungs-zeitraum [Monate]	Kontrollgruppe	
n	Kandidosis [%]		*n*	Candidiasis [%]
3179	1,5	0– 6	5240	2,8
2111	1,8	7–12	3233	1,6
618	6,8	13–24	2469	1,4
235	12,0	25–36	2008	0,7
85	10,6	37–48	1783	0,7
38	42,1	48	1602	7,6

Bei einseitiger Östrogenwirkung, wie im anovulatorischen Zyklus, bei verlängerter Proliferationsphase mit Corpus-luteum-Insuffizienz oder bei östrogenproduzierenden Tumoren entwickelt sich öfter durch eine erhöhte Abschilferungsrate der Epithelien ein sog. Desquamationsfluor mit einem Überangebot an Glykogen und Zelldetritus. Dieser kommt besonders prämenstruell vor. In der Zyklusmitte bemerkt manche Frau die verstärkte Schleimsekretion der Zervix als Fluor. Dieses Zeichen wird ja gelegentlich zur Bestimmung der fruchtbaren Tage empfohlen.

Durch den Abgang von Detritus und Blut sowie durch den Östrogenabfall kommt es während der Menstruation zu einer alkalischen Reaktion in der Scheide, die einen postmenstruellen Fluor verursachen kann. pH-Verschiebungen und Infektionen können die Döderlein-Bakterien verdrängen und damit den Abwehrmechanismus der Scheide verschlechtern.

Bei einer Fluoranamnese muß man neben infektiösen, psychischen und sexuellen Problemen auch nach der Pille fragen. Es ist erwiesen, daß die Einnahme der Pille, insbesondere von gestagenbetonten Präparaten, vermehrt zu infektiösem Fluor führt. Insbesondere kommt es zur Pilzbesiedlung (Tabelle 1). Ursache sind, neben der ja relativ hohen Östrogendosis der Pille, die hochaktiven Gestagene, die den Glykolstoffwechsel stören. Hierdurch kann es zu einer Verschiebung des pH in den alkalischen Bereich kommen. Mit dem Rückgang der Döderlein-Flora nahmen dann die Infektionen zu.

Während durch Sequenzpräparate eine verstärkte zervikale Sekretion bewirkt werden kann, kommt es bei gestagenbetonten Präparaten öfter zur Ausbildung von hypertrophischen Ektopien, die einen zervikalen Fluor mit verursachen können. Dysplasien treten gelegentlich etwas gehäufter auf, beide Befunde sind jedoch in ihrer pathophysiologischen Bedeutung umstritten.

Schwangerschaft

In der Schwangerschaft nimmt die von der Plazenta produzierte Hormonmenge gegenüber der ovariellen Östrogenmenge um das 100fache, gegenüber der der Gesta-

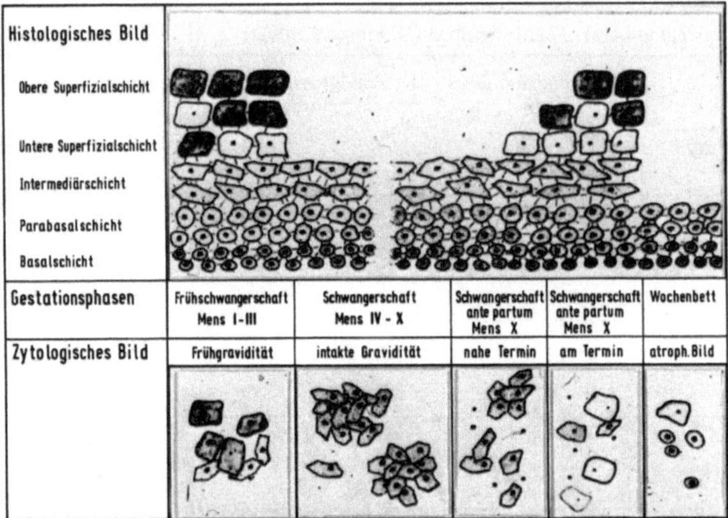

Abb. 4. Ausdifferenzierung des Scheidenepithels sowie das zytologische Bild in den einzelnen Gestationsabschnitten

gene um das 10fache zu (Abb. 4). Hierdurch kommt es zu einem hohen Aufbau des Epithels und zu vermehrter Desquamation öfter zu Döderlein-Zytolose, ferner zu vermehrter Transsudation und Fluor. Das sehr empfindliche Gleichgewicht der Scheide ist häufiger gestört, und man findet v.a. Pilzbefall (Candida). Im ganzen Verlauf der Schwangerschaft ist eine Behandlung mit den üblichen Pilz- und Trichomonadenmitteln erlaubt, doch soll eine parenterale Behandlung, wenn möglich, nicht durchgeführt werden.

Im Wochenbett kommt es durch den Wochenfluß mit Abstoßung von Detritus, ferner durch Verletzung der Scheide und durch das Verheilen der Episiotomiewunde, häufig zu vermehrtem Ausfluß, der dann von der Frau als krankhaft und als vom normalen Wochenfluß abweichend empfunden werden kann. Der pH steigt oft auf 4,8 bis 5,0 an. Unter normalen Verhältnissen kann nach dem 5. Tag Döderlein-Flora erneut auftreten. Im allgemeinen ist eine Fluorbehandlung nicht angezeigt, sondern eher eine Behandlung der Endometritis oder der Episiotomiewunde, allenfalls kann man mit blanden sekretaufsaugenden Mitteln oder durch Implantation von Döderlein-Flora behandeln.

Klimakterium und Postmenopause

Durch den Abfall der Östrogenproduktion kommt es innerhalb von 5–10 Jahren nach Eintritt der Menopause zu einer Atrophie der Scheide und des Uterus. Diese Rückbildung tritt früher oder später ein, je nachdem, wie hoch noch die ovarielle und adrenale Produktion von Androgenen ist und wie stark das Fettgewebe der Patientin ausgeprägt ist, denn im Fettgewebe werden die ovariellen und adrenalen Androgene zu 1–2% in Östrogene, überwiegend Östron, umgewandelt.

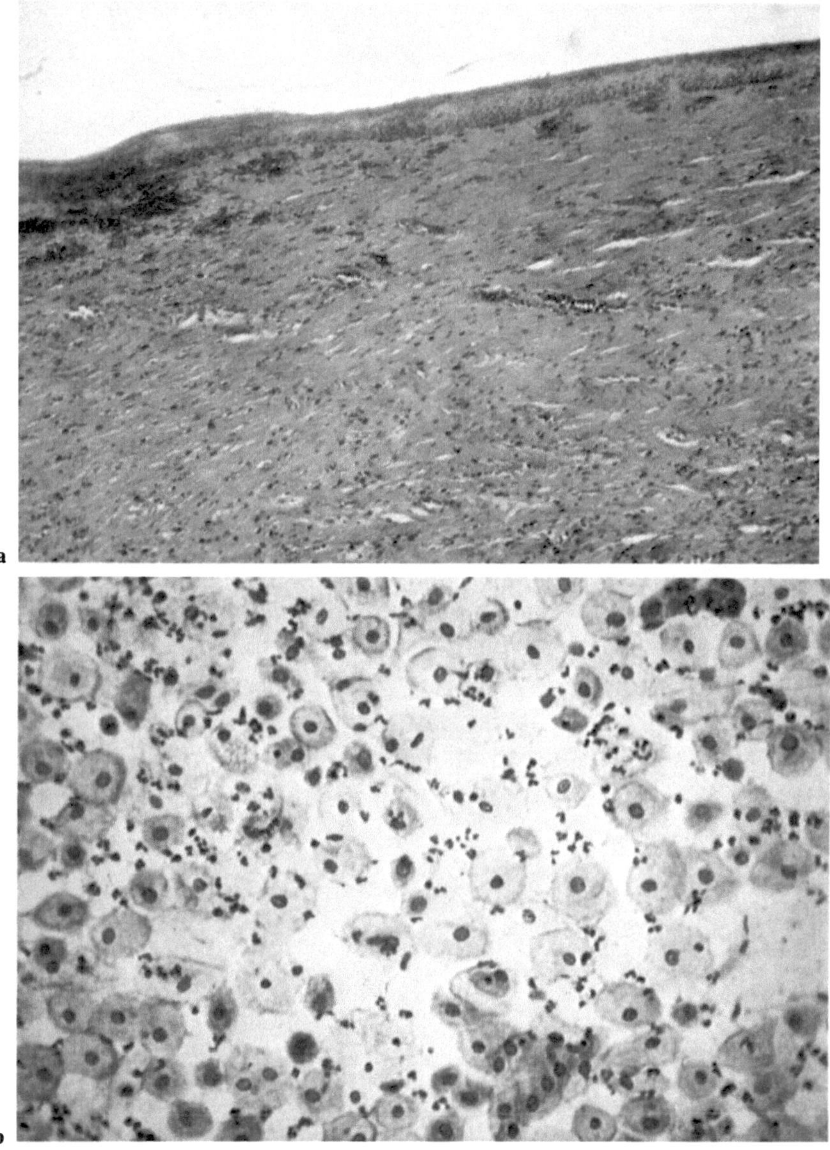

Abb. 5. a, b Scheidenepithel in der Postmenopause und atrophischer Abstrich; **c, d** Epithel nach Östrogen-Gestagen-Gabe und entsprechender Abstrich

Der typische Befund in Postmenopause und Senium ist die senile Kolpitis. Durch die Atrophie der Scheide ist deren Abwehrkraft geschwächt, Döderlein-Flora ist aufgrund der fehlenden Hormonproduktion meist nicht mehr vorhanden. Oft klafft die Vulva nach mehreren Geburten oder einer schlechten Versorgung von Episiotomiewunden. Es besteht ein Deszensus oder eine Harninkontinenz. All diese Ursachen können zum Eintreten einer Infektion mit beitragen.

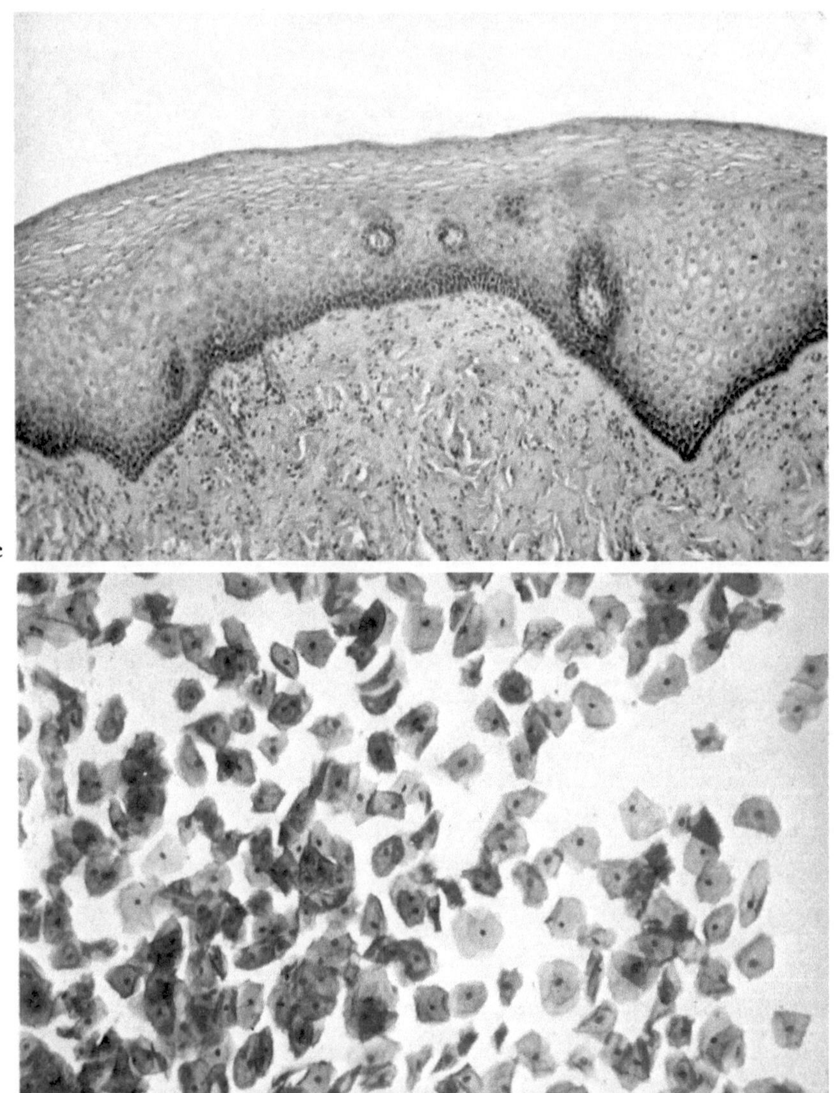

Abb. 5. c, d

Die einfache senile Kolpitis ist dadurch gekennzeichnet, daß bei Einstellung das Scheidenepithel atrophisch ist. Oft finden sich kleine Blutungen (Petechien oder Ekchymosen). Das Scheidenvolumen schrumpft, insbesondere im oberen Drittel (Craurosis vaginae) sowie in den Scheidengewölben, die abflachen. Falls es eine Ulzeration gegeben hat, können sogar nach der Abheilung strangartige Ahhäsionen entstehen. Öfter kommt es bei Deszensus nach Tragen eines Ringes zu einem Dekubitalulkus. Vaginale Rezeptoren für Östrogene können nach einiger Zeit verschwinden. Die Behandlung der senilen Kolpitis muß durch Östrogene, am besten lokal

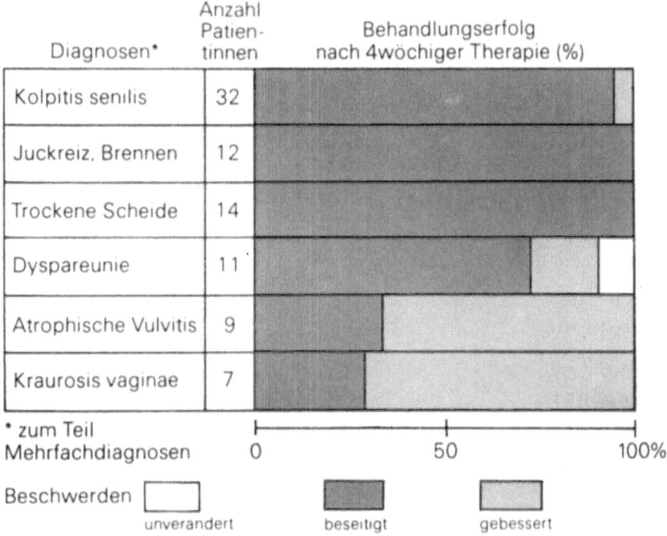

Abb. 6. Erfolge einer Behandlung mit lokaler Östrogenverabfolgung (Östriol)

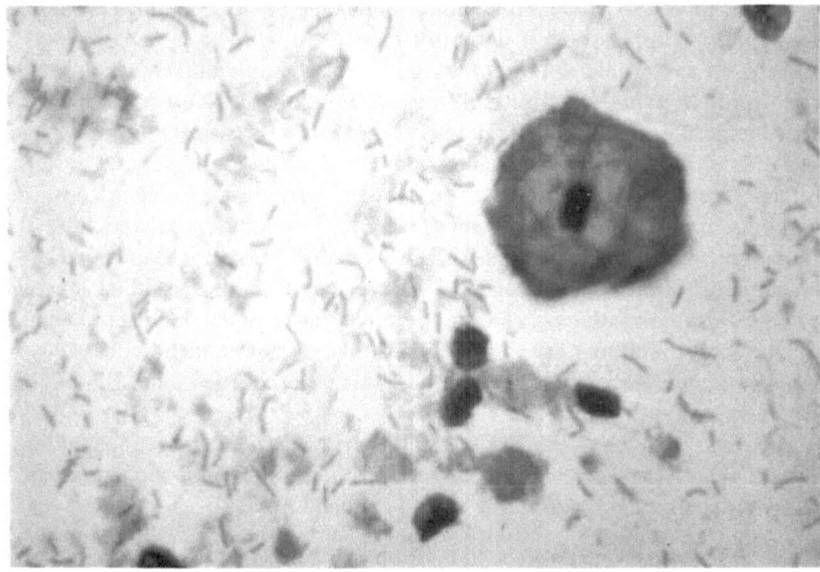

Abb. 7. Scheidenabstrich nach Behandlung mit Döderlein-Implantat und Östriol zur Behandlung einer senilen bakteriellen Kolpitis

verabfolgt, behandelt werden (Abb. 5 und 6). Dies gilt auch bei Vorliegen eines Druckgeschwürs. Zu empfehlen sind Linoladiol Emulsion, Ovestin Creme oder ortho-Gynest Vaginalovula. Meist kommt es innerhalb von 10–14 Tagen bei täglicher Anwendung zum Aufbau des Vaginalepithels und zur Abheilung. Bei starker Atro-

Tabelle 2. Häufigkeit von Kolpitis sowie von Bakterien, Trichomonaden- und Pilzbesiedelung der Vagina bei Frauen in der Postmenopause mit und ohne Östrogenbehandlung ($n = 2 \cdot 126$ Patientinnen; Alter 50–63 Jahre)

Erkrankung	Behandlung mit Östrogen[a]	Kontrollen ohne Östrogen
Kolpitis	2	81
Bakterielle Mischflora	12	96
Monilia, Hyphen	1	29
Trichomonaden	2	17
Papanicolaon I	126	104
Papanicolaon II	2	22

[a] 2mg Östriol pro Tag, 8 Wochen lang

phie mit Fehlen von Östrogenrezeptoren müssen diese erst induziert werden, und die Behandlung kann auch etwas länger dauern. Nach Wiederherstellung der Eutrophie genügt es dann meistens, 2mal wöchentlich zu behandeln. Will man orale Östrogene geben, so braucht man mindestens 2mg Östriol, 1–2mg Östradiol mikronisiert oder 1–2mg Östradiolvalerat pro Tag.

Liegt ein bakterieller Fluor bei Atrophie vor, so kann man eine Kombinationtherapie von Sulfonamiden, Breitspektrumantibiotika (z.B. Terramycin) oder mit einem Chemotherapeutikum (Braunovidon, Dequavagyn) durchführen, gleichzeitig kann man auch Östrogene anwenden oder ein Kombinationspräparat des Östrogens mit dem Chemotherapeutikum verwenden. Bei leichter bakterieller Verunreinigung kann man in jedem Lebensalter mit Döderlein-Implantaten behandeln (z.B. D.E.-Medinova- oder Döderlein-Kapseln (MED) oder Vaginalflor-Zäpfchen (Abb. 7).

Durch die Gabe von Östrogenen – lokal aber auch oral – läßt sich gelegentlich auch eine Streßinkontinenz 1. Grades deutlich bessern. Vaginalulzera heilen rascher ab; eine Vorbehandlung mit Östrogenen ist insbesondere auch bei Deszensusoperationen, wenn die Atrophie sehr stark ist, oder bei Vorliegen einer Blasen-Scheiden-Fistel von Vorteil.

Es konnte gezeigt werden, daß eine prophylaktische Östrogenbehandlung in der Postmenopause die Häufigkeit von Scheideninfektionen und subjektiven Scheidenbeschwerden erheblich vermindern kann (Tabelle 2).

Literatur

Diczfalusy E, Lauritzen C (1961) Östrogene beim Menschen. Springer, Berlin Heidelberg New York

Diddle AW (1969) Oral conceptive medications and vulvovaginal candidiasis. Obstet Gynecol 34:373–377

Heinz M, Hoyme S (1980) Gynäkologie des Kindes- und Jugendalters. VEB Thieme, Leipzig

Kraus H (1983) Fluor genitalis. Euromedizin 6:1

Kümmel J (1971) Das Fluorproblem. Enke, Stuttgart

Lauritzen C (1979) Erfahrungen mit einer Östriol-Vaginalcreme. Ther Ggw 118 (4):3
Lauritzen C, Müller P (1977) Pathology and evolution of the genitalis in the ageing female. In: Money J, Musaph H (eds) Handbook of sexology. Excerpta Medica, Amsterdam
Lauritzen C, Graf F, Mucha M (1984) Wiederherstellung des physiologischen Vaginalmilieus mit Döderleinkeimen und Östriol. Frauenarzt 4:41
Ohlenroth G (1963) Cytologie des Vaginalabstrichs beim Neugeborenen. Zentralbl Gynäkol 44:467
Schnell J (1973) Zytologie und Mikrobiologie der Vagina. Karger, Basel
Smolka H, Kosch L (1954) Über die zytologischen Veränderungen beim Neugeborenen. Geburtshilfe Frauenheilkd 14:337
Smalka H, Soost H-J (1966) Grundriß und Atlas der gynäkologischen Zytodiagnostik. Thieme, Stuttgart
Spitzbart H, Holtorf J, Engel S (1981) Vulvitis, Kolpitis. Barth, Leipzig
Stoll P, Jaeger J, Dallenbach-Hellweg G (1968) Gynäkologische Cytologie. Springer, Berlin Heidelberg New York
Ulm R (1978) Kolpitis. Schwarzeck, München
Widholm O, Vertiainen E (1974) The absorption of conjugated estrogen and sodium oestrone sulphate from the vagina. Ann Chir Gynaecol 63:186

Systemische oder lokale Therapie der Candidamykose?

H. Hauck

Zusammenfassung

Zur lokalen Behandlung der Genitalkandidosen der Frau stehen eine Vielzahl von Antimykotika zur Verfügung. Alle sind gut bis sehr gut wirksam. Unterschiede bestehen in der erforderlichen Kontaktzeit, die eine ausreichende Pilzwirksamkeit gewährleistet, der galenischen Zubereitung sowie der Fähigkeit, Typ-IV-Sensibilisierungen hervorzurufen. Es sind nur wenige Antimykotika (eigentlich richtiger: *Antimyzetica*) zur systemischen Therapie der Genitalcandidose verfügbar.

Im folgenden soll in Form einer Bestandsaufnahme zunächst auf die Antimykotika für die lokale Behandlung eingegangen werden. Es folgt eine Darstellung von Wirkungsweise und Nebenwirkungen der Antimykotika für die systemische Therapie. Zuletzt sollen die Indikationen für eine lokale bzw. systemische Therapie behandelt werden.

Antimykotika zur lokalen Therapie der vulvovaginalen Kandidosen

Polyenantibiotika

Die am längsten bekannte Substanz dieser Gruppe ist das Nystatin, beschrieben im Jahr 1951 (Hazen u. Brown 1951). Es folgten Natamycin und Amphotericin B 1955 bzw. 1956 (Struyk et al. 1955, Gold et al. 1956). All diese Substanzen werden synthetisiert von Streptomycesarten (Tabelle 1). Die chemische Gemeinsamkeit der Polyenantibiotika besteht in einem System von konjugierten Doppelbindungen. Alle oben genannten Verbindungen sind charakterisiert durch einen Makrolidring von Kohlenstoffatomen, der durch Bildung eines inneren Esters oder Laktons geschlos-

Tabelle 1. Polyenantibiotika

Substanz	Produzierender Keim	Chemische Zusammensetzung	Molekulargewicht
Nystatin	Streptomyces albidus oder Streptomyces noursei	$C_{47}H_{75}NO_{17}$	926
Natamycin	Streptomyces natalensis	$C_{33}H_{47}NO_{14}$	666
Amphotericin B	Streptomyces nodosus	$C_{47}H_{73}NO_{17}$	924

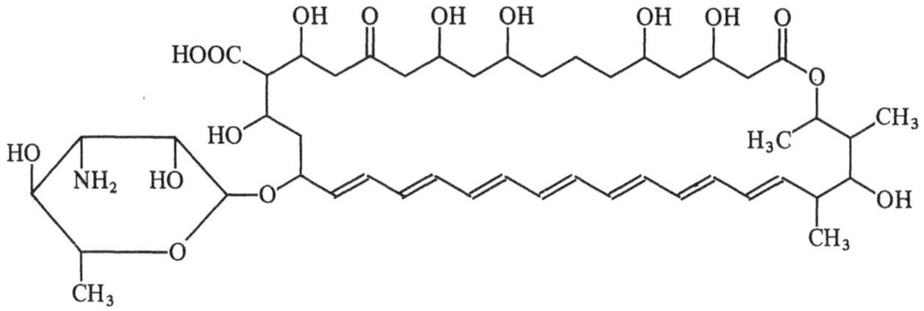

Abb. 1. Amphotericin B

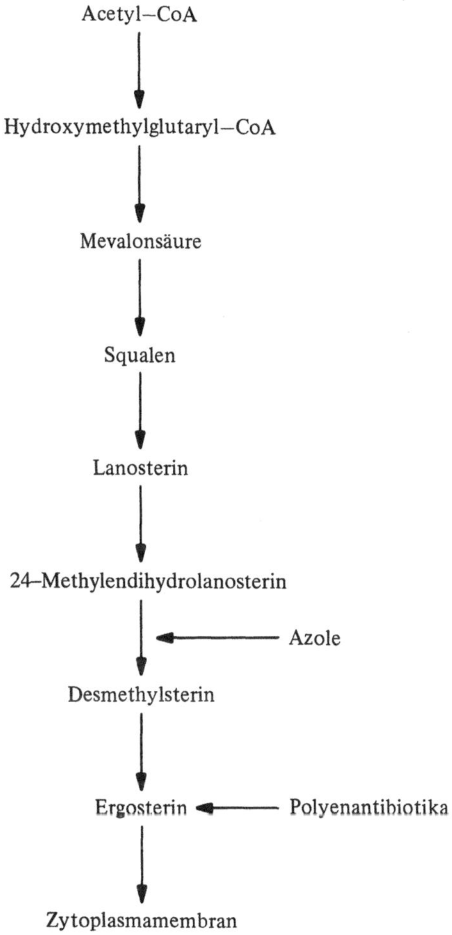

Acetyl–CoA
↓
Hydroxymethylglutaryl–CoA
↓
Mevalonsäure
↓
Squalen
↓
Lanosterin
↓
24-Methylendihydrolanosterin
↓ ← Azole
Desmethylsterin
↓
Ergosterin ← Polyenantibiotika
↓
Zytoplasmamembran

Abb. 2. Vermuteter Wirkungsmechanismus der Antimykotika vom Imidazol- und Polyentyp. Nach Plempel (1982)

sen wird. Charakteristisch ist weiter eine große Zahl von Hydroxylgruppen am Molekül (Abb. 1).

Wirkungsmechanismus

Die Wirkungsweise aller Polyenantibiotika ist wie folgt: Sie greifen am *Ergosterin* der Pilzzellwand an (Abb. 2) und führen zu deren erhöhter Permeabilität mit Ausströmen von Elektrolyten (insbesondere Kalium) aus dem Zellinnern. Bei hoher Dosierung resultiert hieraus der Zelltod (sog. fungizider Effekt). Eine Erhöhung der Zellwandpermeabilität wird auch über die Gabe von Polyenen in geringer Dosis erreicht. Dieser Effekt wird genutzt bei der systemischen Kombinationstherapie von Amphotericin B mit 5-Fluorozytosin. In diesen Fällen wird durch die Aktivität des Amphothericin B das 5-Fluorozytosin leichter in die Pilzzelle eingeschleust.

Wirkungsspektrum

Alle klinisch relevanten Candidaarten sind im Wirkungsspektrum der Polyenantibiotika erfaßt. Die Wirksamkeit gegen Candida (C.) albicans ist in Tabelle 2 dargestellt.

Obgleich eine Resistenz von Pilzen der Gattung Candida gegen Polyenantibiotika an Laborstämmen wiederholt nachgewiesen wurde (Bondru 1969; Hebeka u. Solotorovski 1962; Hejzlar u. Vymola 1970), kommt diesem Phänomen unter klinischen Bedingungen nur ausnahmsweise Bedeutung zu (Drouhet 1970; Woods et al. 1974).

Tabelle 2. In-vitro-Wirksamkeit der wichtigsten Polyenantibiotika gegen Candida albicans. (Nach Medoff u. Kobayashi 1980)

Antibiotikum	MHK [μg/ml]	Antibiotikum	MHK [μg/ml]
Nystatin	3	Clotrimazol	9
Natamycin	5	Miconazol	11
Amphotericin B	0,5	Econazol	13

Zubereitungsformen

Es liegen Zubereitungen als Vaginaltabletten bzw. -ovula und als Genitalcremes vor (s. folgende Übersicht).

Beispiele einiger ein Polyenantibiotikum enthaltender Zubereitungen für die lokale Therapie von Genitalkandidosen

Handelsname	*Substanz*
Ampho-Moronal (Ovula, Genitalcreme)	Amphotericin B
Pimafucin (Vaginaltabletten, Creme)	Natamycin
Biofanal (Vaginaltabletten, Salbe)	Nystatin
Candio-Hermal (Creme)	Nystatin
Moronal Ovula, Genitalcreme)	Nystatin

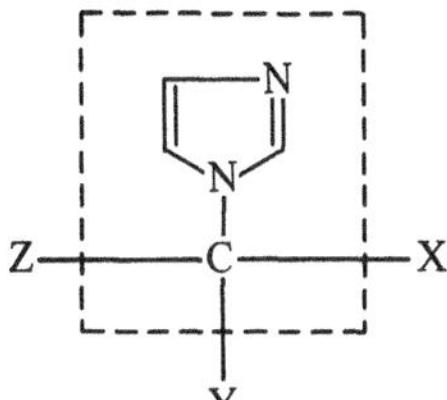

Abb. 3. Ketoconazol

Nebenwirkungen

Typ-IV-Sensibilisierungen gegen die Substanzen werden nur sehr selten nachgewiesen.

Imidazole

Eine der am längsten bekannten Substanzen dieser Gruppe ist das Clotrimazol, erstmals beschrieben 1967. Es folgten Miconazol und Econazol 1968 sowie Isoconazol 1979. Voraussetzung für beste antimyzetische Wirksamkeit sind ein unsubstituierter Imidazolring sowie dessen Verbindung mit einem zentralen Kohlenstoffatom über —N— (Abb. 3).

Wirkungsmechanismus

Nach heutigem Wissen hemmen Antimyzetika vom Azoltyp die Sterinsynthese in der Pilzzellwand. Für Clotrimazol wird eine Hemmung auf der Stufe der Bildung von Lanosterin-Desmethylsterin angenommen (Abb. 2). Sterine sind ein essentieller Baustein dieser Wand. Der Azoleffekt bleibt aus den oben genannten Gründen auf wachsende Pilzzellen beschränkt. Die Wirkung ist konzentrationsabhängig fungistatisch bzw. fungizid. Rasterelektronenmikroskopisch finden sich unter Einwirkung von Clotrimazol Auflösungserscheinungen in der Zellwand von C. albicans (Plempel 1982). Mit einigen Antimykotika vom Imidazoltyp, z. B. Clotrimazol, ist durch Höchstdosierung lokal eine Kurzzeittherapie möglich (z. B. Eintagestherapie; Plempel 1982; Mendling u. Plempel 1982).

Tabelle 3. In-vitro-Wirksamkeit von Clotrimazol gegen verschiedene Kandidaarten

Pilzgattung und -art	Untersucher	Getestete Stämme *n*	MHK [μg/ml]		
			0,5	2	10
Candida albicans	Plempel u. Bartmann (1972)	811			811
	Holt (1974)	124	117	122	124
Candida spezies ohne Candida albicans	Plempel u. Bartmann (1972)	315			315
	Holt (1974)	129	117	129	
Candida glabrata	Holt (1974)	7	2	6	7

Tabelle 4. In-vitro-Wirksamkeit von Miconazol gegen Candida spezies

Pilzgattung	Untersucher	Getestete Stämme *n*	MHK [μg/ml]		
			0,5	0,5–2	2-10
Candida spezies	Degreef et al. (1975)	25		2	23

Wirkungsspektrum

Alle oben genannten Antimykotika vom Azoltyp sind u.a. gut wirksam gegen die klinisch relevanten Candidaarten (Tabellen 3 und 4). Besonders gute Wirksamkeit besteht z.B. von Clotrimazol gegen Pseudomyzelien von C. albicans (Plempel 1982). Geringere Empfindlichkeit zeigt manchmal C. glabrata.

Zubereitungsformen

Folgende Zubereitungen liegen vor: Ovula, Vaginaltabletten und -cremes bzw. Tampons (s. folgende Übersicht).

Beispiele einiger ein Imidazolderivat enthaltender Zubereitungen für die lokale Therapie von Genitalkandidosen

Handelsname	*Substanz*
Canesten (Vaginaltabletten, Vaginalcreme)	Clotrimazol
Gyno-Daktar (Tampons, Vaginalcreme)	Miconazol
Gyno-Monistat (Ovula, Creme)	Miconazol
Gyno-Pevaryl (Ovula, Creme)	Econazol
Gyno-Travogen (Vaginaltabletten, P-Creme)	Isoconazol

Nebenwirkungen

Typ-IV-Sensibilisierungen gegen die Substanzen werden angetroffen, sind jedoch selten.

Jodpovidon

Jodpovidon ist ein Jodpolyvinylpyrrolidon-(Jod-PVP)-Komplex, aus dem Jod abgegeben wird. Die handelsüblichen Präparate enthalten 85% PVP, 10% verfügbares Jod und 5% Jodid.

Wirkungsmechanismus

Der Wirkungstyp ist konzentrationsabhängig fungistatisch bis fungizid.

Wirkungsspektrum

Das Wirkungsspektrum umfaßt u.a. alle klinisch relevanten Arten der Gattung Candida.

Zubereitungsformen

Folgende Zubereitungen stehen zur Verfügung: Vaginalantiseptikum, -gel, -suppositorien und -ovula (s. folgende Übersicht).

Beispiele einiger ein Antiseptikum enthaltender Zubereitungen für die lokale Therapie von Genitalkandidosen

Handelsname	*Substanz*
Betaisodona (Vaginal-Antiseptikum, Vaginal-Gel, Vaginal-Suppositorien)	Povidon-Jod
Braunovidon (Suppositorien)	Povidon-Jod
Traumasept (Vaginal-Ovula)	Povidon-Jod

Nebenwirkungen

Typ-IV-Sensibilisierungen werden angetroffen. Sie sind jedoch seltener als bei den rein elementaren Jodpräparaten (hier in ca. 0,5% der Fälle nachgewiesen).

Triphenylmethanfarbstoffe

Triphenylmethanfarbstoffe (z.B. Malachitgrün und Brillantgrün) sind in 0,5%-Konzentration in wäßriger Lösung geeignet für die Behandlung von Genitalkandidosen.

Wirkungsweise

Die oben genannten Farbstoffe wirken über eine Penetration der Pilzzellwand und Bindung von Nukleinsäuren. In höheren Konzentrationen kann es zur Eiweißfällung kommen (diese Nebenwirkung ist z.B. für Methylviolett bei >2%-Konzentration bekannt). Klinisch besteht eine ausgezeichnete antientzündliche Wirkung.

Wirkungsspektrum

Die oben genannten Triphenylmethanfarbstoffe, darunter insbesondere Malachitgrün, sind in vitro wirksam u.a. gegen C. albicans (Rieth u. Schönfeld 1954).

Zubereitungsformen

Geeignete Zubereitungen für die Behandlung von Vulvovaginalmykosen sind die 0,5%igen wäßrigen Lösungen der oben genannten Substanzen.

Nebenwirkungen

Bei Absorption größerer Mengen kann es zur toxischen Blutdrucksenkung kommen. Typ-IV-Sensibilisierungen sind selten, kommen jedoch im Rahmen einer Gruppensensibilisierung gegen sog. Parastoffe vor.

Antimykotika zur systemischen Therapie der vulvovaginalen Kandidosen

Polyenantibiotika

Alle für die lokale Therapie geeigneten Polyenantibiotika (s. Abschnitt „Antimykotika zur lokalen Therapie“) sind auch für die systemische Anwendung geeignet (s. folgende Übersicht). Bei oraler Gabe in üblichen therapeutischen Dosierungen fehlt die Resorption oder ist sehr gering. Daher kann mit diesen Substanzen auf oralem Weg nur eine Lokalbehandlung der Mundhöhle bzw. der enteralen Schleimhaut erreicht werden.

Einige Antimykotika zur systemischen Therapie von Genitalkandidosen bzw. zur systemischen Therapie des gastrointestinalen Befalls mit Candidaspezies

Handelsname	*Substanz*
Nizoral (Tabletten)	Ketoconazol
Biofanal (Dragees)	Nystatin
Candio-Hermal (Dragees, Fertigsuspension)	Nystatin
Nystatin „Lederle“ (Filmtabletten)	Nystatin
Ampho-Moronal (Suspension, Tabletten)	Amphotericin B
Pimafucin (Lutschpastillen, Suspension)	Natamycin

Nebenwirkungen

Vorübergehende Übelkeit und Brechreiz während der ersten Behandlungstage können auftreten.

Imidazole

Ketoconazol

Ketoconazol (Abb. 4) ist heute das wichtigste Antimykotikum zur systemischen Behandlung mukokutaner Kandidosen. Chemisch handelt es sich um die cis-Isomere des 1-Acetyl-4-(-[2(2,4-dichlorophenyl-[2-(1H-imidazol-1-yl-methyl)-1,3-dioxolan-4-yl-methoxyl-phenyl)-piperazins.

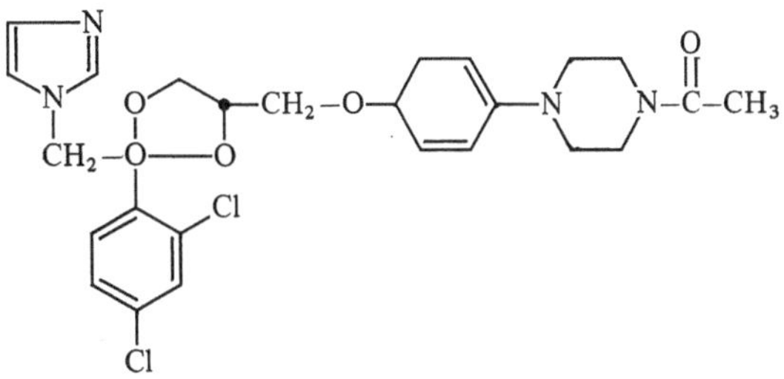

Abb. 4. Grundgerüst der Antimykotika vom Imidazoltyp

Wirkungsmechanismus

Der Wirkungsmechanismus entspricht dem der Antimykotika vom Azoltyp generell.

Wirkungsspektrum

Empfindlich sind u.a. alle klinisch relevanten Hefen der Gattung Candida (Tabelle 5).

Tabelle 5. Antimyzetische Wirksamkeit von Ketoconazol in vitro gegen verschiedene klinisch relevante Candidaarten. (Nach Male 1982)

Candidaarten	MHK [μg/ml]
Candida albicans	0,02–80
Candida tropicalis	0,1 –64
Candida pseudotropicalis	25,0 –50
Candida guilliermondii	0,4 –50
Candida parapsilosis	0,2 –64
Candida stellatoidea	0,8
Candida glabrata	0,8 –64

Zubereitungsform

Ketoconazol liegt in Tablettenform à 200 mg vor (s. Übersicht über „Antimykotika zur systemischen Therapie von Genitalkandidosen").

Nebenwirkungen

In einer Häufigkeit von <1:10000 Behandelte kann eine Reaktion vom hepatitischen Typ auftreten. Diese ist dosisunabhängig und wird als idiosynkratische Reaktion eingestuft. Da diese Nebenwirkung nicht unter einer 10tägigen Therapiedauer gesehen wurde, wird eine Kontrolle der SGPT mit Ablauf von 10 Tagen unter der Behandlung vorgeschlagen.

Indikationen für die lokale Therapie vulvovaginaler Candidamykosen

Für die Wahl der geeigneten Therapieform sind folgende Kriterien ausschlaggebend: Anamnese, Klinik und Ergebnis der kulturell-mykologischen Untersuchung. Eine alleinige Lokalbehandlung sollte bei erstmaligem Auftreten der Erkrankung ohne Vorhandensein von Risikofaktoren bei typischem Befund und Nachweis einer relevanten Candidaart erfolgen (Tabelle 6). Geeignet sind hierzu alle oben genannten Polyenantibiotika oder Imidazolderivate. Personen dieser Gruppe werden in der Klassifikation von Weissenbacher (1984) dem Typ 1 zugeordnet.

Besteht eine stark entzündliche vulvovaginale Kandidose, so kann zur Einleitung der Therapie an 2 aufeinanderfolgenden Tagen durch den Gynäkologen eine Behandlung von Vulva und Vagina mit 0,5% Malachitgrün in wäßriger Lösung erfolgen (antientzündliche Wirkung der Triphenylmethanfarbstoffe). Die weitere Therapie wird durch die Patientin mit einem der oben genannten Fertigpräparate fortgesetzt. Bei Nachweis von C. glabrata sollte aus Gründen der manchmal besseren Empfindlichkeit mit einem Polyenantibiotikum therapiert werden. Bei Schwangeren hat sich die Lokalbehandlung mit einem Antimykotikum vom Polyen- oder Imidazoltyp auch bei symptomloser Besiedelung mit einer Hefe der Gattung Candida bewährt.

Patientinnen mit dem ersten oder zweiten Rezidiv der Erkrankung, die einen der in Tabelle 6 genannten Risikofaktoren aufweisen und einen typischen oder untypischen klinischen Befund bieten, bei Miterkrankung des Anorektalbereichs, können lokal oder systemisch behandelt werden (Tabelle 6). Geeignet sind alle erwähnten Antimykotika vom Polyen- oder Imidazoltyp. Die Lokalbehandlung muß den erkrankten Anorektalbereich einbeziehen. Gleichzeitig sollte nach kulturell-mykologischer Abklärung einer Mundhöhlen- und/oder Darmbesiedelung die systemische Behandlung mit einem Polyenantibiotikum (s. Übersicht über „Antimykotika zur systemischen Therapie von Genitalkandidosen") z.B. in Suspensions- und Drageeform erfolgen. Der bestehende, das Rezidivieren der Erkrankung unterstützende Risikofaktor muß erkannt und wenn möglich eliminiert werden.

Tabelle 6. Einteilung der Vulvovaginalkandidosen nach anamnestischen, klinischen und diagnostischen Gesichtspunkten sowie ihre Behandlung

Einteilungskriterien	Typen der Vulvovaginalkandidose		
	Typ I	Typ II	Typ III
1. Anamnese			
Häufigkeit des bisherigen Auftretens	1	2–3	>3
Vorangegangene pilzwirksame Behandlungen	0	0–1	>1
Risikofaktoren (Diabetes mellitus; Therapie z.B. mit verschiedenen Hormonen, u.a. auch Kortikosteroiden, Antibiotika und Zytostatika; Spirale)	0	1	>2
2. Klinik			
Objektiv: Soorbeläge	+	+ *und* ∅	∅
Subjektiv: Brennen, Jucken	+	+ und ∅	∅
Ausdehnung des klinischen Befundes auf extragenitale Bereiche	∅	Anorektal	Anorektal, Harnblase, weitere extragenitale Bereiche
3. Diagnostik			
Mikroskopisches Direktpräparat	+	+/∅	+/∅
Kulturell ein- oder mehrmaliger Nachweis einer Hefe der Gattung Candida	+	+	+/∅
4. Behandlungsformen	Lokal	Lokal/ systemisch	Systemisch

Indikationen für die systemische Therapie vulvovaginaler Candidamykosen

Patientinnen, deren Erkrankung mehr als 3mal aufgetreten ist, die ein untypisches klinisches Bild bieten (bei positivem Nachweis einer klinisch relevanten Hefe der Gattung Candida) und mehr als 2 Risikofaktoren bieten, sollten systemisch behandelt werden (Tabelle 6). Das Mittel der Wahl ist Ketoconazol. In jedem Fall einer Erkrankung an vulvovaginaler Kandidose müssen unterstützende Faktoren ermittelt und wenn möglich eliminiert werden. Hierzu gehören neben den in Tabelle 6 genannten kontaminierte Waschlappen, Badeschwämme und Handtücher sowie Kunstfaserunterwäsche. Der gleichfalls an einer Genitalkandidose leidende Ehepartner muß mitbehandelt werden. Bei langdauernder zytostatischer Therapie muß ggf. eine systemische Dauertherapie mit Ketoconazol erfolgen.

Literatur

Bondru J (1969) De la résistance des Candida albicans à la nystatine. J Pharm Belg 24:162–185

Degreef H, Verhoeve L, van Cutsem J (1975) Miconazole nitrate in the treatment of dermatomycoses. Dermatologica 150:105–110

Drouhet E (1970) Basic mechanisms of antifungal chemotherapy. Mod Treat 7:539–564

Gold W, Stout HA, Ragano JF, Donovick R (1956) Amphotericin A and B antifugal antibiotics produced by a streptomycete. I. In vitro studies. Antibiotics (A) 579–586

Hazen EL, Brown R (1951) Fungicidin antibiotic produced by soil actinomycete. Proc Soc Exp Biol Med 76:93–97

Hebeka ED, Solotorovsky B (1962) Development of strains of Candida albicans resistant to Candidin. J Bact 84:237–241

Hejzlar U, Vymola F (1970) Comparative study of pimaricin and fungicidin activity in vitro. J Hyg Epidemiol Microbiol Immunol 14:211–213

Holt RJ (1974) Recent developments in antimycotic chemotherapy. Infection 2:95–107

Male O (1982) Zur Problematik von in vitro-Untersuchungen bei der Aktivitätsbestimmung von Antimykotika. In: Seeliger HPR, Hauck H (Hrsg) Chemotherapie von Oberflächen-, Organ- und Systemmykosen. Perimed, Erlangen, S 42–45

Medoff G, Kobayashi GA (1980) The Polyenes. In: Speller DE (ed) Antifuncal chemotherapy. Wiley & Sons, Chichester New York Brisbane Toronto, pp 3–34

Mendling W, Plempel M (1982) Vaginal secretion levels after 6 days, 3 days and 1 day of treatment with 100, 200 and 500 mg vaginal tablets of clotrimazole and their therapeutic efficacy. Chemotherapy [Suppl] 28/1:43–47

Plempel M (1982) On the action kinetics of clotrimazole. Chemotherapy [Suppl] 28/1:22–31

Plempel M, Bartmann K (1972) Experimental studies on the antimycotic action of clotrimazole (Canesten) in vitro and after local application in vivo. Drugs Germ 15:103–120

Rieth H, Schönfeld JH (1954) Experimentelle Untersuchungen über die sproßpilzhemmende Wirkung einiger chemischer Verbindungen. Hautarzt 5:120–122

Struyk AP, Hoette J, Drost G, et al. (1957–1958) Pimaricin, a new antifungal antibiotic. Antibiotic Ann 878

Weissenbacher ER (1984) Indikation von Ketoconazol in der Gynäkologie. In: Hauck H, Seeliger HPR, Adam W (Hrsg) Orale Mykosen – Therapie, Standort und künftige Bedeutung. Urban & Schwarzenberg, München Wien Baltimore, S 53–56

Woods RA, Bard M, Jackson JE, Drutz DJ (1974) Resistance to polyene antibiotics and correlated sterol changes in two isolates of Candida tropicalis from a patient with an amphotericin B resistant funguria. J Infect Dis 129:53–59

Diagnose und Behandlung der Aminkolpitis sowie der Infektion mit Chlamydien und Mykoplasmen

E. E. Petersen

Die Vagina stellt ein mit Bakterien besiedeltes Organ dar, welches sich zwischen dem sterilen inneren Genitale und dem äußeren Hautbereich, der durch die Nähe des Analbezirks mit sehr vielen verschiedenen Bakterien besiedelt ist, befindet. Die Vagina ist physiologischerweise mit hohen Keimzahlen von Laktobazillen besiedelt, welche reichlich Milchsäure, aber auch H_2O_2 bilden und somit eine stärkere Vermehrung anderer Bakterien in diesem Bereich verhindern. Bei fast 80% aller Frauen finden wir eine nahezu reine Laktobazillenflora, welche auch Döderlein-Flora genannt wird. Aufgrund von Lage und Funktion der Vagina wird diese natürlich immer wieder mit allen möglichen, fakultativ pathogenen Keimen der Haut, des Perianalbereichs oder mit denen des Partners kontaminiert. Diese Keime liegen dabei meist nur in geringer Anzahl vor und stellen kein besonderes Infektionsrisiko dar. Der alleinige qualitative Nachweis dieser verschiedenen Keime in der Vagina ohne Mengenangabe ist m.E. ohne größeren Wert. Viele Arbeiten aus den letzten Jahren, in denen eine Fülle von verschiedenen Keimen auch in der Scheide einer gesunden Frau nachgewiesen worden war, haben eher zur Verunsicherung denn zur Klarheit beigetragen. Betrachtet man die quantitativen Verhältnisse in der Vagina, so gibt es sehr wohl sehr große Unterschiede. Da sind auf der einen Seite bei der Mehrzahl der Frauen hohe Keimzahlen nur von Laktobazillen und geringe Keimzahlen von allen möglichen fakultativ pathogenen Bakterien. Auf der anderen Seite finden wir bei ca. 10% aller Frauen außerordentlich hohe Keimzahlen von fakultativ pathogenen Keimen und nur sehr geringe, wenn überhaupt nachweisbare Mengen von Laktobazillen. Dazwischen liegen verschiedene Störungsformen mit unterschiedlichen Keimmengen. Auch hat der bloße qualitative Nachweis dieser Fülle von verschiedenen Bakterien in der Scheide dazu geführt, daß der Gynäkologe die Beurteilung der Scheidenflora zunehmend dem Mikrobiologen überlassen hat. Aber auch der Mikrobiologe kann viele der bei einer massiv gestörten Vaginalflora auftretenden Bakterien mit seinem normalen Routineprogramm nicht erfassen. Dies ist mit ein Grund dafür, daß in den vergangenen Jahren manche Keime lediglich aufgrund ihrer besseren Nachweisbarkeit überbewertet worden sind.

Ehe ich nun auf die verschiedenen Störungen der Vaginalflora eingehe, möchte ich zwei klinische Fälle voranstellen, bei denen es zu schweren infektiösen Komplikationen nach Sectio bei gestörter Vaginalflora kam.

Bei der 1. Patientin kam es ab dem 3. Tag nach der Sectio zu rezidivierenden Temperaturen bis 39° C. Der Vaginalabstrich ergab eine ausgeprägte Leukorrhö mit typischen „clue cells“ und dem bakteriologischen Nachweis der Keime der Aminkolpitis. Die Blutkultur selbst war negativ. Eine Ampicillinbehandlung brachte zunächst Temperaturabfall, wurde jedoch vorzeitig wegen Durchfall wieder abgesetzt. Am 8. Tag zeigte sich ein kleiner Abszeß im Querschnittsbereich, der zunächst für die vorausgegangenen Temperaturen verantwortlich gemacht wurde. 3 Wochen nach der Sectio ging die Patientin schließlich in ausreichendem Allgemeinzustand nach Hause. Die Leukozyten, welche nach dem Eingriff bis auf 30000/ml angestiegen waren, lagen bei Entlassung noch bei 21000/ml. Bereits 2 Tage nach der Entlassung mußte die Patientin wieder stationär aufgenommen werden, nachdem es zu Hause zu einer starken Vaginalblutung gekommen war. Das Hb betrug bei der Aufnahme 5,9 g%, die Leukozyten 26000/ml und die Temperatur 38,2°C. Wegen Narkoseunfähigkeit wurde die Patientin zunächst konservativ behandelt. Am nächsten Tag wurde eine Abrasio durchgeführt, bei der es zur Abstoßung eines Teils der inneren Sectionarbe aus der Gebärmutter kam. Unter hochdosierter Antibiotikatherapie und Kontraktionsmitteln kam es zur langsamen Besserung, so daß trotz der Temperaturen bis 39,0°C die Behandlung konservativ weitergeführt werden konnte. Danach trat rasche Entfieberung ein und auch eine Normalisierung der Entzündungsparameter. 3 Wochen später mußte die Gebärmutter wegen erneuter Blutung entfernt werden, wobei sich im linken Sectionarbenbereich ein ca. 1 cm großes Loch zeigte.

Bei dem 2. Fall handelt es sich um eine junge, 18jährige Patientin, bei der in einem auswärtigen Krankenhaus wegen Dystokie eine sekundäre Sectio caesarea durchgeführt wurde. Die Patientin war vor dem Eingriff klinisch unauffällig, der Eingriff selbst verlief problemlos. In den folgenden Tagen entwickelte die Patientin zunehmende Temperaturen und die Symptomatik eines beginnenden Ileus. Sie wurde daher am 3. postoperativen Tag in unsere Klinik verlegt. Bei der Aufahme war die Patientin in einem reduzierten, jedoch noch ausreichenden Allgemeinzustand. Der Leib war weich, der Darm gebläht, Peristaltik war vorhanden. Die Temperatur betrug 38,0°C. Aus dem Querschnitt quoll trübes Sekret. Mikroskopisch ließen sich im Sekret massenhaft Leukocyten und viele Bakterien erkennen. Trotz sofort begonnener intensiver Antibiotikatherapie kam es zur weiteren Verschlechterung mit septischen Temperaturen und zunehmender Ileussymptomatik. Bei der daraufhin durchgeführten Relaparatomie mit Längsschnitt fand sich eine diffuse eitrige Peritonitis neben der eitrigen Wundinfektion des Querschnitts und eine Pyometra. Die bei der Aufnahme entnommenen bakteriologischen Abstriche aus dem Querschnitt und aus der Vagina ergaben in hoher Keimzahl Gardnerella vaginalis, Bacteroides bivius, Peptokokken und in geringerer Keimzahl Streptokokken der Gruppe F. Aus den bei der Relaparatomie entnommenen Abstrichen ließen sich keine Erreger mehr anzüchten. Bei der Relaparatomie haben wir uns auf konservative Maßnahmen wie Spülungen und Drainagen beschränkt. Der Uterus wurde, da die Uterusnaht einigermaßen fest war, belassen. In den folgenden Tagen kam es zur Entfieberung und zur Erholung der Patientin. Aufgrund der nachgewiesenen Keime muß man annehmen, daß die Infektion von einer Aminkolpitis ausgegangen war.

Vor der gestörten soll kurz die normale Vaginalflora angesprochen werden. Bereits aus der makroskopischen Betrachtung des Fluors läßt sich in etwa beurteilen, ob normale Verhältnisse vorliegen oder nicht. Der normale Fluor ist weiß, formbar und geruchsneutral. Er besteht im wesentlichen aus abgeschilferten Vaginalepithelzellen und reichlich Laktobazillen. Die von den Laktobazillen produzierte Milchsäure verleiht dem normalen Fluor einen pH-Wert zwischen 3,8 und 4,4. Der pH-Wert des Fluors kann leicht durch das Einlegen eines Spezialindikatorstreifens,

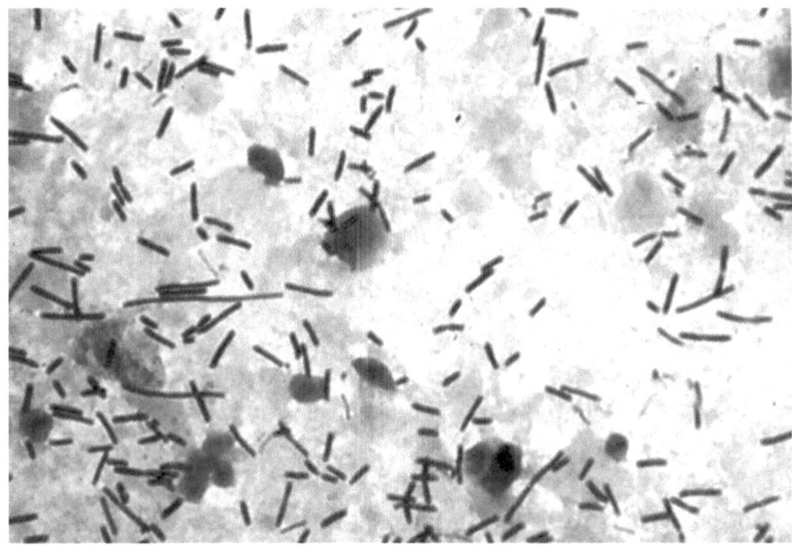

Abb. 1. Laktobazillen unterschiedlicher Länge mit einzelnen Granulozyten

z.B. der Fa. Merck, Art. Nr. 9542, bestimmt werden. Bei der Herstellung des Nativpräparats zur Beurteilung der Vaginalflora hat sich die Anfärbung mit 0,1%iger Methylenblaulösung als günstig erwiesen. Hierdurch werden neben den Zellkernen die Bakterien blau angefärbt. Es ist aber streng darauf zu achten, daß nicht zuviel Fluor in den Methylenblautropfen eingerührt wird, was bei der Formbarkeit des Normalfluors sehr leicht geschieht. Einmal wird das Präparat überladen, so daß die Epithelzellen übereinander liegen, und zum anderen wird durch den sauren pH-Wert des Fluors die Anfärbung mit Methylenblau abgeschwächt. Ist der Fluor besonders sauer, so kann es sein, daß die Laktobazillen überhaupt nicht richtig angefärbt werden. Durch nochmalige Zugabe von Methylenblau auf das Präparat kann eine zusätzliche Anfärbung erreicht werden.

Im Normalfall finden sich Epithelien, vereinzelt Leukozyten und die relativ großen, unbeweglichen, stäbchenförmigen Bakterien, die Laktobazillen, welche an den Enden ganz leicht abgerundet sind (Abb. 1). Es läßt sich unschwer erkennen, daß es sehr unterschiedlich große Laktobazillen gibt, unterschiedlich von Patientin zu Patientin oder auch als Gemisch bei einer Patientin. Während die großen sehr leicht erkennbar und identifizierbar sind, kann es bei kleinen Laktobazillen schwierig sein, sie von anderen fakultativ pathogenen Stäbchenbakterien zu unterscheiden. Gelegentlich ist es bei der Vermehrung der Laktobazillen nicht zur Trennung der einzelnen Bakterien gekommen, so daß sehr lange, fadenförmige Gebilde zu sehen sind, die sich schlaufenförmig über und zwischen die Epithelzellen legen. Auch kann es vorkommen, daß die Laktobazillen bevorzugt auf einzelnen Epithelzellen liegen. Da die Adhäsion der Bakterien ein typisches Symptom der Aminkolpitis ist, bei der das Erkennen dieser Auflagerung der Bakterien einer der diagnostischen Schritte ist, kann, bei ungenügender Auflösung des Mikroskops und bei nicht ausreichender

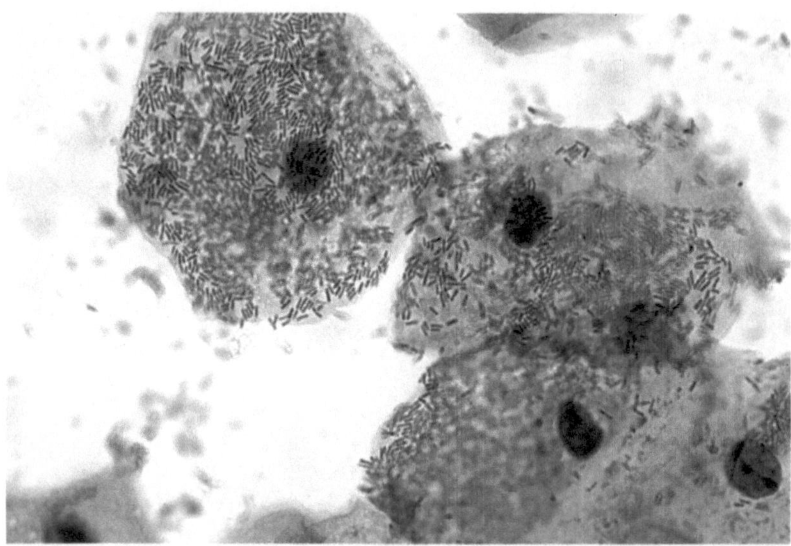

Abb. 2. Kleine Laktobazillen, welche als dichter Rasen auf den einzelnen Epithelzellen liegen. An ihrer Form und Anordnung (häufig parallel) lassen sie sich erkennen und somit von Gardnerella vaginalis auf den Schlüsselzellen unterscheiden

Erfahrung, ein falscher Schluß aus derartig bedeckten Epithelzellen gezogen werden. Der Geübte wird jedoch aus dem sauren pH-Wert des Fluors, dem fehlenden Amingeruch und der auffällig parallelen Anordnung der Stäbchenbakterien erkennen, daß es sich hier nicht um sog. Schlüsselzellen handelt, sondern um Laktobazillen auf der Epithelzelle (Abb. 2).

Bei ca. 10% aller sexuell aktiven Frauen findet sich ein bakteriologisch stark gestörter Fluor. Bereits makroskopisch ist er verändert. Er ist auffällig dünnflüssig oder cremig, weshalb er leicht in den sensiblen Vulvabereich fließt und dort bei einigen Frauen das Gefühl der Nässe bewirkt. Er kann auch grau bis glasig und blasig sein, ist in den meisten Fällen jedoch eher weißlich. Durch das Einlegen eines pH-Streifens ermittelt man den typischen, zwischen 5 und 5,5 liegenden pH-Wert. Bei ausgeprägter Störung läßt sich der fischartige Geruch bereits im Raum erkennen, gesichert wird er dann durch das Eintauchen eines Watteträgers in den Fluor und die Zugabe von 1–2 Tropfen einer 10%igen Kalilaugelösung, wodurch es zur Verstärkung dieses fischartigen Geruchs kommt. Dieser Test wird auch Amintest genannt, da er zum Nachweis der für diese Störung typischen Amine dient, welche von den immer vorhandenen Anaerobiern gebildet werden (Chen et al. 1979). Dieser Aminnachweis hat inzwischen auch der Störung den Namen verliehen, da es sich, wie noch gezeigt wird, um eine bakterielle Keimstörung handelt, bei der eine Fülle von verschiedenen, z.T. auch wechselnden Bakterien beteiligt ist. Da eine alleinige Zuordnung dieser Störung zu einer einzigen Bakterienart nicht möglich ist, halte ich den Namen „Aminkolpitis“ für treffender (Petersen et al. 1983).

In Abb. 3 ist das typische mikroskopische Bild bei Aminkolpitis dargestellt. Es sind massenhaft Bakterien zu sehen, die z.T. als dichter Rasen auf einzelnen Epi-

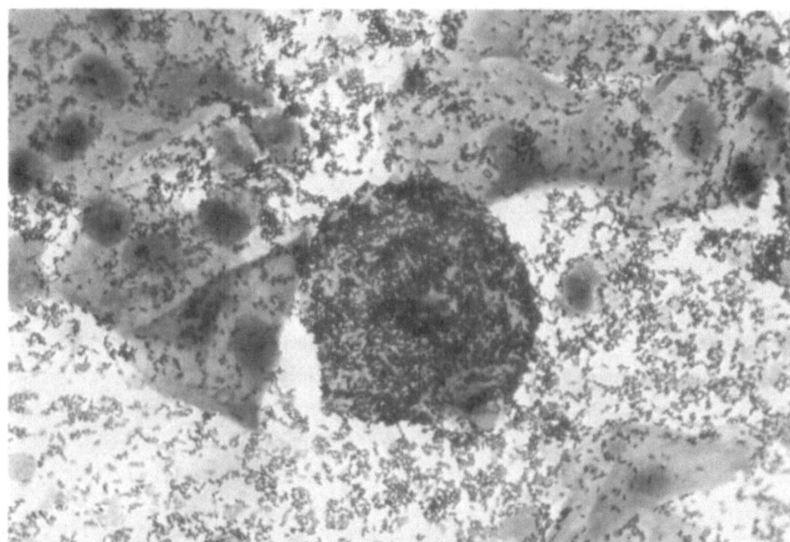

Abb. 3. Gardnerella vaginalis als dichter Rasen auf einer Epithelzelle liegend (Schlüsselzelle) und in großer Zahl auch zwischen den Epithelzellen. Typisches Bild einer Aminkolpitis

thelzellen liegen. Diese Epithelzellen werden „clue cells" oder auch „Schlüsselzellen" genannt, da sie den diagnostischen Hinweis für diese Form der Störung darstellen. Leukozyten sind in der Regel wenige zu sehen, weshalb diese Störung wahrscheinlich in den letzten Jahren etwas unterbewertet wurde. Wegen der fehlenden Leukozytose ist der Begriff „Kolpitis" teilweise abgelehnt worden. Aus historischen Gründen und insbesondere aus Gründen der Bedeutung dieser Störung als Infektionsrisiko erscheint mir der Begriff „Aminkolpitis" gerechtfertigt.

Das mikroskopische Bild der einzelnen Bakterien kann sehr verschieden sein, jedoch ist die Menge der verschiedenen Bakterien bei fehlender Laktobazillenflora sehr typisch. Im Grampräparat können durchaus in einem Fall die grampositiven Bakterien dominieren, dann auch wieder die gramnegativen, auch gibt es Mischformen. In der Regel sind die Bakterien auf den dicht besetzten Epithelzellen Gardnerella vaginalis. Hierbei handelt es sich um kein neues Bakterium, sondern um ein Bakterium, welches schon lange bekannt ist und bei dieser Vaginalstörung sicherlich eine Schlüsselrolle spielt. Es hat seinen Namen mehrmal gewechselt. 1955 wurde es von Gardner u. Dukes Haemophilus vaginalis genannt, später wegen der Gramlabilität von Zinneman u. Turner (1963) Corynebacterium vaginale. Seit 1980 wird es, da es weder ein Haemophilus noch ein Corynebacterium ist, Gardner, einem Gynäkologen, zu Ehren Gardnerella vaginalis genannt. Dieses Bakterium läßt sich jedoch auch bei gesunden Frauen ohne Aminkolpitis häufig nachweisen. So konnten wir es mit entsprechenden Isolierungsmethoden bei bis zu 40% aller Frauen isolieren. Dies zeigt schon, daß zur Aminkolpitis neben G. vaginalis auch andere Bakterien gehören. So sind es verschiedene, wenn auch ganz typische Anaerobier, die sich neben G. vaginalis in hoher Zahl anzüchten lassen. Ganz besonders ist es die Gruppe der verschiedenen Bakteroidesarten, wie aus Tabelle 1 hervorgeht.

Tabelle 1. Bakteriologisches Isolierungsergebnis bei 78 Frauen mit Aminkolpitis

Aerobe Bakterien[a]		Anaerobe Bakterien[a]		
Gardnerella vaginalis	78	Bacteroides Species		109
Lactobacillus Species	4	Bact. asaccharolyticus	43	
Streptokokken Gruppe B	7	Bact. melanogenicus	18	
Enterokokken	4	Bact. intermedius	3	
Streptokokken Gruppe F	1	Bact. bivius	18	
E. coli	3	Bact. disiens	5	
Staphylococcus aureus	3	Bact. ureolyticus	17	
Proteus Species	2	Bact. thetaiotaomicron	3	
Neisseria gonorrhoeae	2	Bact. fragilis	2	
	2	Peptococcus Species		41
		Peptostreptococcus Species		42
		Fusobacterium nucleatum		18
		Mobiluncus		27
		Veillonella		14
		Propionibacterium acnes	2	
Stämme gesamt	104	Stämme gesamt		253

[a] Nur Stämme mit $\geq 10^5$ Keime pro ml Vaginalsekret sind aufgeführt

Bereits morphologisch können einzelne, sehr typische Bakterien der Aminkolpitis erkannt werden. So sind es einmal die Fusobakterien, welche bei ca. 25% der Frauen mit Aminkolpitis gefunden werden. Frauen, welche dieses Bakterium in hoher Keimzahl in ihrer Vaginalflora aufweisen, besitzen neben dem typischen Fischgeruch noch einen weiteren, sehr unangenehmen Geruch (nach „ungewaschen" riechend). Dieser wird durch Buttersäure, welche von den Fusobakterien gebildet wird, hervorgerufen. Diese Fusobakterien können ebenfalls längere Fäden bilden, wobei sie aber an den spitz auslaufenden Enden und an ihrer Gramnegativität sehr leicht von den Laktobazillen unterschieden werden können.

Ein weiteres, bereits morphologisch sehr typisches Bakterium, welches bisher ebenfalls unter verschiedenen Namen zu finden war, ist ein gebogenes und subpolar begeißeltes Bakterium, welches im Naßpräparat eine eigentümlich taumelnde und drehende Eigenbeweglichkeit aufweist. Dieses Bakterium wurde früher als Vibrio, dann als „curved rod" oder als „comma-shaped bacterium" bezeichnet, und seit kurzem heißt es Mobiluncus (Spiegel u. Roberts 1984). Auch hier gibt es verschiedene Typen, welche sich bereits morphologisch in der Größe unterscheiden.

Vor einigen Jahren habe auch ich noch geglaubt, daß es sich bei dieser Störung, wie bisher allgemein angenommen, nur um ein ästhetisches Problem handelt. Inzwischen bin ich jedoch überzeugt, daß Frauen mit einer Aminkolpitis aufgrund der hohen Keimzahl dieser fakultativ pathogenen Keime ein erhöhtes Infektionsrisiko besitzen. Aufmerksam wurden wir auf diesen Zusammenhang durch die Beobachtung, daß Frauen mit einer Aminkolpitis gehäuft eine Infektion der Episiotomiewunde aufwiesen. Inzwischen konnten wir zeigen, daß bei über 75% der Frauen mit infizierter Episiotomie eine Aminkolpitis mit im Spiel ist. Auch Scheidenstumpfin-

Tabelle 2. Infektiöse Komplikationen nach vaginaler Entbindung (n = 566)

Vaginalflora	n	Temperatur [37,5–9° C]	Temperatur [≥38° C]	Tiefe Infektion der Episiotomiewunde	Endometritis mit Fieber
Laktobazillen	452 (80%)				
Ohne Episiotomie	103	2 (2%)	0	–	0
Mit Episiotomie	349	11 (3%)	3 (1%)	2 (0,6%)	2 (0.6%)
(Sectiorate: 12%)					
Aminkolpitis	61 (11%)				
Ohne Episiotomie	17	1 (6%)	1 (6%)	–	1 (6%)
Mit Episiotomie	44	8 (18%)	5 (11%)	10 (23%)	3 (7%)
(Sectiorate: 28%)					
Mischflora	53 (9%)				
Ohne Episiotomie	18	2 (11%)	1 (6%)	–	1 (6%)
Mit Episiotomie	35	4 (11%)	1 (3%)	4 (11%)	0
(Sectiorate: 16%)					
Gesamt	566 (100%)	28 (5%)	11 (2%)	16 (3%)	7 (1,2%)

fektionen nach Hysterektomie finden sich gehäuft in der Gruppe von Frauen mit Aminkolpitis.

Wir haben daraufhin eine prospektive Studie in der Geburtshilfe begonnen, bei der wir versucht haben, von jeder Frau vor der Geburt einen Vaginalausstrich zu erhalten, welcher nach Gram gefärbt wurde und welcher dann bakteriologisch beurteilt wurde. Tabelle 2 gibt das bisherige Ergebnis wieder. Von 566 Frauen, welche vaginal entbunden haben, hatten 80% eine reine Laktobazillenflora. In dieser Gruppe sind Infektionen selten und liegen bei ca. 1%. Bei 11% der Schwangeren fanden sich mikroskopische Bilder wie bei Aminkolpitis. Diese Gruppe hatte die höchste infektiöse Komplikationsrate. Bei 23% der Frauen mit Episiotomie war diese Wunde infiziert. Auch die Endometritis lag in dieser Gruppe 10mal höher als in der Gruppe mit Laktobazillenflora. Leichtere Vaginalstörungen ohne die typischen „clue cells" wurden als Mischflora bezeichnet. Auch in dieser Gruppe ist die Infektionsrate deutlich erhöht, wenngleich sie nicht ganz so hoch liegt wie bei der Gruppe mit Aminkolpitis.

Weiterhin auffällig war, daß die Sectiorate in der Gruppe mit Aminkolpitis bzw. gestörter Vaginalflora höher lag als in der Gruppe der Frauen mit Normalflora. Ob es ein gewisses Selektionsphänomen ist, welches hierbei mit herein spielt, kann nicht sicher ausgeschlossen werden. Diese Beobachtung unterstützt jedoch die Erfahrungen anderer Arbeitsgruppen (Eschenbach et al. 1983; Gravett et al. im Druck), welche zeigen konnten, daß bei Frauen mit Aminkolpitis ein vorzeitiger Blasensprung und eine vorzeitige Wehentätigkeit häufiger zu beobachten sind. Unsere Zahlen reichen für diese Aussage noch nicht aus. Ein Trend in diese Richtung ist aber gegeben.

Die Therapie der Aminkolpitis ist relativ einfach. Die meisten der beteiligten Keime sind gegenüber der Mehrzahl der zur Verfügung stehenden Antibiotika empfindlich. Die höchsten Heilungsraten werden jedoch mit den 5-Nitroimidazolen erreicht, da hierbei die Keime der Aminkolpitis getroffen werden, während gleichzeitig die Laktobazillen in ihrer Vermehrung nicht gehemmt werden, so daß sie schon während der Therapie wieder in großer Zahl auftauchen und für das saure Scheidenmilieu sorgen. Heilungsraten von über 90% können, wie wir selbst und wie auch zahlreiche andere Autoren gezeigt haben, erreicht werden. Die Heilungsrate hängt aber u.a. auch von der Auswahl der Patientinnen und von deren Sexualverhalten ab.

Lokale Sulfonamidcremes und Tetrazykline hingegen sind für die Behandlung der Aminkolpitis ungeeignet, hier liegen die Heilungsraten unter 20% (Pheifer et al. 1978). Auch durch die Ansäuerung und die Gabe von Laktobazillen enthaltenden Präparaten kann in einzelnen Fällen eine Aminkolpitis gebessert oder sogar geheilt werden. Die Heilungsraten liegen hier aber ebenfalls unter 30%. Mit Clamoxyl finden sich Heilungsraten von ca. 60%. Auch hier werden die Bakterien zunächst gehemmt; da aber gleichzeitig die Laktobazillen gehemmt werden, kommt es in vielen Fällen doch zum erneuten Auftreten der Aminkolpitis.

Das Problem der Aminkolpitis kann folgendermaßen zusammengefaßt werden: Die Aminkolpitis ist zunächst ein ästhetisches Problem durch die Geruchsbelästigung. Daneben werden viele Frauen durch das Gefühl der Nässe in ihrem Wohlbefinden gestört. Die Aminkolpitis ist sicherlich auch ein Partnerproblem, denn sie wird bei Sexualkontakten erworben. Es scheint jedoch so zu sein, daß nicht alle Männer von Frauen mit Aminkolpitis mit diesen Keimen so stark infiziert werden, daß sie zur Infektionsquelle auch für andere werden. Auf der anderen Seite gibt es aber Männer, deren Ejakulat nachweislich so besiedelt ist, daß sie zu einer Infektionsgefahr für die betreffende Frau werden. Ganz besonders jedoch ist die Aminkolpitis ein Infektionsrisiko dann, wenn operative Eingriffe oder andere Kofaktoren, so auch andere Bakterien (Gonokokken), ein Eindringen in höhere und tiefere Schichten begünstigen.

Zur normalen Aminkolpitis gehört keine Leukorrhö. Bei Vorliegen von reichlich Leukozyten müssen andere Ursachen immer ausgeschlossen werden. Eine leichte Erhöhung der Granulozyten kann durchaus die Folge einer Ektopie sein. Eine starke Leukorrhö findet sich in der Regel bei einer Candidakolpitis, die allerdings mikroskopisch leicht zu erkennen ist, einer Gonorrhö, welche immer durch Isolierungsmethoden ausgeschlossen bzw. bestätigt werden muß, und einer Chlamydienzervizitis, welche ebenfalls durch entsprechende Zusatzuntersuchungen ausgeschlossen bzw. bestätigt werden muß.

Zum Thema Chlamydieninfektion soll ein weiterer Fall geschildert werden, der die diagnostische und therapeutische Problematik recht gut wiedergibt. Es handelt sich um eine 25jährige unverheiratete Patientin ohne Kinder. Sie wurde ambulant konsiliarisch von der Chirurgie, wohin sie sich zunächst wegen ihrer Unterbauchschmerzen gewandt hatte, überwiesen. Der Allgemeinzustand war gut, es fand sich lediglich eine mäßige Druckdolenz im Unterbauch, die zunächst mit Antiphlogistika behandelt wurde. BSG und Leukozytenzahl waren normal, die Vaginalflora zeigte keine Leukorrhö, wenige Laktobazillen und mäßig viele positive Kokken. Bei einer Kontrolle nach 5 Tagen waren die Befunde im großen und ganzen unverändert,

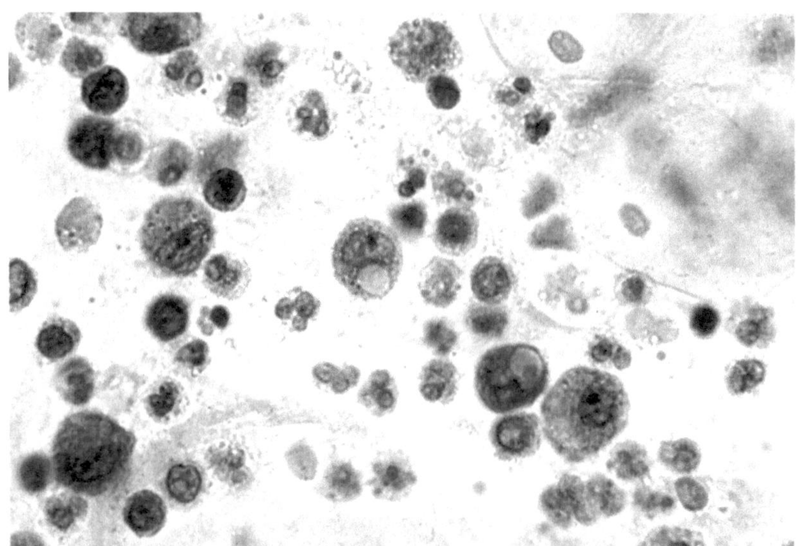

Abb. 4. Leukorrhö bei Chlamydienzervizitis. Buntes Zellbild aus Granulozyten und Makrophagen, welche z.T. zytoplasmatische Aufhellungen (Einschlüsse) aufweisen

lediglich die BSG war mittelstark (25/57mm) angestiegen. Beim nächsten Termin, 12 Tage später, waren die Unterbauchschmerzen weiterhin rückläufig. Die BSG war noch angestiegen (40/81mm), die Leukozytenzahl an der oberen Normgrenze. Es fand sich jetzt ein deutlicher Fluor mit einer starken Leukorrhö, wobei mikroskopisch und kulturell auch Gardnerella vaginalis, Bakteroidesarten und positive Kokken nachweisbar waren. Eine Chlamydienisolierung wurde jetzt in die Wege geleitet, wegen der Leukorrhö Beginn einer 6tägigen Antibiotikabehandlung mit Amoxycillin. Bei der unmittelbar danach durchgeführten Kontrolle fanden sich im Fluor keine Bakterien mehr, die Leukorrhö bestand weiterhin. Da inzwischen ein positives Kulturergebnis für Chlamydien aus der Zervix vorlag, wurde eine 10tägige Therapie mit Doxicyclin angeschlossen. Eine zuvor noch einmal abgenommene Chlamydiendiagnostik blieb negativ. Die BSG erreichte mit 80/135mm und die Leukozytenzahl mit 9400 ihr Maximum. Bei der nächsten Kontrolle nach 14 Tagen war die BSG auf 23/45mm abgesunken, die Leukozytenzahl war mit 3900 normalisiert. Wohl als Folge der Doxicyclinbehandlung fand sich jetzt das Bild einer Aminkolpitis. Die Chlamydienzellkultur wurde durch die Kontamination mit den hohen Keimzahlen zerstört und war damit nicht auswertbar. Nach einer 3tägigen Therapie mit Metronidazol kam es zur Normalisierung des Fluors. Bei der Kontrolle nach 10 Tagen fand sich bei der beschwerdefreien Patientin eine Laktobazillenflora ohne Leukorrhö.

Dieser Fall zeigt mehreres. Im nachhinein wurde bekannt, daß der Partner der Patientin seit einiger Zeit eine Chlamydieninfektion hatte, die trotz Behandlung anscheinend noch nicht völlig ausgeheilt war. Dies war der Patientin zunächst ebenfalls nicht bekannt. Die klinische Symptomatik war gering, wobei sie trotz zunächst nicht eingeleiteter Behandlung rückläufig war. An die Chlamydieninfektion wurde erst gedacht, nachdem eine Leukorrhö aufgetreten war und die Laborwerte, insbesondere die BSG, angestiegen waren. Die zunächst durchgeführte Behandlung mit Amoxycillin führte zu einer Eliminierung der Bakterien im Vaginalbereich. Unter der Doxicyclinbehandlung dagegen konnte es wegen der selektiven Wirkung dieses Präparats zum Auftreten einer Aminkolpitis kommen. Auch die Chlamydiendiagnostik sollte unbedingt vor Einleitung jeglicher Antibiotikatherapie vorgenommen werden, da unter oder nach einer Amoxycillintherapie auch die Chlamydien meist nicht mehr nachweisbar sind. Der geschilderte subakute Verlauf ist typisch für eine Chlamydienzervizitis, -endometritis oder -adnexitis. Die leichte Druckdolenz des inneren Genitalbereichs, die mäßig erhöhte BSG und die Leukorrhö des Fluors sind typische Symptome einer Chlamydieninfektion, die inzwischen 3mal häufiger ist als eine Gonorrhö. Auch Mehrfachinfektionen mit verschiedenen Erregern kommen nicht selten vor.

Mykoplasmen, insbesondere Ureaplasma urealyticum, seltener Mycoplasma hominis, lassen sich bei entsprechender Diagnostik recht häufig in der Vagina nachweisen. So konnten wir in einem unausgewählten Kollektiv bei ca. 40% der Frauen Ureaplasma urealyticum in Konzentrationen von $\geqslant 10^3$ Keimen pro ml nachweisen. Keimzahlen von 10^4 und mehr werden bevorzugt bei Frauen mit urologischen Problemen oder auch bei Frauen mit einer gestörten Vaginalflora, wie z.B. der Aminkolpitis, nachgewiesen. Auch ohne spezifische Therapie sind sie nach Sanierung der Vaginalflora, z.B. nach einer Metronidazoltherapie bei Aminkolpitis, in den meisten Fällen nicht mehr nachweisbar. Wie auch bei den anderen fakultativ pathogenen Bakterien ist erst ab Keimzahlen von 10^4–10^5 Mykoplasmen pro ml Vaginalsekret eine Beteiligung der Mykoplasmen als Infektionserreger anzunehmen. Niedrigere Keimzahlen rechtfertigen eine Therapie erst dann, wenn andere Infektionserreger sicher ausgeschlossen worden sind. Wegen der fehlenden Zellwand kommen nur Antibiotika in Frage, welche in die Proteinsynthese eingreifen. Mittel der 1. Wahl sind Tetrazykline. Als Ausweichpräparat in der Schwangerschaft kommt Erythromycin in Betracht. Wie auch bei der Chlamydieninfektion wird eine Therapiedauer von 10–14 Tagen empfohlen.

Zusammenfassung

Die häufigste bakterielle Vaginalstörung ist die Aminkolpitis, die durch die entsprechenden Diagnoseschritte inzwischen recht gut erkannt werden kann. Sie ist zunächst mehr ein ästhetisches und belästigendes Problem, stellt aber bei operativen Eingriffen und in der Geburtshilfe, wie wir zeigen konnten, ein erhöhtes Infektionsrisiko dar. Bakterielle Mischformen mit geringer Erregerzahl sind mitunter schwer zu beurteilen. Die Identifizierung der Keime muß, wenn nötig, durch Kulturverfahren herbeigeführt werden. Bei jeder Leukorrhö müssen eine Gonorrhö, welche immer kulturell nachgewiesen und gesichert werden muß, und eine Chlamydieninfektion, welche ebenfalls durch aufwendige Gewebekulturverfahren oder inzwischen durch Fluoreszenztests diagnostiziert werden kann, ausgeschlossen werden.

Literatur

Chen KCS, Forsyth PS, Buchanan TM, Holmes KK (1979) Amine content of vaginal fluid from untreated patients with nonspecific vaginitis. J Clin Invest 63:828

Eschenbach DA, Gravett MG, Hoyme UB, Holmes KK (1983) Possible complications related to non-specific vaginosis. Abstr. 5. Intern Meeting Int Soc for STD Res, Seattle, p 58

Gardner HL, Dukes CD (1955) Haemophilus vaginalis vaginitis. A newly defined specific infection previously classified 'nonspecific vaginitis'. Am J Obstet Gynecol 69:962–976

Gravett MG, Hummel D, Eschenbach DA, Holmes KK (in press) Preterm labor associated with subclinical amniotic fluid infection and with bacterial vaginosis. Am J Obstet Gynecol

Petersen EE, Pelz K, Sanabria de Isele T, Fuchs A (1983) Die Aminkolpitis. Diagnose und Therapie. Gynacol Prax 25:447–455

Petersen EE, Sanabria de Isele T, Pelz K (1985) Die Aminkolpitis, nicht nur ein ästhetisches Problem: Erhöhtes Infektionsrisiko bei Geburt. Geburtshilfe Frauenheilkd 45:43–47

Pheifer TA, Forsyth PS, Durfee MA, Pollock HM, Holmes KK (1978) Nonspecific vaginitis. Role of haemophilus vaginalis and treatment with metronidazole. New Engl J Med 298:1429–1434

Spiegel CA, Roberts M (1984) Mobiluncus gen. nov., Mobiluncus curtisi subsp. curtisii sp. nov. Curved rods for the human vagina. Int J Syst Bact 34:177–184

Zinnemann K, Turner GC (1963) The taxonomic position of Haemophilus vaginalis (Corynebacterium vaginale). Pathol Bacteriol 85:213

Indikationen zur Partneruntersuchung bei genitalem Fluor der Frau

W. Weidner

Einleitung

Die Frage nach einer Partneruntersuchung bei genitalem Fluor der Frau beinhaltet die Frage nach sexueller Übertragbarkeit. Gleichzeitig sollte beantwortet werden, ob die nachgewiesenen Erreger sowohl bei der Frau als auch beim Mann genitalpathogen sind bzw. zumindest im Genitaltrakt vorkommen.

Die vorliegende Darstellung beschäftigt sich insbesondere mit der Wertigkeit von Chlamydia trachomatis und Mykoplasmen in diesem Zusammenhang.

Erreger der urogenitalen Infektion

Unabhängig vom Geschlecht müssen übliche Harnwegsinfektionserreger, Chlamydien, Mykoplasmen, Protozoen, Pilze und vereinzelt Viren unterschieden werden, die sexuell übertragbare Infektionen bei Frau und Mann verursachen können.

Erregerspektrum bei der Frau

Tabelle 1 gibt das zu diskutierende Erregerspektrum bei genitalem Fluor der Frau wieder (Paavonen et al. 1982). Darüber hinaus müssen noch Candidaspezies als Ursache für die Vulvovaginitis der Frau diskutiert werden. Als wichtigste sexuell übertragbare Bakterien werden derzeit Neisseria gonorrhoeae und Chlamydia trachomatis genannt. Darüber hinaus sollen auch Mycoplasma hominis und evtl. Urea-

Tabelle 1. Ätiologische Mikroorganismen bei genitalem Fluor der Frau. (Nach Paavonen et al. 1982)

Bakterien	Viren	Protozoen
Neisseria gonorrhoeae	Herpes-simplex-Virus	Trichomonas vaginalis
Chlamydia trachomatis		
Mycoplasma hominis		
Ureaplasma urealyticum		
Gardnerella vaginalis		
Streptokokken der Gruppe B		
Enterobacteriaceae		

Tabelle 2. Erregerspektrum beim Mann

Urethritis	Prostatitis	Epididymitis
Chlamydia trachomatis (NGU) Ureaplasma urealyticum (NGU)	Gramnegative Bakterien (Escherichia coli), „bakteriell" Streptococcus faecalis, Streptococcus aureus	Gramnegative Bakterien (Escherichia coli) Streptococcus faecalis, Streptococcus aureus
Neisseria gonorrhoeae (GU)	Ureaplasma urealyticum Chlamydia trachomatis, „abakteriell", ohne Erregernachweis	Neisseria gonorrhoeae Chlamydia trachomatis, ohne Erregernachweis
Fakultativ pathogene Bakterien	Mycobacterium tuberculosis, „spezifisch"	Mycobacterium tuberculosis
Trichomonas vaginalis	Trichomonas vaginalis	

plasma (U.) urealyticum eine wichtige Rolle bei der weiblichen urogenitalen Infektion spielen. Die Wertigkeit anderer Bakterien, insbesondere von Gardnerella vaginalis und anaerob wachsenden Mikroorganismen wird im Beitrag Petersen (s. S. 25) dargestellt.

Die Möglichkeit einer Infektion mit Herpes-simplex-Virus und Trichomonas vaginalis soll hier nicht weiter ausgeführt werden.

Erregerspektrum beim Mann

Urogenitale Infektionen beim Mann manifestieren sich als Urethritis, Prostatitis und Epididymitis. Tabelle 2 gibt das Erregerspektrum bei diesen Erkrankungen wieder. Im Vergleich mit Tabelle 1 wird deutlich, daß insbesondere die sexuell übertragbaren Erreger Neisseria gonorrhoeae und Chlamydia trachomatis sowie Ureaplasmen (U. urealyticum) eine entscheidende Rolle für diese urogenitalen Infektionen spielen.

Urethritis

Die Gonorrhö ist eine häufige Ursache für eine Urethritis. Bei der nichtgonorrhoischen Urethritis sind Chlamydia trachomatis und U. urealyticum die häufigsten Erreger. Tabelle 3 gibt die Isolierungsrate nach Untersuchungen unserer Arbeitsgruppe wieder (Weidner et al. 1982). In 47% ist Chlamydia trachomatis und in knapp 30% aller Fälle U. urealyticum – z.T. in Mischkultur – isoliert worden. Weiterhin wird aus Tabelle 3 deutlich, daß andere Erreger wie Mycoplasma hominis und auch Trichomonas vaginalis klinisch eine untergeordnete Rolle bei der Urethritis des Mannes spielen.

Prostatitis

Die Prostatitis wird aufgrund des mikrobiologischen Befunds und des Nachweises von eitrigem Prostatasekret diagnostiziert. Abb. 1 gibt eine mikrobiologische Auf-

Tabelle 3. Erregernachweis bei nichtgonorrhoischer Urethritis (n = 164)

Erreger	Patienten				n	[%]
	n	[%]				
Chlamydia trachomatis	59	(36)				
Chlamydia trachomatis + Ureaplasma urealyticum	18	(11)				
U. urealyticum	48	(29,2)	Davon	mit Mycoplasma hominis	6	(3,7)
Andere Erreger	18	(11)	Davon	Mycoplasma hominis	1	(0,6)
				Streptococcus faecalis, Streptokokken A, B, Corynebakterien, Streptococcus aureus	11	(6,8)
				Enterobacteriaceae	3	(1,8)
				Trichomonas vaginalis	3	(1,8)
Keine Erreger	21	(12,8)	Davon	klinischer Herpesverdacht	4	(2,4)

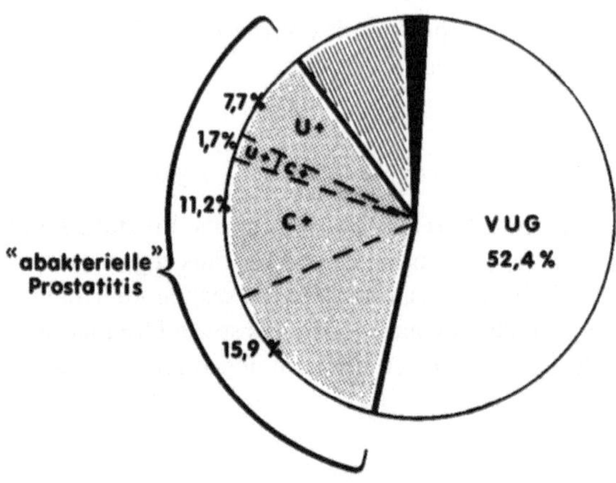

Abb. 1. Prostatitisnachweis bei 233 Männern. Erreger von Harnwegsinfektionen *(schraffiert)*, *U* ureaplasmenassozierte Prostatitis, *C* Chlamydiennachweis, *schwarz:* spezifische Prostatitis

schlüsselung von Patienten mit chronischer Prostatitis wieder (Weidner 1984). Während bei 52,4% aller Fälle keine Prostatitis diagnostiziert wurde, obwohl eine entsprechende Symptomatik bestand (vegetatives Urogenitalsyndrom = „prostatodynie" im angloamerikanischen Schrifttum), wurde in gut ⅓ aller Fälle eine sog. „abakterielle Prostatitis" („nonbacterial prostatitis") nachgewiesen. Bei 9,4% der Fälle lag eine Prostatitis mit Nachweis von hohen Ureaplasmenzahlen vor, in 1,7% der Fälle wurde gleichzeitig Chlamydia trachomatis nachgewiesen. 11,2% der Patienten zeigten Chlamydia trachomatis als einzigen Mikroorganismus.

Epididymitis

Sexuell übertragbare Erreger spielen auch eine wichtige Rolle bei der Epididymitis des Mannes. Abb. 2 demonstriert den Erregernachweis in einer Untersuchung unse-

	n	%
	47	34,3
U	12	8,8
C	32	23,4
B	38	27,7
SP	8	5,8

Abb. 2. Epididymitis und Erregerspektrum (n = 137). *Weiß* keine Erreger, *U* Ureaplasmennachweis, *C* Chlamydiennachweis, *B* Erreger von Harnwegsinfektionen, *SP* spezifische Epididymitis

rer Arbeitsgruppe an 137 Männern (Becker et al. 1984). Bei 34.3% der Fälle wurden keine Erreger nachgewiesen, bei 5,8% bestand eine spezifische Epididymitis. Echte bakterielle urinogene Infektionen haben wir in 27,7% nachgewiesen. Bei 23,4% der Fälle wird eine chlamydienbedingte Ätiologie diskutiert, bei 8,8% ein Zusammenhang mit dem Nachweis von U. urealyticum.

Zusammenfassung der Befunde beim Mann: Es ist derzeit als sicher anzunehmen, daß Chlamydia trachomatis in etwa 50% der Fälle Erreger der nichtgonorrhoischen Urethritis des Mannes ist. Eine entsprechende Rolle wird für die Prostatitis diskutiert, erscheint für die Epididymitis des Mannes als erwiesen. Von den Mykoplasmenspezies spielt Mycoplasma hominis für die urogenitale Infektion beim Mann keine Rolle. Bei entsprechenden Erregerzahlen wird für die Urethritis Ureaplasma urealyticum in ca. 30% der Fälle als Erreger diskutiert, in ca. 10% auch für die ureaplasmenassoziierte Prostatitis (Brunner et al. 1983). Eine Ureaplasmeninfektion des Nebenhodens erscheint nach unseren Befunden nur bei gleichzeitiger Prostatitis vorzukommen.

Stellenwert von Chlamydia trachomatis bei der urogenitalen Infektion der Frau

Chlamydia trachomatis, ein Bakterium, das sich nur intrazellulär vermehrt, kann nur in der Zellkultur nachgewiesen werden. Neuerdings ist auch ein Antigennachweis direkt im Sekret mit einem fluoreszenzgekoppelten monoklonalen Antikörper möglich. Neben den Serotypen L1–L3 als Erreger des Lymphogranuloma venereum sind insbesondere die Serotypen D–K die klassischen sexuell übertragbaren Mikroorganismen. Dabei spielen diese Serotypen eine gleich wichtige Rolle für die urogenitalen Infektionen des Mannes, der Frau und auch für die Infektion des Neugeborenen. Der Besiedlung der Zervix mit Chlamydia trachomatis kommt eine Schlüsselfunktion zu. Von hier entwickelt sich die aufsteigende Adnexinfektion und Salpingitis[1] bei der Frau, erfolgt die sexuelle Übertragung auf den Mann mit Infektion der Harnröhre, der prostatischen Harnröhre und des Nebenhodens, und die Infektion des Neugeborenen mit Neugeborenenkonjunktivitis und Neugeborenenpneumonie (Weström u. Mårdh 1982; s. folgendes Schema).

[1] Die chlamydienbedingte Salpingitis der Frau wird laparoskopisch gesichert und ist nicht primär durch die Symptomatik „Fluor" gekennzeichnet.

Schlüsselfunktion der zervikalen Chlamydieninfektion im sexuell übertragbaren Ablauf

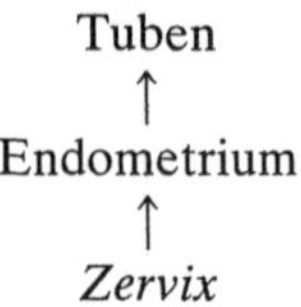

Mann	*Kind*
Harnröhre	Auge
Nebenhoden	Lunge

Nachweis des Erregers bei gesunden Frauen: Die einzig relevante Studie über den Nachweis von Chlamydia trachomatis bei gesunden Frauen liegt von McCormack (1982) vor. Dieser konnte bei 458 Collegestudentinnen in 5,2% Chlamydia trachomatis aus der Zervix isolieren, in einem gering höheren Prozentsatz auch einen Antikörpernachweis im Serum führen (Tabelle 4). Klinisch wichtig war dabei, daß die Patientinnen mit Isolierung des Erregers in 2 Fällen Hinweise auf eine urethritische Beteiligung (Dysurie), in 4 Fällen auf eine Abdominalsymptomatik (Salpingitis) und in 8 Fällen Ausfluß (Zervizitis) boten.

Tabelle 4. Chlamydia-trachomatis-Infektionen bei Collegestudentinnen

Positiver kultureller Nachweis (n = 458) n [%]	Antikörpernachweis im Genitalsekret (n = 462) n [%]
24 (5,2)	60 (13)
Davon 2 Dysurie 4 Abdominalsymptome 8 Ausfluß	Davon 19 mit positiver Kultur

Tabelle 5. Erregerspektrum beim Urethralsyndrom der Frau (n = 150)

Urethritiserreger	n	[%]
Escherichia coli	12	(8)
Pilze (4mal)	6	(4)
Trichomonas vaginalis (2mal)		
Chlamydia trachomatis	**18**	**(12)**
Mykoplasmen	**4**	**(2,7)**
Keine Erreger	4	(2,7)
Harnröhrenatrophie	16	(10,6)

Urethralsyndrom der Frau

Bei der Dysurie der Frau ohne Nachweis einer signifikanten Bakteriurie im Katheterurin und bei zytologischem Nachweis eines eitrigen Urethralsekrets ist Chlamydia trachomatis ein wesentlicher Erreger. In Tabelle 5 ist der Nachweis von Chlamydia trachomatis bei derartigen Patientinnen wiedergegeben. Bei 12% der Frauen war eine Chlamydieninfektion der Harnröhre nachzuweisen, wobei bis auf eine Ausnahme der gleiche Erreger auch im Zervikalabstrich nachgewiesen werden konnte (Weidner et al. im Druck).

Chlamydia trachomatis und Zervizitis

Chlamydia trachomatis ist der häufigste Erreger der mukopurulenten Zervizitis nach Ausschluß einer gonorrhoischen Infektion. Eine mukopurulente Zervizitis wird nach Brunham et al. (1984) dann diagnostiziert, wenn ≥10 Granulozyten/Gesichtsfeld in der Ölimmersion (1000fache Vergrößerung) nachgewiesen werden können. Bei einem derartigen Befund muß in 50% aller Fälle mit einer Chlamydieninfektion gerechnet werden.

Stellenwert von Mykoplasmen bei der urogenitalen Infektion der Frau

Zu den urogenitalpathogenen Mykoplasmen gehören Mycoplasma hominis (nicht harnstoffspaltend) und Ureaplasma urealyticum (harnstoffspaltend). Während Ureaplasmen insbesondere beim Mann urogenitalpathogen sind, wird Mycoplasma hominis eine wesentliche Bedeutung bei der Frau zugemessen. Beide Erreger können nur unter Verwendung von Transportmedien in entsprechend spezialisierten mikrobiologischen Instituten nachgewiesen werden. Ureaplasma urealyticum wird durch die Fähigkeit der Ureasebildung in Flüssigmedien bzw. auf Festagarkulturen nachgewiesen. Eine Quantifizierung ist grundsätzlich anzuraten. Im Gegensatz zum Mann liegen für die urogenitale Infektion der Frau keine signifikanten Erregerzahlen fest.

Der Nachweis von Ureaplasma urealyticum im Zervikalabstrich kann bei 50% aller Frauen ohne Beziehung zu Krankheitssyptomen erfolgen (Hunter et al. 1981). In fast allen Fällen wird dann der Erreger auch im Harn nachzuweisen sein. Eine Korrelation zur Ausflußqualität besteht nach den Untersuchungen von Hunter et al. (1981) nicht. Diese Befunde decken sich nicht mit älteren Untersuchungen der Arbeitsgruppe um Weissenbacher (1981), der bei Fluorpatientinnen vermehrt Mykoplasmen nachgewiesen hat. Eine Ursache für diese Diskrepanz könnte sein, daß der letztgenannte Autor nicht ausreichend zwischen Ureaplasmen und Mycoplasma hominis unterschieden hat. Nach Paavonen et al. (1983a) wird nur Mycoplasma hominis als Erreger bei unspezifischer Kolpitis, bei Zervizitis und Endometritis diskutiert. Bei der unspezifischen, nichteitrigen Kolpitis findet man vermehrt Mycoplasma hominis, auch bei der nichtmukopurulenten Zervizitis wird dieser Erreger ätiologisch diskutiert. Der Erreger soll auch gehäuft bei der plasmazellulären Endometritis nachzuweisen sein (Paavonen et al. 1983b). Darüber hinaus soll Myco-

Tabelle 6. Mycoplasma-hominis-Nachweis und Adnexinfektion. (Nach Møller 1983)

Isolierung	Gesunde Frauen [%]	„Pelvic inflammatory disease" [%]
Zervix	10–20	50–70
Antikörper (Serum)	11	54 (laparoskopisch gesichert)

plasma hominis eine wichtige Rolle bei der oberen Adnexinfektion der Frau („pelvic inflammatory disease") spielen. Wie Tabelle 6 zeigt, kann bei einer entsprechenden Erkrankung Mycoplasma hominis in 50–70% der Fälle aus der Zervix isoliert werden. Im Gegensatz dazu liegen die Isolationsraten bei gesunden Frauen bei 10–20%. Auch der Antikörpernachweis im Serum gelingt bei der laparoskopisch gesicherten oberen Adnexinfektion der Frau signifikant häufiger (Møller 1983). Trotz dieser Befunde kann die Erregernatur von Mycoplasma hominis bei der weiblichen urogenitalen Infektion noch nicht abschließend als gesichert angesehen werden.

Notwendigkeit einer Partneruntersuchung bei genitalem Fluor der Frau

Neisseria gonorrhoeae, Herpesviren, Trichomonas vaginalis

Die sexuelle Übertragbarkeit von Neisseria gonorrhoeae ist gesichert. Es besteht kein Zweifel, daß bei einer gonorrhoischen Infektion Partnerdiagnostik und -therapie notwendig sind. Dies gilt auch beim Herpes progenitalis und bei Trichomonadeninfektionen.

Chlamydia trachomatis

Chlamydia trachomatis ist einer der häufigsten Erreger der urogenitalen Infektion bei Frau und Mann. Wir führen grundsätzlich bei entsprechendem Nachweis eine Diagnostik beim Sexualpartner durch. Auch männliche Träger des Erregers (ca. 7% Nachweisrate in der vorderen Harnröhre bei Männern ohne Symptome) sollten bei genitalem Fluor der Sexualpartnerin diagnostiziert und therapiert werden.

Ureaplasma urealyticum

Während beim Mann die Wertigkeit dieses Erregers außer Frage steht, ist seine Bedeutung für die genitale Infektion der Frau unklar. Wir verfahren so, daß bei der *rezidivierenden* Urethritis des Mannes grundsätzlich auch die Partnerin auf Ureaplasmen untersucht werden sollte. Eine eindeutige Indikation zur Diagnostik beim männlichen Sexualpartner bei Ureaplasmennachweis in der Scheide oder im Zervikalsekret besteht m.E. nicht. Die Tatsache, daß bei bis zu 50% aller gesunden Männer Ureaplasmen in der vorderen Harnröhre nachgewiesen werden können, verdeutlicht die Problematik.

Mycoplasma hominis

Mycoplasma hominis spielt beim Mann keine ätiologische Rolle bei urogenitalen Infektionen. Bei entsprechenden Infektionen der Frau, insbesondere Affektionen der weiblichen Adnexe durch Mycoplasma hominis, braucht m.E. keine Partnerdiagnostik zu erfolgen.

Literatur

Becker HC, Weidner W, Schiefer HG, Brunner H, Krause W (1984) Epididymitis. Untersuchungen zur Ätiologie und Pathogenese unter besonderer Berücksichtigung von Chlamydia trachomatis und Ureaplasma urealyticum. Dtsch Med Wochenschr 103:565–569

Brunham RC, Paavonen J, Stevens CE, Kiviat N, Kuo C-C, Critchlow CW, Holmes KK (1984) Mucopurulent cervicitis – the ignored counterpart in women of urethritis in men. New Engl J Med 311:1–6

Brunner H, Weidner W, Schiefer HG (1983) Studies on the role of ureaplasma urealyticum and mycoplasma hominis in prostatitis. J Infect Dis 147:807–813

Hunter JM, Young H, Harris AB (1981) Genitourinary infection with ureaplasma urealyticum in women attending a sexually transmitted diseases clinic. Br J Vener Dis 57:338–342

McCormack WM (1982) Infection with chlamydia trachomatis in women college students. In: Märdh PA, Homes KK, Oriel JD, Piot P, Schachter J (eds) Chlamydial infections. Elsevier Biomedical, Amsterdam New York Oxford, pp 151–154

Møller BR (1983) The role of mycoplasmas in the upper genital tract of women. Sex Transm Dis [Suppl] 10:281–284

Paavonen J, Brunham R, Kiviat N, Stevens C, Kuo C-C, Stamm WE, Holmes KK (1982) Cervicitis-etiologic, clinical and histopathological finding. In: Märdh PA, Holmes KK, Oriel JD, Piot P, Schachter J (eds) Chlamydial infections. Elsevier Biomedical, Amsterdam New York Oxford, pp 141–145

Paavonen J, Miettinen A, Stevens CE, Chen KCS, Holmes KK (1983a) Mycoplasma hominis in nonspecific vaginitis. Sex Transm Dis [Suppl] 10:271–275

Paavonen J, Miettinen A, Stevens CE, Kiviat N, Kuo C-C, Stamm WE, Holmes KK (1983b) Mycoplasma hominis in cervicitis and endometritis. Sex Transm Dis [Suppl] 10:276–280

Weidner W (1984) Moderne Prostatitisdiagnostik. In: Schmiedt E, Altwein JE, Bauer H-W (Hrsg) Klinische und experimentelle Urologie, Bd 7. Zuckschwerdt, München Bern Wien

Weidner W, Schiefer HG, Krauss H, Engstfeld J (1982) Untersuchungen zur Ätiologie der nichtgonorrhoischen Urethritis. Dtsch Med Wochenschr 107:1227–1231

Weidner W, Schiefer HG, Ebner H, Rothauge CF (1985) Der Stellenwert von C. trachomatis und U. urealyticum bei der abakteriellen Zystitis der Frau. Springer, Berlin Heidelberg New York Tokyo (Verhandlungsbericht der Deutschen Gesellschaft für Urologie), 36. Tagung, S 355–359

Weissenbacher E-R (1981) Zur Bedeutung von Myko- und Ureaplasma im weiblichen Urogenitaltrakt. Fortschr Med 99:37–38

Weström L, Mårdh PA (1982) Genital chlamydial infections in the female. In: Mårdh PA, Holmes KK, Oriel JD, Piot P, Schachter J (eds) Chlamydial infections. Elsevier Biomedical, Amsterdam New York Oxford, pp 121–139

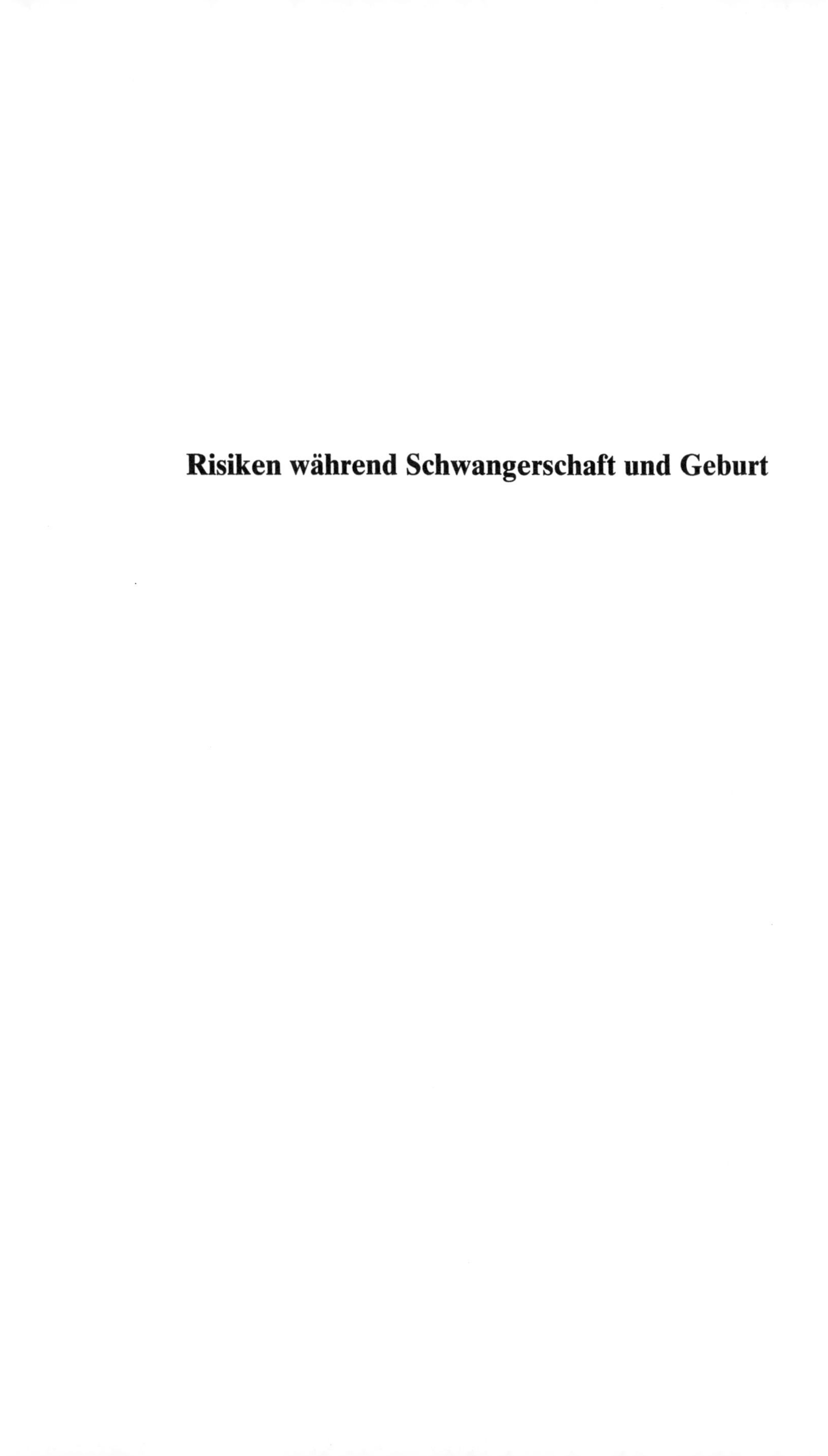

Risiken während Schwangerschaft und Geburt

Qualitätskontrolle und Qualitätssicherung in der Geburtshilfe durch die hessische Perinatalstudie (HEPS)

W. Künzel und M. Hohmann

Maßstab für die Qualität der geburtshilflichen Versorgung eines Landes war schon immer die Sterblichkeit der Mütter und ihrer Kinder. Die Sterblichkeit der Mütter, definiert als Sterblichkeit pro 100000 Lebendgeborene und die perinatale Mortalität, die Sterblichkeit des Kindes vor, während und 7 Tage nach der Geburt, waren noch um die Jahrhundertwende sehr hoch. Bei 100000 Lebendgeburten starben etwa 400 Frauen. Erst ab 1940/50 erfolgte ein deutlicher Rückgang der Sterblichkeit der Mütter (Abb. 1). Ursache für die Abnahme der Mortalität in den vergangenen 4 Jahrzehnten waren weitreichende organisatorische Veränderungen und medizinische Neuerungen in der geburtshilflichen Versorgung. Wohl einer der wichtigsten Einschnitte war die Verlagerung der Geburtshilfe aus dem häuslichen Bereich in die Kliniken (Wulf 1975). Dieser Schritt wurde durch eine Übernahme der Kosten für die Klinikentbindung durch die gesetzlichen Krankenkassen erst möglich (Maye 1971). Im Jahre 1923 wurde die Geburtshilfe fast ausschließlich von frei praktizierenden Hebammen und in der Geburtshilfe erfahrenen niedergelassenen Ärzten betrieben. Etwa 30 Jahre später, 1955, fanden bereits 52% der Geburten in Kliniken statt (Tabelle 1). Die Zahl der Klinikentbindungen ist seither ständig gestiegen, und 1980 wurden über 99% der Schwangeren in Kliniken entbunden. Es muß nicht besonders darauf hingewiesen werden, daß Geburtshilfe unter klinischer Überwachung unein-

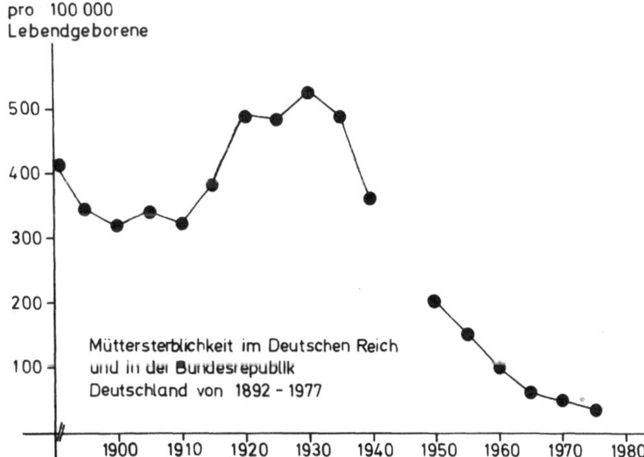

Abb. 1. Die Müttersterblichkeit im Deutschen Reich und in der BRD 1892–1977. Eine deutliche Abnahme der Müttersterblichkeit erfolgte erst ab 1940. 1950 war die Sterblichkeit gegenüber den Vorjahren um die Hälfte gesunken

Tabelle 1. Anteil der Klinikentbindungen in der Bundesrepublik Deutschland 1955–1980 (Statistisches Jahrbuch 1983)

Jahr	Klinikentbindungen [%]
1955	52,2
1960	66,3
1965	83,3
1970	95,1
1975	98,6
1980	99,2

geschränkte Vorteile bietet. Wenn auch humanitäre Ansprüche in den Kliniken nicht immer die gewünschte Berücksichtigung finden, so ist doch die Sicherheit durch die Präsenz ärztlicher Versorgung ständig garantiert.

Den Weg zur Klinikentbindung haben darüber hinaus Entwicklungen auf medizinischem Gebiet begleitet. Sie haben neue Richtungen und Wege in der modernen Geburtshilfe möglich gemacht.

An erster Stelle steht wohl die Entwicklung der Antibiotika. Durch die Antibiotika war die Furcht vor der Puerperalsepsis gewichen, und die Indikation zur Sectio caesarea (Möbius 1979; Beck u. Vutuc 1984) konnte großzügiger gestellt werden. Durch die Einführung von Amnioskopie und Fetalblutanalyse (Saling 1961, 1962) waren fetale Gefahrenzustände früher zu erkennen und zu behandeln. Ein bedeutsamer Schritt war die Entwicklung der Kardiotokographie und deren routinemäßige Einführung in die Überwachung des Fetus während Schwangerschaft und Geburt (Hon u. Hess 1957: EKG; Hammacher 1962: Phonokardiotokographie; Mosler 1969: Ultraschall).

Durch Hypoxämie verursachte Störungen der Herzfrequenz, seit langem beschrieben, konnten jetzt sichtbar gemacht und kontinuierlich aufgezeichnet werden. Die Geburt ist sicherer geworden. Das Absterben des Fetus während der Geburt ist heute eine Seltenheit. Die Erfolge pädiatrischer Intensivtherapie durch frühzeitige Schocktherapie des hypoxischen Neugeborenen und die Anwendung der positiv-endexspiratorischen Ventilation bei Neugeborenen (PEEP) dürfen in diesem Zusammenhang nicht unerwähnt bleiben (Gregory et al. 1971).

Der Fortschritt in der Geburtsmedizin führte zusammen mit dem „Gesetz zum Schutz der erwerbstätigen Mutter“ in der Fassung vom 18. April 1968 zu einer eindrucksvollen Senkung der perinatalen Mortalität von 25‰ im Jahre 1954 auf etwa 9‰ heute (Abb. 2). Dies betrifft insbesondere die Mortalität der Kinder mit niedrigem Geburtsgewicht unter 2500 g.

Das ist der Standort, den die Geburtshilfe in enger Zusammenarbeit mit den Pädiatern und anderer Nachbardisziplinen bis heute erreicht hat. Diese Leistungen geburtshilflicher Tätigkeit können sich im internationalen Vergleich behaupten. Wir sollten uns jedoch nicht mit dem Erfolg einer geringen perinatalen Mortalität zufriedengeben, sondern es gilt, das Erreichte weiterzuentwickeln und zu verbessern, und

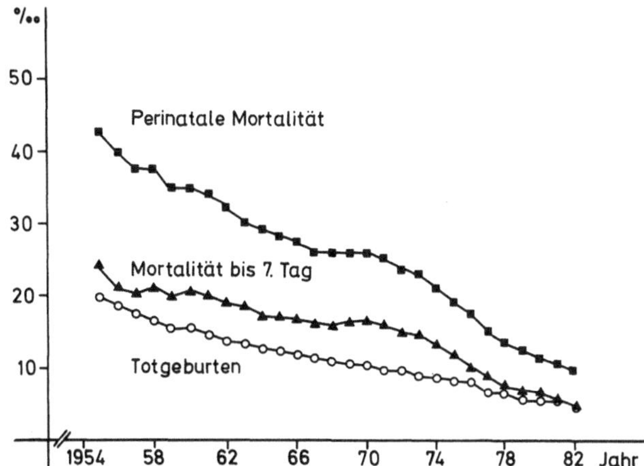

Abb. 2. Die perinatale Mortalität, die Mortalität bis zum 7. Tag nach der Geburt und die Häufigkeit von Totgeburten in der BRD 1954–1982. Zahlreiche Faktoren haben zur Abnahme der perinatalen Mortalität beigetragen: die gesetzlichen Voraussetzungen für die Klinikentbindung, die Verlagerung der Geburtshilfe in die Kliniken und verbesserte Überwachungsmethoden während Schwangerschaft und Geburt. (Aus Proebsting 1984)

dies insbesondere vor dem Hintergrund sinkender Geburtenzahlen im gesamten Bundesgebiet.

Was ist auf geburtshilflichem Gebiet zu verbessern, wo sind Neuordnungen in der Geburtshilfe notwendig?

Stellvertretend für die anderen Bundesländer soll die geburtshilfliche Versorgung von Hessen analysiert werden. Es ist darzustellen, welche Bedeutung und welchen Einfluß die bereits in der gesamten Bundesrepublik angelaufenen Perinatalstudien auf die geburtshilfliche Versorgung des Landes haben.

Die geburtshilfliche Versorgung in Hessen

In den vergangenen 20 Jahren ist die Anzahl der Geburten in Hessen um 37%, von 86803 Geburten im Jahre 1965 auf 54015 Geburten 1982, zurückgegangen. Die geburtshilfliche Versorgung wird heute in Hessen von 96 Kliniken und Entbindungsheimen sichergestellt.

Tabelle 2 zeigt die Verteilung der Entbindungen 1982 auf Kliniken mit unterschiedlicher Entbindungshäufigkeit. 32% der 96 Kliniken haben 1982 6363 Frauen entbunden. Sie waren mit insgesamt 12% an der gesamten Zahl der Entbindungen in Hessen beteiligt. Die mittlere Entbindungsfrequenz pro Klinik betrug 205 Entbindungen pro Jahr.

33% der Kliniken haben 14496 Frauen pro Jahr entbunden. Die mittlere Entbindungszahl dieser Kliniken lag bei 453 Entbindungen pro Jahr. Das bedeutet, daß etwa 40% der in Hessen erfolgten Geburten in 65% der Kliniken mit einer Entbindungshäufigkeit von weniger als 600 Entbindungen stattfanden. Nur in 15% der Kliniken wurden mehr als 900 Frauen pro Jahr entbunden. Sie sind damit am gesamten Geburtengut in Hessen mit 37% beteiligt.

Tabelle 2. Verteilung der Geburten in Hessen 1982 auf Kliniken mit unterschiedlicher Entbindungshäufigkeit. Im Unterschied zu Schweden und Finnland beträgt nur in wenigen Kliniken in Hesssen (15%) die Anzahl der Entbindungen mehr als 900

Geburten (1982)			Geburten in Kliniken		
	n	[%]	*n*	(∅)	(% der Kliniken)
	6363	(12)	bis 299	(205)	(32)
	14496	(27)	300– 599	(453)	(33)
	13153	(25)	600– 899	(730)	(19)
	6248	(12)	900–1199	(1041)	(6)
	7746	(15)	1200–1499	(1291)	(6)
	5229	(10)	>1500	(1743)	(3)
Gesamt	53235	(100)			

Tabelle 3. Mittlere Entbindungszahl pro Klinik in Schweden, Finnland, der BRD und in Hessen. Die Konzentration von Geburtshilfe in Schweden und Finnland ist sicher das Geheimnis der niedrigen perinatalen Mortalität in diesen Ländern. In Hessen wie im ganzen Bundesgebiet vollzieht sich die Konzentration der Geburtshilfe nur sehr langsam

Land	Jahr	Kliniken *n*	Entbindungen *n*	Mittlere Entbindungszahl pro Klinik
Schweden	1975	85	99820	1162
Finnland	1975	63	64420	1020
BRD	1975	1449	591943	409
	1978	1278	576468	451
Hessen	1975	121	53176	454
	1982	96	53235	554

Die Verteilung der Geburtshilfe auf zahlreiche Kliniken in einem Land ist nicht frei von Problemen. Die Lösung der verschiedenen Aufgaben erfordert besondere organisatorische Leistungen, insbesondere aber hohen persönlichen Einsatz von jedem, der an der Versorgung der Patienten beteiligt ist. Es ist verständlich, daß jede Organisationsstruktur, die auf eine Konzentration von Geburtshilfe in den dafür geschaffenen Zentren hinzielt, den humanitären Anspruch der Patienten auf individuelle ärztliche Versorgung im Einzugsbereich der Familie einschränkt. Die Konzentration der Geburtshilfe auf große Zentren, wie beispielsweise in Schweden oder Finnland, hat natürlich den Vorteil, daß Risikogeburten in enger Nachbarschaft zu pädiatrischen Intensiveinheiten stattfinden können und Pädiater ständig verfügbar sind, die die weitere Versorgung des Kindes übernehmen. Intensivmedizin kann so am besten durchgeführt werden. Für Schweden ist die bereits früh durchgeführte

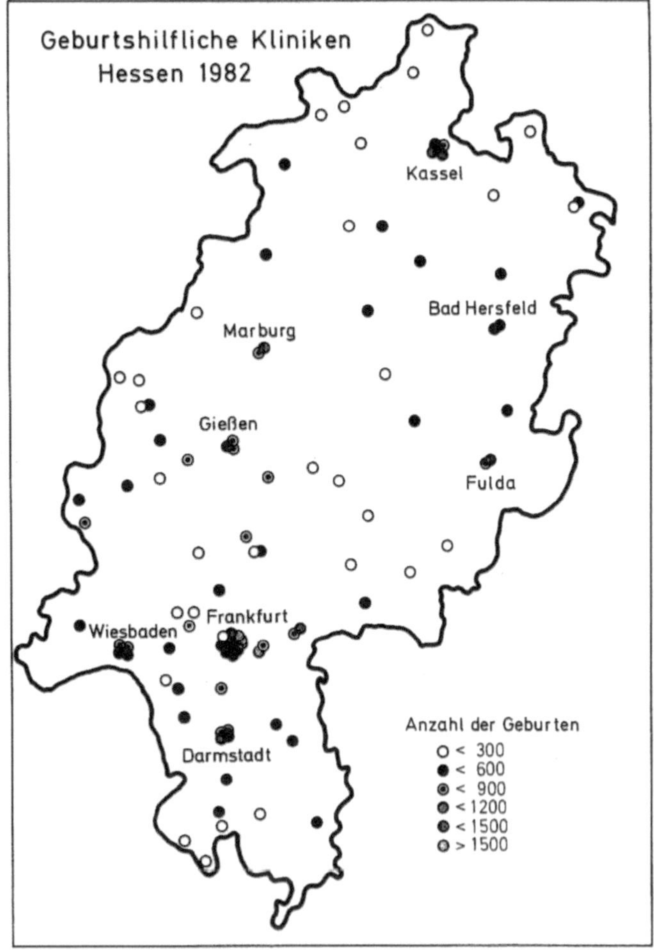

Abb. 3. Die Verteilung von Kliniken mit Geburtshilfeabteilungen in Hessen. Die verschiedenen Symbole kennzeichnen die Anzahl der Entbindungen der jeweiligen Klinik. Kliniken mit niedriger Entbindungszahl liegen häufig nur wenige Kilometer voneinander entfernt. Freiwilliger Zusammenschluß der Abteilungen wäre ein Weg zur Optimierung der Geburtshilfe

Konzentration der Geburtshilfe auf geburtshilfliche Zentren sicher das Geheimnis der niedrigen perinatalen Mortalität und Morbidität (Tabelle 3). In Schweden und Finnland erfolgte bereits 1975 der überwiegende Teil der Geburten in großen Zentren. Die mittlere Entbindungszahl pro Klinik war vor 10 Jahren bereits doppelt so hoch wie heute in Hessen (Beck et al. 1978).

Vergegenwärtigen wir uns die Versorgungsstruktur der Geburtshilfe in Hessen.

Die Verteilung Geburtshilfe betreibender Abteilungen folgt in Hessen keinem systematischen Prinzip (Abb. 3). Abteilungen mit großer personeller Ausstattung in enger Nachbarschaft zu Kinderkliniken konzentrieren sich auf die großen Städte des Landes: Frankfurt, Wiesbaden, Marburg, Kassel und Gießen. Das Prinzip der freien Arztwahl gestattet es der Patientin, die Klinik ihrer Wahl aufzusuchen. Die zur Verfügung stehende Versorgungskapazität der großen geburtshilflichen Abteilungen ist häufig unzureichend ausgelastet, da der Patient, auch der mit einem potentiellen Risiko, die Klinik aufsucht, die sich in der Nähe seines Heimatortes befindet. Auch jene Kliniken werden bevorzugt, die nicht zur Ausbildung von Studenten, Krankenpflegeschülerinnen und Hebammenschülern verpflichtet sind und wo eine personelle Konstanz der ärztlichen und pflegerischen Kräfte vorhanden ist. Dies hat Auswirkungen auf die Belegungszahl und zeigt sich in den häufig relativ niedrigen Geburtenzahlen der großen Kliniken. Trotz unzureichender Auslastung müssen die großen Kliniken auf alle Besonderheiten der Geburtshilfe als Zentren der Maximalversorgung vorbereitet sein.

Kleinere geburtshilfliche Abteilungen mit niedriger Geburtenfrequenz stehen andererseits nur in geringer räumlicher Distanz zueinander (Abb. 3). Die personelle Ausstattung dieser Abteilungen ist in der Regel gering und die Inanspruchnahme der an der Geburtshilfe beteiligten Personen besonders hoch. Sie erreicht sicher in manchen Fällen die Grenze der Belastbarkeit. Unter solchen Bedingungen kann, dann aber sicher unbeabsichtigt, die Betreuung und Versorgung der Kreißenden u. U. in Gefahr geraten.

Wege zur Neuordnung geburtshilflicher Versorgung

An dieser Stelle gilt es zu überlegen, welche neuen Wege zu einer optimalen Versorgung unserer Schwangeren denkbar und möglich wären. Es wären die folgenden Wege zu diskutieren:

1. Ein erster Schritt in die Richtung optimaler geburtshilflicher Versorgung wäre die generelle Bereitschaft zu einer freiwilligen Selbstkontrolle, d.h. durch Beteiligung an der Perinatalerhebung, wie es viele Gynäkologen schon tun. Nur im gegenseitigen Austausch von Erfahrungen ist das Problembewußtsein für angemessenes geburtshilfliches Handeln zu schärfen.
2. Konzentration von Risikopatienten auf Zentren der Maximalversorgung, da nur sie über die den Bedürfnissen der Maximalversorgung angepaßte personelle und apparative Ausstattung verfügen;
3. leistungsangepaßte Festlegung von geburtshilflichen Versorgungskapazitäten,
4. Konzentration von Geburtshilfe auf wenige Kliniken zur Entlastung des teilweise rund um die Uhr Geburtshilfe leistenden Personals.

Diese Punkte seien nachfolgend näher ausgeführt.

Die Perinatalerhebung als freiwillige Selbstkontrolle

Geburtshilfe, die die Bedürfnisse der Patienten auf Dezentralisierung berücksichtigen möchte, kann zum Wohl von Mutter und Kind nur unter strenger freiwilliger Selbstkontrolle des geburtshilflichen Handelns aller Beteiligten erfolgen.

Münchener Kollegen ist es zu verdanken, daß 1975 mit Unterstützung der bayerischen Landesärztekammer und der kassenärztlichen Vereinigung Bayern der Grundstein für weitere Studien in der Bundesrepublik gelegt wurde. Ziel der bayerischen Studie war es zunächst, die Hintergründe einer als zu hoch empfundenen perinatalen Mortalität von 2,15% zu erfahren. Seit dieser Zeit ist die perinatale Mortalität bei den an dieser Studie beteiligten Kliniken ständig gesunken. Sie beträgt jetzt nur noch 0,8% (Zander u. Selbmann 1982).

In Hessen wurde in Anlehnung an die bayerische Perinatalstudie mit der perinatologischen Erhebung am 1. Januar 1981 begonnen. Die Studie wurde mit Unterstützung der kassenärztlichen Vereinigung Hessen zunächst als Pilotstudie im Raum Gießen begonnen. Es beteiligten sich 1981 18 Kliniken mit insgesamt 9278 Geburten. 1983 wurden bereits die Daten von 13494 Kindern aus 26 Kliniken erfaßt. Das entspricht 26,5% der in Hessen geborenen Kinder. Die perinatale Mortalität sank im gleichen Zeitraum von 1,07% auf 0,93%.

Für 1985 sind nun die Voraussetzungen geschaffen worden, die Studie auf ganz Hessen zu erweitern. Die Abgeordnetenversammlung der kassenärztlichen Vereinigung Hessen hat am 15. Dezember 1984 diese Ausdehnung der hessischen Perinatalstudie beschlossen. Vertreter der hessischen Krankenkassenverbände haben auf der Landespflegesatzausschußsitzung am 3. Oktober 1984 die Auswertungskosten, d.h. die Kosten für die Datenerhebung, als pflegesatzrelevant anerkannt. Der hessische Minister für Arbeit, Umwelt und Soziales unterstützt das Bestreben nach einer Qualitätssicherung geburtshilflicher Tätigkeit.

Organisation der Studie, Datenerhebung und Datenanalyse

Die hessische Perinatalstudie (HEPS) wird von der kassenärztlichen Vereinigung Hessen getragen. Ein Dokumentationsstab sorgt für Aufbereitung und Verarbeitung der auf Erhebungsbögen angelieferten Daten. Ziel dieser Studie ist es, durch Informationsaustausch die perinatale Sterblichkeit, insbesondere aber die kindliche Morbidität durch Qualitätssicherung und Qualitätsverbesserung zu senken. Die Hilfestellung bei der eigenen klinischen Leistungsbilanz im Vergleich mit anderen Kliniken ist besonders wertvoll. Dies geschieht in enger Anlehnung an die Programme der bayerischen Perinatalerhebung.

Hilfreich und wichtig zur Beurteilung des eigenen Standorts ist nicht nur die Auflistung geburtshilflicher Daten wie Gewicht, Länge, Lage und Anzahl der operativen Entbindungen. Der Wert der Studie besteht im wesentlichen darin, die eigenen Daten mit denen der Gesamtstatistik vergleichen zu können. Die halbjährlich zur Verfügung gestellte Kurzstatistik gibt eine schnelle Übersicht über die geburtshilfliche Leistungsfähigkeit der eigenen Klinik, und eine Langstatistik liefert eine Fülle von Informationen im Detail.

Klinikprofile zur Schärfung des Problembewußtseins

Interessant und besonders aufschlußreich sind jedoch die Klinikprofile, die den eigenen Standort für eine bestimmte geburtshilfliche Handlung aufzeigen.

Klinikprofile lassen sich unter bestimmten Hauptthemen zusammenstellen. Das „Allgemeine Klinikprofil Schwangerschaft" gibt u.a. Informationen über die Häufigkeit antepartualer CTG-Registrierungen, über festgestellte Schwangerschaftsrisi-

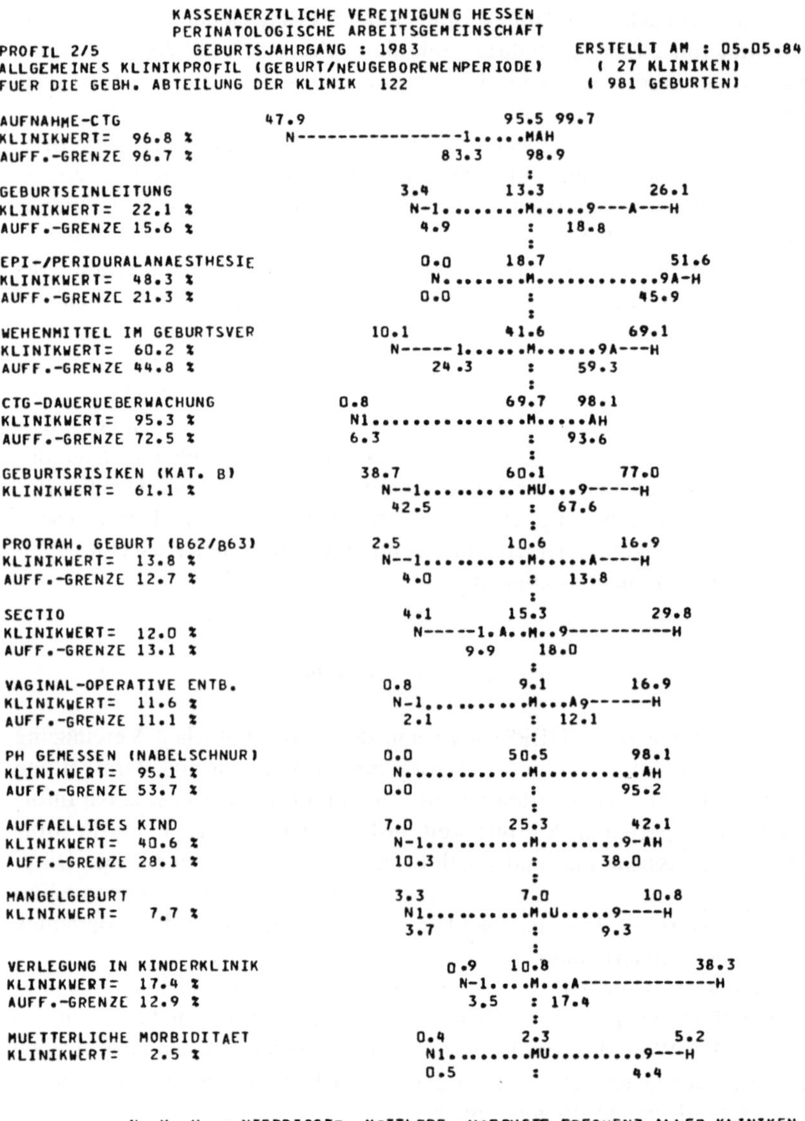

```
                 KASSENAERZTLICHE VEREINIGUNG HESSEN
                 PERINATOLOGISCHE ARBEITSGEMEINSCHAFT
PROFIL 2/5          GEBURTSJAHRGANG : 1983                 ERSTELLT AM : 05.05.84
ALLGEMEINES KLINIKPROFIL (GEBURT/NEUGEBORENENPERIODE)        ( 27 KLINIKEN)
FUER DIE GEBH. ABTEILUNG DER KLINIK  122                      ( 981 GEBURTEN)

AUFNAHME-CTG                  47.9                    95.5 99.7
KLINIKWERT=  96.8 %             N----------------1.....MAH
AUFF.-GRENZE 96.7 %                             83.3    98.9
                                                          :
GEBURTSEINLEITUNG                       3.4       13.3          26.1
KLINIKWERT=  22.1 %                     N-1........M.....9---A---H
AUFF.-GRENZE 15.6 %                     4.9         :   18.8
                                                    :
EPI-/PERIDURALANAESTHESIE               0.0       18.7            51.6
KLINIKWERT=  48.3 %                     N........M...........9A-H
AUFF.-GRENZE 21.3 %                     0.0         :           45.9
                                                    :
WEHENMITTEL IM GEBURTSVER          10.1           41.6          69.1
KLINIKWERT=  60.2 %                   N-----1......M......9A---H
AUFF.-GRENZE 44.8 %                      24.3       :     59.3
                                                    :
CTG-DAUERUEBERWACHUNG            0.8              69.7    98.1
KLINIKWERT=  95.3 %              N1..............M.....AH
AUFF.-GRENZE 72.5 %              6.3                :    93.6
                                                    :
GEBURTSRISIKEN (KAT. B)            38.7           60.1       77.0
KLINIKWERT=  61.1 %                   N--1..........MU...9-----H
                                      42.5          :  67.6
                                                    :
PROTRAH. GEBURT (B62/B63)          2.5            10.6       16.9
KLINIKWERT=  13.8 %                   N--1..........M.....A----H
AUFF.-GRENZE 12.7 %                   4.0           :    13.8
                                                    :
SECTIO                                4.1          15.3          29.8
KLINIKWERT=  12.0 %                    N-----1.A..M..9-----------H
AUFF.-GRENZE 13.1 %                         9.9    18.0
                                                    :
VAGINAL-OPERATIVE ENTB.             0.8             9.1        16.9
KLINIKWERT=  11.6 %                   N-1..........M...A9------H
AUFF.-GRENZE 11.1 %                   2.1           :  12.1
                                                    :
PH GEMESSEN (NABELSCHNUR)           0.0            50.5        98.1
KLINIKWERT=  95.1 %                   N...........M..........AH
AUFF.-GRENZE 53.7 %                   0.0           :          95.2
                                                    :
AUFFAELLIGES KIND                   7.0            25.3        42.1
KLINIKWERT=  40.6 %                   N-1..........M........9-AH
AUFF.-GRENZE 28.1 %                   10.3          :      38.0
                                                    :
MANGELGEBURT                          3.3           7.0         10.8
KLINIKWERT=   7.7 %                   N1..........M.U.....9----H
                                      3.7           :      9.3
                                                    :
VERLEGUNG IN KINDERKLINIK                 0.9   10.8               38.3
KLINIKWERT=  17.4 %                       N-1....M...A--------------H
AUFF.-GRENZE 12.9 %                         3.5   : 17.4
                                                    :
MUETTERLICHE MORBIDITAET                0.4       2.3           5.2
KLINIKWERT=   2.5 %                     N1.......MU.........9---H
                                        0.5         :          4.4

N, M, H  : NIEDRIGSTE, MITTLERE, HOECHSTE FREQUENZ ALLER KLINIKEN
1, 9     : LINKS BZW. RECHTS DAVON LIEGEN 10 % ALLER KLINIKEN
A ODER U : WERT  I H R E R  KLINIK (A=AUFFAELLIG , U=UNAUFFAELLIG)
```

Abb. 4. Allgemeines Klinikprofil zu Geburt und Neugeborenenperiode. Klinikprofile zeigen den Standort in der geburtshilflichen Versorgung im Vergleich zu den anderen an der Perinatalerhebung beteiligten Kliniken auf. Erläuterungen s. Text

ken und über die Häufigkeit einer Cerclage. Andere Klinikprofile wiederum analysieren die Geburt und die Neugeborenenperiode, risikofreie Schwangerschaften, Frühgeburten und spezielle Fragen der Klinik.

Das „Klinikprofil von Geburt und Neugeborenenperiode“ gilt als Beispiel, um anhand dieser Daten den Wert einer solchen Darstellung zu verdeutlichen.

Abb. 4 gibt einen Überblick über die Verteilung der 12 ausgewählten und erfaßten Parameter.

Es beginnt mit der Frage nach der Häufigkeit des Aufnahme-CTGs und endet mit der Verlegung in die Kinderklinik und der mütterlichen Morbidität. Die mit M bezeichnete Linie gibt den Mittelwert aller Beobachtungen an. Im mittleren Teil des Profils ist der Anteil der Sectiohäufigkeit und der vaginal-operativen Entbindungen aufgezeigt.

N = 4,1% bezeichnet den niedrigsten Wert der Sectiofrequenz der 27 beteiligten Kliniken und H = 29,8% den höchsten Wert.

Die mittlere Sectiofrequenz M aller Kliniken ist mit 15,3% angegeben. Die Spanne zwischen 1 und 9, mit 9,9% und 18,0% gekennzeichnet, gibt an, daß 80% der 27 Kliniken, d.h. 22 Kliniken, eine Sectiohäufigkeit von mehr als 9,9%, aber weniger als 18% haben. Nur 20% der Kliniken ($N = 5$) liegen außerhalb dieses Bereichs. Die Frauenklinik der Justus-Liebig-Universität Gießen liegt mit einer Sectiofrequenz von 12,0% (A) signifikant unter dem Mittelwert von 15,3%.

Eine ähnliche Betrachtung ist dann auch für die vaginal-operativen Entbindungen anzustellen.

Der Faszination dieser Profile kann man sich nicht entziehen. Die Abweichung vom Mittel wirft ganz von selbst die Frage nach dem Warum auf, und damit wäre zunächst der Zweck dieses Profils erreicht. Das Profil gibt Anlaß, darüber nachzudenken, warum die eigene geburtshilfliche Tätigkeit sich vom Mittel der an der Studie beteiligten Kliniken abhebt, und man wird ferner aufgefordert, das eigene geburtshilfliche Management kritisch zu überprüfen und ggf. zu ändern. Es ist zu hoffen, daß langfristig der Vergleich geburtshilflicher Daten in Hessen auch zu einer sinnvollen Standardisierung geburtshilflichen Handelns führt.

Konzentration von Risikogeburten auf Zentren der Maximalversorgung

Gespräche in perinatologischen Arbeitsgemeinschaften wecken das Bewußtsein für Probleme bestimmter geburtshilflicher Situationen. Sie führen auch zur Überprüfung der Frage, ob es sinnvoll ist, Schwangere mit *hohem Risiko* in Kliniken der Grund- und Regelversorgung entbinden zu wollen, oder ob es nicht doch besser ist, den Transport des Fetus in utero in eine Klinik vorzunehmen, wo in enger Nachbarschaft zur Pädiatrie die Voraussetzungen für die sofortige Übernahme des Kindes und für die weitere Betreuung erfüllt sind. Es ist sicherlich sinnvoller, Schwangere mit hohem Risiko auf die Zentren der Maximalversorgung zu konzentrieren, weil hier alle personellen und apparativen Voraussetzungen vorhanden sind. Die Pädiater weisen seit Jahren darauf hin, daß der Zustand der Kinder nach langem Transport ungleich schlechter und die Mortalität bedeutend höher ist als bei direkter Übernahme des Kindes im Kreißsaal und Verlegung auf die pädiatrische Intensivstation.

Ideal wäre natürlich die unmittelbare Verbindung von Kreißsaal und Intensiveinheit. Aber diese Ideallösung ist nur in wenigen Kliniken bisher realisiert und wird wohl an vielen Zentren noch auf sich warten lassen. Wir sollten jedoch nicht müde werden, von den zuständigen Stellen jene Ideallösung zu fordern, denn es geht nicht nur um die Senkung der Sterblichkeit der Kinder, sondern auch darum, durch rechtzeitig eingeleitete Intensivmaßnahmen Spätschäden von den Kindern abzuwenden.

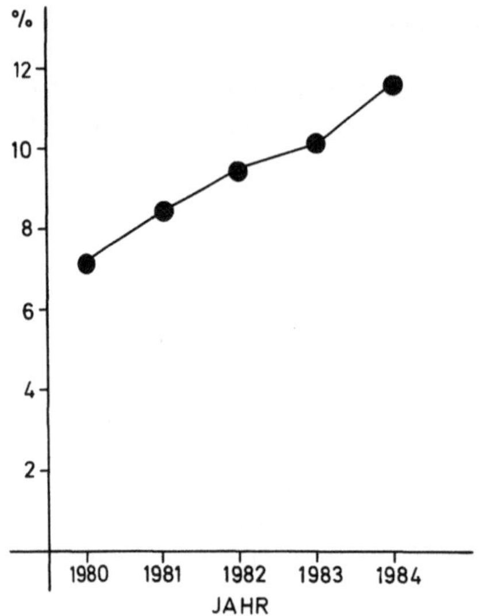

Abb. 5. Häufigkeit von Kindern mit niedrigem Geburtsgewicht (≤2500 g) am Geburtengut der Frauenklinik der Justus-Liebig-Universität 1980–1984. Die Zunahme von 7 auf 12% weist auf ein gestiegenes Problembewußtsein von Kliniken der Grund- und Regelversorgung hin und führt zu einer Konzentration von Risikogeburten in den Kliniken der Maximalversorgung

Es ist als Erfolg dieser Perinatalgespräche, die wir seit 1981 führen, anzusehen, daß an der Frauenklinik der Justus-Liebig-Universität Gießen die Zahl der mit niedrigem Gewicht unter 2500 g geborenen Kinder seit 1980 ständig zugenommen hat und jetzt etwa 12% beträgt (Abb. 5). Es besteht also bereits ein Problembewußtsein im Hinblick auf die kritische Einschätzung der eigenen Leistungsfähigkeit. In der Betreuung dieser Risikoschwangerschaften ist auch unsere Aufgabe als Klinik der Maximalversorgung zu sehen. Die Übernahme dieser Risikopatienten bedeutet auch eine Entlastung für die Kliniken der Grund- und Regelversorgung.

Leistungsangepaßte Festlegung geburtshilflicher Versorgungskapazität

Die Festschreibung geburtshilflicher Versorgungskapazitäten für eine Klinik entspricht nicht den freiheitlich-demokratischen Prinzipien unserer Gesellschaftsordnung. Sie behindert die freie Arztwahl und engt den Wettbewerb zugunsten einer optimalen ärztlich-humanitären Versorgung unserer Patienten ein. Es gilt jedoch grundsätzlich zu überlegen, ob es nicht sinnvoll wäre, nach dem Modell einzelner Kliniken in Österreich, eine obere Grenze für die Entbindungen pro Klinik festzulegen, um eine optimale Ausnutzung des zur Verfügung stehenden Angebots zu erreichen, denn die Leistungsfähigkeit einer Klinik kann nur so lange befriedigend sein, wie der Personalbestand ausreichend groß ist, um den Erfordernissen moderner Geburtsmedizin gerecht zu werden. Dem Vorbild der Vereinigten Staaten zu folgen (Berg 1981), Kliniken mit weniger als 500 Geburten pro Jahr zu schließen, halte ich persönlich für wenig glücklich. Regionale Erfordernisse bleiben mit dieser Maßnahme unberücksichtigt. Dennoch kann man sich dem Argument der unzureichenden Effektivität nicht entziehen.

Wo Personalaufstockungen auf der einen Seite wegen steigender Geburtenzahlen notwendig werden, sind auf der anderen Seite Personaleinschränkungen bei sinkender Nachfrage nach geburtshilflicher Betreuung unerläßlich.

Das ist jedoch nicht immer möglich. Die Bereithaltung einer definierten personellen und apparativen Ausstattung ist gerade für die Kliniken der Schwerpunktversorgung und für die Zentren der Maximalversorgung die Basis ihrer Leistungsfähigkeit – auch bei geringer Auslastung. Hier liegt das Problem, das in Zukunft einer Lösung bedarf.

Regionalisierung der Geburtshilfe

Wie bereits ausgeführt, sind in die geburtshilfliche Versorgung in Hessen 96 Kliniken einbezogen. Die Betrachtung dieser geburtshilflichen Landschaft in Hessen stimmt nachdenklich, da in 65% dieser Kliniken nur 40% der Geburten stattfinden. Diese Situation ist nicht nur für Hessen kennzeichnend, sie gilt für alle Bundesländer. Häufig liegen diese Kliniken mit niedrigen Geburtenzahlen in enger Nachbarschaft zueinander, oft nur wenige Kilometer voneinander entfernt. Ich stelle mir die Notwendigkeit der ständigen Präsenz der ärztlichen Versorgung neben der Praxistätigkeit vor und die Belastung des Pflegepersonals durch geringen Personalschlüssel. Wäre es da nicht besser, ohne staatliche Eingriffe selbst zu einer Regionalisierung der Geburtshilfe nach gegenseitiger Absprache zu finden? Diese Vorstellung ist nicht neu. Es gibt bereits entsprechende Modelle, wo im freien Zusammenschluß gynäkologisch-geburtshilflich tätige Ärzte die geburtshilfliche Versorgung im 24-h-Dienst ohne übermäßige Belastung des einzelnen sichergestellt ist. Die Aufgabe dieser Einheiten der 1. Versorgungsstufe bestünde in der Betreuung und Behandlung der risikofreien Schwangerschaft und Geburt. Sie sollten auf die Behandlung von Geburtsrisiken vorbereitet sein. Die Selektion und Weiterleitung von Risikoschwangerschaften und Risikogeburten wäre jedoch eine ihrer vordringlichsten Aufgaben. Die Senkung der perinatalen Mortalität in den letzten Jahren trotz Dezentralisierung der geburtshilflichen Versorgung ist sicher teilweise der Bereitschaft zuzuschreiben, Risikogeburten an Zentren der Maximalversorgung zu konzentrieren. Einen hohen Anteil an der Senkung der perinatalen Mortalität hat aber auch der gut organisierte pädiatrische Abholdienst des Babynotarztwagens zu leisten vermocht. Als Notmaßnahme ist dies sicher eine verdienstvolle Einrichtung, als Lösung auf die Dauer kann sie jedoch wegen der hohen personellen Belastung und des Zeitaufwands, der mit dem Abholdienst verbunden ist, nicht befriedigen.

Zusammenfassung

Der Rückgang der perinatalen Mortalität ist im letzten Jahrzehnt mit einer hohen personellen Leistung und einem großen apparativen Aufwand erreicht worden. Durch Qualitätskontrollen im Rahmen perinatologischer Erhebungen ist die Qualität dieser geburtshilflichen Leistung zu sichern. Dazu dienen Klinikprofile, die im Vergleich mit anderen Kliniken die kritische Einschätzung der eigenen Leistungsfähigkeit vermitteln. Gespräche in perinatologischen Arbeitsgruppen wecken und erweitern darüber hinaus das Problembewußtsein für besondere geburtshilfliche Situationen und bereiten den Weg zur Konzentration von risikobelasteten Schwangeren in den Zentren der Maximalversorgung.

In der leistungsbezogenen Festschreibung geburtshilflicher Versorgungskapazitäten wäre die Struktur der geburtshilflichen Versorgung zu sichern und die zu geringe personelle Besetzung der kleinen geburtshilflichen Abteilungen durch freiwilligen Zusammenschluß und Regionalisierung abzubauen.

Literatur

Beck A, Vutuc C (1984) Die Mortalität und Letalität der Sectio caesarea. Geburtshilfe Frauenheilkd 44:421–424

Beck L, Maier D, Schmidt E, Rhode J (1978) Mütter- und Säuglingssterblichkeit. Bundesminister für Jugend, Familie und Gesundheit, Bonn (Schriftenreihe des Bundesministers für Jugend, Familie und Gesundheit, Bd 67)

Berg D (1981) Podiumsgespräch, Kostennutzenanalyse perinataler Diagnostik. In: Schmidt E, Dudenhausen JW, Saling E (Hrsg) Perinatale Medizin 9. Deutscher Kongreß für Perinatale Medizin, Berlin, Bd 8. Thieme, Stuttgart New York, S 14–33

Frank HD (1981) Neugeborenenintensivzentren, Verteilung, Ausstattung, Abholdienst. In: Schmidt E, Dudenhausen JW, Saling E (Hrsg) Perinatale Medizin 9. Kongreß für Perinatale Medizin, Berlin, Bd 8. Thieme, Stuttgart New York, S 124–125

Gregory GA, Kitterman JA, Phipps RH, Thoolywh Hamilton WK (1971) Treatment of the idiopathic respiratory distress syndrome with continues positive airway pressure. New Engl J Med 284:1333

Hamacher K (1962) Neue Methoden zur selektiven Registrierung der fetalen Herzschlagfrequenz. Geburtshilfe Frauenheilkd 22:1542

Hon EH, Hess OW (1957) Instrumentation of fetal electrocardiography. Science 25:553

Maye EJ (1971) Hausgeburtshilfe und Klinikgeburtshilfe in Kiel 1945–1968. Med. Dissertation, Universität Kiel

Möbius W (1979) Die operative Geburtshilfe in Vergangenheit und Gegenwart. Zentralbl Gynakol 101:209–223

Münchener Perinatalstudie (1975–1977) Daten, Ergebnisse, Perspektiven. Zentralinstitut für die kassenärztliche Versorgung der Bundesrepublik Deutschland (Hrsg). Deutscher Ärzteverlag, Köln (Wissenschaftliche Reihe, Bd 17)

Proebsting H (1984) Entwicklung der Sterblichkeit. Wirtsch Stat 1

Saling E (1962) Neues Vorgehen zur Untersuchung des Kindes unter der Geburt. Arch Gynecol 197:108

Statistisches Jahrbuch (1983) für die Bundesrepublik Deutschland, Statistisches Bundesamt Wiesbaden (Hrsg). Kohlhammer, Stuttgart Mainz

Wulf KH (1975) Panoramawechsel der Geburtshilfe. Geburtshilfe Frauenheilkd 35:393–404

Zander J, Selbmann HK (1982) Wege zu einer verbesserten Perinatalversorgung. Zentralinstitut für die kassenärztliche Versorgung in der Bundesrepublik Deutschland (Hrsg) Deutscher Ärzteverlag, Köln (Wissenschaftliche Reihe, Bd 23)

Welche Medikamente in der Schwangerschaft?

R. Stahlmann und D. Neubert

Gelegentlich werden Arzneimittel während der Schwangerschaft verordnet, um therapeutische Wirkungen auf den Keim auszuüben. So wird z.B. mit Glukokortikoiden versucht, die Lungenentwicklung in utero zu fördern und damit ein Membransyndrom bei Frühgeborenen zu verhindern. Auch die Gabe von Antibiotika kann angezeigt sein, um eine Infektion des Fetus zu behandeln. Es lassen sich einige weitere Beispiele finden, doch stehen diese Aspekte meist nicht im Mittelpunkt des Interesses, wenn die Frage gestellt wird: „Welche Medikamente in der Schwangerschaft?"

Sehr viel häufiger wird für den Arzt das Problem auftreten, ein Medikament zu verordnen, das bei der *Schwangeren* einen erwünschten Effekt ausübt, ohne dem *Keim* zu schaden. Diese Problematik soll deshalb im Mittelpunkt der folgenden Ausführungen stehen. Unsere Kenntnisse über embryo- und fetotoxische Effekte konnten in den vergangenen Jahren wesentlich erweitert werden; trotzdem sind viele Aspekte noch unklar.

Informationen zum Thema „Medikamente in der Schwangerschaft" sind auch heute noch unzureichend, vielfach nicht auf dem neuesten Stand und darüber hinaus dem praktizierenden Arzt oftmals nicht leicht zugänglich. Keineswegs hilfreich ist die Praxis von Arzneimittelherstellern, „prophylaktisch" Warnhinweise in ihre Produktinformationen aufzunehmen, nach denen ein Medikament während der Gravidität nicht oder nur bei strenger Indikationsstellung verordnet werden sollte! Der verantwortliche Arzt kann diesen Hinweisen nicht entnehmen, ob sie „routinemäßig" erfolgen oder ob sich etwa im Tierexperiment Hinweise auf ein teratogenes Potential der Substanz ergeben haben (Neubert 1981, 1984). Ein gewisser – und zu begrüßender – Fortschritt ist neuerdings zu erkennen, nachdem in der *Roten Liste 1985* erstmalig eine spezifizierte Information über embryotoxische Wirkungen versucht wird.

An die alte Regel, während der Schwangerschaft Medikamente nur bei strenger Indikationsstellung zu verordnen, kann zwar nicht oft genug erinnert werden, aber zur Lösung der alltäglichen Probleme in der Pharmakotherapie bei Schwangeren trägt sie offenbar nur wenig bei.

Viele Untersuchungen im In- und Ausland haben immer wieder gezeigt, daß die Mehrzahl der Frauen trotz der Warnungen während der Schwangerschaft Medikamente einnimmt. Solche Erhebungen zeigen weiterhin, daß es sich in der großen Mehrzahl der Fälle *nicht* um eine notwendige Medikation handelt. Viele Frauen nehmen Medikamente ein, ohne zu wissen, daß sie bereits schwanger sind. Häufiger, als man annehmen sollte, werden Medikamente auch bei Kenntnis der Schwangerschaft, aber ohne ärztlichen Rat eingenommen. Diese Selbstmedikation dürfte in erster Linie Schmerzmittel, Beruhigungsmittel, Vitamine und andere nicht verschreibungspflichtige Substanzen betreffen.

Einige Krankheiten müssen natürlich auch während der Schwangerschaft behandelt werden. Relativ häufig werden Medikamente bei Infektionen, bei Epilepsie, Hypertonie und anderen Erkrankungen auch während einer Schwangerschaft ärztlich verordnet. In diesen Situationen muß entschieden werden, welches Präparat am geeignetsten ist, auch eine Schädigung des sich entwickelnden Kindes soweit wie möglich auszuschließen.

Natürlich wird es im Rahmen dieses Artikels nicht möglich sein, die *Frage nach dem optimalen Medikament* für alle Arzneimittelgruppen zu diskutieren. Es soll deshalb zunächst auf einige Grundlagen und Prinzipien der Pränataltoxikologie eingegangen werden, um zu zeigen, warum eine Risikoabschätzung für pränatal ausgelöste Schäden in den meisten Fällen so schwer fällt. Anschließend sollen dann exemplarisch einige Arzneimittel hinsichtlich ihrer Anwendbarkeit bei Schwangeren und ihres Risikos für das Ungeborene diskutiert werden.

Embryotoxische Noxen

Zunächst sei daran erinnert, daß eine angeborene Anomalie durch zwei völlig verschiedene Mechanismen verursacht sein kann:

1. „endogen" (rein genetisch) – also vor der Befruchtung durch mutagene Veränderungen in den Keimzellen;
2. exogen, durch Einwirkung embryo- oder fetotoxischer Substanzen während der Pränatalentwicklung.

Im allgemeinen kann beim Vorliegen einer strukturellen Abnormität der auslösende Faktor – Mutation oder embryotoxischer Effekt – nicht mehr differenziert werden. Grobstrukturelle Abnormitäten, die durch chemische Stoffe während der embryonalen Entwicklung ausgelöst werden, können bekannte, genetisch bedingte Fehlbildungssyndrome kopieren. Die embryotoxische Substanz verursacht dann eine „Phänokopie" des betreffenden Gendefekts.

Es können drei verschiedene Typen von exogenen embryotoxischen Einflüssen unterschieden werden:

1. körperfremde Substanzen, die sich nochmals in Medikamente, Umweltchemikalien und Genußmittel unterteilen lassen,
2. Strahlen,
3. Viren u.ä.

Auf die Punkte 2 und 3 soll hier nicht näher eingegangen werden. Beide Schädigungsmöglichkeiten sind seit Jahrzehnten bekannt. Bereits 1941 wurde ein Zusammenhang zwischen bestimmten Fehlbildungen von Kindern und einer Rötelninfektion der Mutter während der Schwangerschaft erkannt. Mehr als 40 Jahre danach muß festgestellt werden, daß für die meisten anderen Virusinfektionen – selbst für die so häufigen „grippalen Infekte" – gute epidemiologische Studien beim Menschen fehlen. Verglichen mit der Rötelnschädigung scheinen andere Viren jedoch deutlich weniger „teratogen" zu sein.

In der Praxis ergibt sich gelegentlich die Frage nach einer Indikation zum Schwangerschaftsabbruch nach akzidenteller Impfung mit Rötelnlebendimpfstoff in der Frühschwangerschaft. Wie eine Auswertung von insgesamt fast 1500 Fällen in der BRD und den USA zeigt, ist das Risiko für das Kind bei einer Impfung 3 Monate vor bis 3 Monate nach der Konzeption offenbar minimal. Innerhalb dieses Kollektivs konnte kein Anstieg der Fehlbildungsrate beobachtet werden (Enders 1984).

Manifestationen embryotoxischer Wirkungen

Embryo- oder fetotoxische Wirkungen können zu einer Vielzahl verschiedener Resultate führen. Es können auftreten:

1. Mortalität (Präimplantationsverlust, Abort, perinatale Mortalität, postnatale Mortalität),
2. Retardierung („small for date baby", Unreife, Hypoplasie etc.),
3. strukturelle Abnormitäten („grobe Fehlbildungen", geringgradige Defekte, Variationen etc.),
4. funktionelle Abnormitäten,
5. transplazentare Karzinogenese.

Bisher haben die grobstrukturellen Abnormitäten – also die sog. teratogenen Schäden – die größte Beachtung gefunden. Sie können – von einigen Ausnahmen abgesehen – nur während der *Organogenesephase* ausgelöst werden. Eine teratogene Wirkung wird heute als Interferenz mit spezifischen Differenzierungs- und Wachstumsvorgängen während der Embryonalentwicklung aufgefaßt. Damit handelt es sich bei diesem toxischen Effekt um eine sehr spezielle Eigenheit bestimmter Substanzen und Agenzien. Ein teratogener Effekt kann *nicht* mit jeder Substanz hervorgerufen werden, auch nicht bei extrem hoher Dosierung (Neubert et al. 1980).

Es wurde tierexperimentell vielfach belegt, daß außer morphologischen auch funktionelle Abnormitäten pränatal induziert werden können, die sich meist erst *nach der Geburt* bemerkbar machen. Solche funktionellen Anomalien können die geistige Entwicklung betreffen oder sich als Störung bestimmter Organsysteme (Immunsystem, Hormonsystem, Fertilität u.a.) manifestieren. Möglicherweise kommt dieser Art von Schädigung für den Menschen eine mindestens genauso erhebliche Bedeutung zu wie grobstrukturellen Abnormitäten, die leichter erkannt und häufig auch leichter korrigiert werden können als die erwähnten funktionellen Defekte.

Es ist sicher falsch, nur die Phase der „Organogenese" – die Embryonalphase – als kritische Periode darzustellen, in der embryo- oder fetotoxische Effekte durch Medikamente oder andere Substanzen induziert werden können. Gerade in der Fetalzeit und besonders auch im letzten Schwangerschaftsdrittel werden nämlich überwiegend die funktionellen Anomalien ausgelöst. Die Tatsache, daß es kaum epidemiologische Studien hierzu gibt, bedeutet nicht, daß solche Effekte keine Rolle spielen!

Nachdem beim Menschen eine *transplazentare Karzinogenese* nachgewiesen wurde – nämlich nach Gabe von Diäthylstilboestrol (DES) –, muß auch die Möglichkeit einer solchen Schädigung, die ebenfalls in der zweiten Schwangerschaftshälfte gesetzt wird, in Betracht gezogen werden. Bekanntlich wurden gehäuft „Clear-cell"-Karzinome der Vagina bei jungen Frauen nachgewiesen, deren Mütter Jahrzehnte zuvor während der Schwangerschaft mit Diäthystilboestrol behandelt worden waren.

Insgesamt läßt sich also feststellen, daß bleibende Schäden für das Kind während der gesamten Gravidität verursacht werden können. Die Schädigungsmöglichkeiten während der 2. Schwangerschaftshälfte wurden bisher nur deshalb weitgehend ignoriert, weil sie schwer nachzuweisen sind. Bisher ist kaum der Versuch gemacht worden, beim Menschen eine Korrelation zwischen dem Auftreten funktioneller Defekte beim Kind und einer Medikamenteneinnahme während der Schwangerschaft herzustellen. Man muß allerdings zugeben, daß solche Studien verhältnismäßig aufwendig und teuer wären.

Pharmakokinetische Aspekte

Zu einer Risikoabschätzung von Medikamenten oder anderen Chemikalien in der Schwangerschaft ist auch die Kenntnis der Pharmakokinetik der betreffenden Substanz im schwangeren Organismus hilfreich. Sowohl *Absorption* und *Verteilung* als auch *Metabolisierung* und *Exkretion* der Fremdstoffe können in der Schwangerschaft verändert sein (s. folgende Übersicht). Hinzu kommt der Übergang auf den sich entwickelnden Keim – zunächst durch Diffusion durch den Trophoblasten und die Eihäute, später die Passage durch die Plazenta. Das ganze System ist komplex, relativ unübersichtlich und z.B. im Bezug auf den Übergang beim Menschen auch schwer zu analysieren; darüber hinaus ändert sich die Situation mit dem Fortschreiten der Schwangerschaft ständig.

Physiologische Veränderungen in der Schwangerschaft und die mögliche Beeinflussung der Pharmakokinetik

Veränderungen	*Mögliche Folgen*
• Magenentleerung verzögert:	Resorption verzögert
• Darmpassage verlängert:	Resorption erhöht
• Intra- und extravasales Volumen erhöht:	Serumspiegel erniedrigt
• Plasmaeiweiß erniedrigt:	Proteinbindung reduziert
• Glomeruläre Filtration erhöht:	renale Elimination erhöht
• Enzymaktivität der Leber erhöht	Fremdstoffmetabolisierung beschleunigt

Das Schlagwort von der *„Plazentaschranke"* könnte zu falschen Schlußfolgerungen Anlaß geben. Man muß wohl annehmen, daß die meisten Substanzen die Plazenta mehr oder weniger gut passieren können und das „embryonale Kompartiment" erreichen. Der Übergang erfolgt fast ausschließlich durch passive Diffusion und ist in erster Linie abhängig vom Konzentrationsgradienten. Die maternale freie Plasmakonzentration ist damit die Hauptdeterminante. Die Lipophilie und das Molekulargewicht der Substanz sind von Bedeutung: Man kann – sicherlich etwas vereinfacht! – sagen, daß i. allg. Substanzen nur dann die Plazenta schlecht passieren, wenn sie ein hohes Molekulargewicht (>600) besitzen oder stark dissoziiert und damit sehr hydrophil sind. Diese „Regel" ist nicht ohne Ausnahmen.

Aufgrund der unterschiedlichen Kapazität zur *Fremdstoffmetabolisierung* bei den üblichen Versuchstieren und Primaten können Probleme bei der Interpretation tierexperimenteller Daten von Substanzen entstehen, die zu kurzlebigen Wirkstoffen metabolisiert werden müssen, bevor sie ihre Wirkungen entfalten können. Die enzymatische Aktivität bestimmter hepatischer Monooxygenasen tritt pränatal bei Primaten sehr viel früher auf als z.B. bei Nagetieren.

Informationsquellen

Trotz dieser Probleme stellen tierexperimentelle Daten eine unverzichtbare Informationsquelle dar, wenn es darum geht, Aussagen über eine mögliche Gefährdung durch bestimmte Chemikalien in der Schwangerschaft zu machen. Im *Tierexperiment* können die Effekte hoher Dosen analysiert werden, es können genaue Dosis-Wirkung-Beziehungen aufgestellt werden, und schließlich können die Effekte bei verschiedenen Versuchstierspezies getestet werden.

Demgegenüber kann ein embryotoxisches Potential einer Substanz durch *epidemiologische Beobachtungen* mit direkter Relevanz für den Menschen erkannt bzw. abgeschätzt werden. Bei diesem Vorgehen ist aber naturgemäß *keine Prävention* möglich, und es kann bei Substanzen ein Verdacht auf Embryotoxizität erst ausgesprochen werden, nachdem sie Schädigungen an vielen Kindern ausgelöst haben. Darüber hinaus muß die Substanz in der Regel häufig benutzt werden oder ein sehr ausgeprägtes embryotoxisches Potential besitzen, damit das Risiko in epidemiologischen Studien erkannt werden kann.

Eines der größten Probleme in der Pränataltoxikologie ist die Tatsache, daß in den allermeisten epidemiologischen Studien die Fallzahlen für eine sinnvolle Auswertung zu klein sind. Darüber hinaus ist der Einfluß zusätzlicher Faktoren – sog. „confounding factors" – oft nicht zu analysieren und damit auszuschalten. Der Wert der bisher vorliegenden Beobachtungen beim Menschen wird daher für dieses Gebiet häufig überschätzt.

Abschätzung eines embryotoxischen Risikos

Die Abschätzung eines embryotoxischen – und speziell teratogenen – Risikos wird dadurch erschwert, daß alle bekannten Typen von Abnormitäten auch „spontan" auftreten können, d.h. *ohne* daß spezielle Noxen wie Chemikalien, Strahlen oder Viren eingewirkt haben (Tabelle 1).

Bei vielen Typen von Abnormitäten handelt es sich um *selten* auftretende Ereignisse. Die *Gesamtzahl* der bei der Geburt erkennbaren „gröberen Fehlbildungen"[1] liegt bei etwa 2% der Lebendgeborenen. Allerdings kann bei der Geburt nur etwa die Hälfte aller strukturellen Abnormitäten erkannt werden. Die Auswirkungen vieler Abnormitäten – z.B. des Herzens – fallen erst während des 1. Lebensjahrs auf.

[1] Der Ausdruck „Mißbildung" ist diskriminierend und abwertend und sollte vermieden werden. Wir sprechen von „Fehlbildungen" oder besser von „grobstrukturellen Abnormitäten".

Tabelle 1. Ungefähre Fehlbildungsraten[a] (weiße Bevölkerung; Heinonen et al. 1977)

Fehlbildungstyp	[%]
„Grobe Fehlbildungen“	3,3
„Geringgradige Fehlbildungen“	1,3
Tumoren	0,4
Gesamt	5,0
Betroffenes Organ	
ZNS	0,57
Herz und Gefäße	0,86
Skelett und Muskeln	1,18
Atemwege	0,51
Magen-Darm-Trakt	0,74
Urogenitalsystem	0,83
Auge und Ohr	0,24
Syndrome	0,40

[a] Die Raten schwanken zwischen verschiedenen ethnischen Gruppen nicht unerheblich. Grobe Fehlbildungen in der gleichen Studie: Schwarze 2,3%; Puertorikaner 2,7%

Hierbei sind geringgradige Abnormitäten und funktionelle Anomalien nicht mitgezählt. Bei Berücksichtigung auch dieser Abweichungen von der Norm übersteigt die Häufigkeit der abnormen Entwicklungen sicher die 10-%-Grenze.

Jede einzelne grobstrukturelle Abnormität tritt „spontan“ mit einer Häufigkeit $<1\%$ – meist $<1‰$ – auf.

Voraussetzung für die Abschätzung eines embryotoxischen Risikos ist die genaue Kenntnis entsprechender *Basisdaten über die spontane Häufigkeit* von Abnormitäten in einer Population (Tabelle 2).

Der *zusätzliche* – embryotoxische – Effekt ist also nur meßbar oder medizinisch relevant, wenn er die „Spontanrate“ einer definierten Abnormität deutlich erhöht. Hieraus ergeben sich mehrere Konsequenzen:

1. Da die einzelnen definierten Abnormitäten beim Menschen spontan nur sehr selten – im ‰-Bereich – vorkommen, kann selbst die Verzehnfachung eines Risikos nur bei Beobachtung großer Fallzahlen erkannt werden.
2. Nur selten wird beim Menschen die Gesamtheit aller Abnormitäten durch einen embryotoxischen Effekt erhöht. Die Erhöhung des Risikos betrifft in der Regel nur definierte Abnormitäten.
3. Untersucht man eine genügend große Gruppe von Mutter-Kind-Paaren, die während der Schwangerschaft der Wirkung bestimmter Substanzen ausgesetzt waren, so müssen sich – rein statistisch – darunter auch solche Mütter befinden, die Kinder mit „spontanen“ Abnormitäten geboren haben. Dies weist *keinesfalls* auf

Tabelle 2. Ungefähre Häufigkeit einzelner Fehlbildungen. (Heinonen et al. 1977)

Fehlbildungstyp	[%]
Mikrozephalie	0,14
Anenzephalie	0,08
Ventrikelseptumdefekt	0,21
Pulmonalstenose	0,07
Fallot-Tetralogie	0,04
Aortenstenose	0,03
Transposition großer Gefäße	0,004
Polydaktylie	0,15
Syndaktylie	0,41
Hemimelie/Phokomelie	0,02
Gaumenspalten	0,07
Lippenspalten	0,08
Gaumen- und Lippenspalten	0,06
Pylorusstenose	0,32
Analatresie	0,06
Katarakt	0,24
Down-Syndrom	0,13
Maligne Tumoren	0,06
Benigne Tumoren	0,32

einen Kausalzusammenhang hin, wenn die Frequenz der Abnormitäten der einer normalen Population entspricht.

4. Aus den erwähnten Gründen ist die Wirkung einer Kombination von mehreren Noxen beim Menschen heute kaum zu analysieren.

Diese Problematik soll an einem praktischen *Beispiel* erläutert werden: dem beim Menschen stark teratogen wirkenden Thalidomid (Contergan). Es muß betont werden, daß wir selbst im Fall des Thalidomid *keine* genauen Angaben über die Häufigkeit der aufgetretenen Abnormitäten besitzen. Es handelt sich hier also um den *Versuch einer groben Abschätzung* der Situation, wie sie retrospektiv nicht anders möglich ist. Als Expositionsperiode soll das 1. Trimenon gewählt werden, wie dies bei praktisch allen Untersuchungen getan wird, auch wenn die eigentliche Exposition viel kürzer war. Die Annahme einer Einnahmehäufigkeit von ca. 5% während des 1. Trimenons ist sicherlich konservativ (ca. 10% aller Schwangeren nehmen z.B. Antiemetika ein). Das Risiko des Auftretens einer Phokomelie/Amelie wäre bei behandelten Frauen dann etwa 50mal größer (s. folgende Übersicht, *1a*). Bei Berücksichtigung *aller* möglichen Abnormitäten ergibt sich noch höchstens ein 3faches relatives Risiko. Höchstens jede 15. Frau, die im 1. Trimenon Thalidomid einnahm, hätte danach ein abnormes Kind geboren. Die Verhältnisse werden noch ungünstiger, wenn man die *ganze Population* berücksichtigt („monitoring system"), d.h. ohne Hinweis auf einen Kausalzusammenhang. Die gesamte Häufigkeit von Fehlbildungen in der Bundesrepublik kann nämlich während der Thalidomidtragödie nur wenig erhöht worden sein (*2b*), höchstens um 10%, und nur bei der Bewertung der speziellen Abnormitäten kann eine deutliche Erhöhung (vielleicht Vervierfachung) der Frequenz (*2a*) beobachtet werden, die damals dem Pädiater Wiedemann auch aufgefallen ist.

Abschätzung der Erhöhung eines teratogenen Risikos (am Beispiel vom Thalidomid)

Vorausgesetzte Tatsachen und Annahmen

- ca. 2% gesamte Fehlbildungen, „Spontanrate“,
- ca. 0,5% gesamte Gliedmaßen-Fehlbildungen, „Spontanrate“,
- ca. 0,02% Phokomelien/Amelien, „Spontanrate“,
- 900000 Geburten/Jahr (Bundesrepublik 1960–1962),
- ca. 5% aller Schwangeren nahmen Thalidomid im 1. Trimenon ein,
- ca. 2000 Fälle von Thalidomidembryopathie/Jahr (davon 20–25% Phokomelien/Amelien).

Schlußfolgerungen

1. Frauen mit Thalidomideinnahme

a) Phokomelien/	Statt	9 Fällen	(erwartet) →	450 Fälle,
Amelien:	Statt	0,02%	(erwartet) →	1%
	≙ ca. 50faches relatives Risiko.			
b) Gesamte	Statt	900 Fällen	(erwartet) →	2900 Fälle,
Fehlbildungen:	Statt	2%	(erwartet) →	6,4%
	≙ ca. 3,2faches relatives Risiko.			

2. Alle Schwangerschaften

a) Phokomelien/	Statt	180 Fällen	(erwartet) →	630 Fälle,
Amelien:	Statt	0,02%	(erwartet) →	0,07%
	≙ ca. 3,5faches relatives Risiko.			
b) Gesamte	Statt	18000 Fällen	(erwartet) →	20000 Fälle,
Fehlbildungen:	Statt	2%	(erwartet) →	2,2%
	≙ ca. 1,1faches relatives Risiko.			

Der Effekt wird also zunehmend unschärfer, wenn nicht genau definierte Fehlbildungen ausgewertet werden und wenn die ganze Bevölkerung und nicht nur eine Risikogruppe in die Beobachtungen einbezogen wird. Problematisch ist auch die Auswahl des gesamten 1. Trimenons als Beobachtungsperiode. Dies ist allgemein üblich, führt aber zu einer weiteren „Verschleierung“ des Risikos. Wenn man bedenkt, daß die Thalidomiddysmelie wahrscheinlich nur zwischen dem 20. und 35. Tag nach der Konzeption ausgelöst wird, ist es durchaus denkbar, daß viele und vielleicht sogar nahezu alle Frauen, die während der empfindlichen Phase Thalidomid einnahmen, abnorme Kinder geboren haben. Dieses Beispiel zeigt die Problematik bei der Beurteilung vieler Arbeiten auf dem Gebiet der Teratoepidemiologie.

Man kann sich leicht vorstellen, daß bei der Mehrzahl von embryotoxischen Substanzen die Verhältnisse sehr viel ungünstiger liegen als beim Thalidomid. So wird es von der Beobachtung her kaum möglich sein, Substanzen mit einem sehr viel geringeren teratogenen Potential oder Substanzen, die zu Anomalien mit einer höheren Spontanrate führen, zu erkennen. Die Analyse solcher Effekte ist nur in großangelegten Studien möglich, in die *Zehntausende von Schwangerschaften* einbezogen werden.

Bei der unbefriedigenden Situation der epidemiologischen Studien und angesichts der Tatsache, daß die großen zur Verfügung stehenden Beobachtungsreihen mehr als 15 Jahre alt sind und viele der modernen Arzneimittel *nicht* berücksichtigen, kommt den tierexperimentellen Studien durchaus eine Bedeutung im Bezug auf die Abschätzung eines möglichen teratogenen Risikos auch für den Menschen zu.

Einige bekannte und vermutete Teratogene

Wir kennen beim Menschen bis heute nur etwa ein Dutzend Substanzen, die als *sicher* bekannte Teratogene angesehen werden können. Man kann – wegen der bereits erwähnten Schwierigkeit – daraus allerdings nicht den Schluß ziehen, daß nicht auch andere Substanzen – mindestens in geringem Maß – ein teratogenes Potential besitzen.

Zu den heute für den Menschen als sicher teratogen erkannten Substanzen gehören neben Thalidomid einige Zytostatika and bestimmte Antikoagulanzien. Androgen wirksame Sexualhormone können außerdem bei weiblichen Feten zur Maskulinisierung führen. Auch Alkohol und einige Umweltchemikalien sind als sicher embryotoxisch und auch als teratogen erkannt worden.

Ein sehr aktuelles Beispiel für teratogene Arzneimittelwirkungen beim Menschen sind die *Retinoide.* Zu den synthetischen Vitamin-A-Derivaten gehören Etretinat, das in der Bundesrepublik unter der Bezeichnung Tigason im Handel ist, und Isotretinoin, eine ähnliche Verbindung, die noch klinisch geprüft wird. Die Retinoide bewirken bei einigen dermatologischen Krankheitsbildern dramatische Besserungen – allerdings gehören sie auch zu den stärksten teratogenen Substanzen. Im Tierversuch ist die teratogene Potenz nach exzessiven Dosen von Vitamin A seit den 50er Jahren bekannt. Neben kraniofaszialen Spaltdefekten und Skelettanomalien gehören Exenzephalien, Anophthalmie und andere Defekte zum typischen Schädigungsmuster.

In den letzten Monaten häufen sich nun auch Meldungen über die teratogenen Wirkungen der Retinoide beim Menschen (Benke 1984; Happle et al. 1984). Drei von 19 Frauen, die Etretinat während der Schwangerschaft in üblicher Dosierung von etwa 1 mg/kg KG eingenommen hatten, gebaren Kinder mit Skelettanomalien. Es kam zu einem Spontanabort im 5. Monat, der Fetus wies eine Meningomyelozele auf. Fünf Schwangerschaften wurden unterbrochen, davon wiesen 2 Feten Hirndefekte auf. Sehr problematisch ist in diesem Zusammenhang die lange Halbwertszeit von Etretinat (100 Tage). Nach Absetzen des Medikaments ist zwar bisher in keinem Fall eine teratogene Schädigung beobachtet worden, trotzdem wird nach wie vor empfohlen, nach einer Etretinatbehandlung eine Schwangerschaft 2 Jahre lang zuverlässig zu verhüten.

Bei anderen Substanzklassen, wie z.B. bei den *Antiepileptika* und dem Lithium, hat sich aus epidemiologischen Daten nur ein Verdacht für das gehäufte Auftreten grobstruktureller Abnormitäten ergeben. Allerdings wird offenbar eine deutlich erhöhte Frequenz „geringgradiger“ struktureller Defekte beobachtet (Hanson u.

Smith 1975; Hanson et al. 1976). Man darf annehmen, daß die Erkrankung Epilepsie bereits zu einer erhöhten Frequenz von Fehlbildungen führt (Janz 1984) – ähnlich wie ein Diabetes (Neubert et al. 1975).

Empfehlungen zur Risikoberatung von Epileptikerinnen bzw. zur Risikoverringerung während der Schwangerschaft können in folgenden Punkten zusammengefaßt werden (Segal et al. 1979):

1. Keine Frau sollte ohne zwingende Indikation Antiepileptika einnehmen. Wenn möglich, sollte *vor* der Schwangerschaft ein Auslaßversuch unternommen werden.
2. Nach Möglichkeit sollte eine Monotherapie durchgeführt werden, und die Plasmakonzentrationen des Präparats sollten im optimalen Bereich liegen.
3. Absetzen des Medikaments *während* der Schwangerschaft kann zu Krampfanfällen mit ernsten Folgen für die Schwangere und das Kind führen.
4. Schließt man kleine Anomalien in die Betrachtung nicht mit ein, so besitzt eine Schwangere unter antikonvulsiver Therapie etwa eine 90%ige Chance, ein Kind ohne grobstrukturelle Abnormitäten zur Welt zu bringen.
5. Durch die Krankheit und/oder die Medikation ist das Fehlbildungsrisiko jedoch 2- bis 3mal höher als „normal".

Substanzen mit „fraglichem" teratogenem Potential

Zahlreiche Arzneimittel sind immer wieder einmal wegen einer möglichen Teratogenität in Verdacht geraten. Leider werden solche Substanzen allzuoft mit nachgewiesenen, eindeutigen Teratogenen in einen Topf geworfen. Durch die oft unqualifizierte Berichterstattung in den Medien entsteht in der Bevölkerung und auch unter der Ärzteschaft der Eindruck, es handele sich um sehr gefährliche teratogene Substanzen. Wenn diese Meldungen eine generelle Verringerung des Arzneimittelkonsums bewirken würden, hätte dies noch einen positiven Effekt. Es besteht jedoch die Gefahr, daß Ärzte und Patienten auf Medikamente ausweichen, die sehr viel schlechter untersucht und damit noch schlechter beurteilbarer sind als die gerade „in Verruf geratenen".

Zunächst ein paar entsprechende Bemerkungen zu einigen häufig benutzten Analgetika.

Azetylsalizylsäure, Paracetamol

Azetylsalizylsäure ist eines der am häufigsten eingenommenen Arzneimittel überhaupt. Nicht nur unter dem Namen Aspirin, sondern auch in Form von zahlreichen Kombinationspräparaten wird es millionenfach bei Schmerzen und Fieber eingenommen. In einer der größten epidemiologischen Studien, der sog. Boston-Studie, wurde gezeigt, daß von 50000 schwangeren Frauen etwa ein Drittel diese Substanz in den ersten 4 Schwangerschaftsmonaten einnahm (Heinonen et al. 1977). In Europa liegt die Einnahmehäufigkeit etwas niedriger, doch kann auch in Deutschland davon ausgegangen werden, daß mehr als 10% aller Schwangeren Analgetika und Antipyretika im 1. Schwangerschaftstrimenon einnehmen. In den letzten Jahren ist eine mögliche teratogene Wirkung des Analgetikums mehrfach diskutiert worden. Vor 25 Jahren wurden die ersten Studien veröffentlicht, in denen das teratogene Potential von Salizylaten bei Ratten nachgewiesen wurde. Zahlreiche Anomalien, wie z.B. faziale Spaltungen, Augenfehler und Exenzephalie, wurden bei mehreren Tierspezies – einschließlich Rhesusaffen – beobachtet. In den meisten Untersuchungen wurden allerdings Dosierungen von bis zu 500 mg/kg KG eingesetzt. Auch eine Beeinträchtigung der Spätschwangerschaft wurde nachgewiesen: Bei Ratten, die in den letzten 6 Tagen der Trächtigkeit Azetylsalizylsäure erhielten, kam es zu einer Verlängerung sowohl der Tragzeit als auch der für den Geburtsvorgang benötigten Zeit.

Eine vergleichsweise große Zahl epidemiologischer Studien sollte das mögliche teratologische Potential der Azetylsalizylsäure klären. Obwohl einige der Ergebnisse kontrovers sind, besteht kein eindeutiger Hinweis darauf, daß die Substanz zu einem statistisch signifikanten Anstieg der Abnormitätsrate beim Menschen führt, wenn es im 1. Trimenon der Schwangerschaft genommen wird.

Die mit Azetylsalizylsäure erzielten Resultate sind typisch für eine Reihe von Studien – sowohl experimentelle als auch epidemiologische – in der Pränataltoxikologie. Die Verbindung ist in hohen Dosen im Tierexperiment eindeutig teratogen – es ist jedoch nicht möglich, diese Daten quantitativ auf die Situation beim Menschen zu extrapolieren. Teratogene Konzentrationen werden offenbar mit therapeutischen Dosierungen beim Menschen nicht erreicht. Paradoxerweise mag es wegen der großen Menge des vorhandenen epidemiologischen Datenmaterials angebracht sein, diese (potentiell teratogene) Substanz als schmerzstillendes Mittel im 1. Trimenon eher zu empfehlen als andere Analgetika, die nicht so ausführlich untersucht sind. Es ist heute jedoch eine unumstrittene Regel, Salizylate in der Spätschwangerschaft *nicht* einzusetzen, da auch beim Menschen eine Verlängerung der Schwangerschaft und der spontanen Wehentätigkeit sowie andere Nebenwirkungen beobachtet wurden, die durch Hemmung der Prostaglandinsynthese zustande kommen sollen.

Ähnlich häufig eingesetzt wird *Paracetamol*. Es wird heute während der Schwangerschaft von vielen Autoren als Analgetikum der Wahl angesehen (Berkowitz et al. 1981). Allerdings steigen mit zunehmendem Einsatz auch die Meldungen über Suizidversuche mit der potentiell lebertoxischen Substanz. In einem Fall wird von einer Schwangeren berichtet, die in der 36. Woche – also weit nach Abschluß der Organogenesephase – über 20 g der Substanz eingenommen hatte. Sie wurde mit Azetylzystein behandelt und ein paar Wochen später von einem gesunden Kind entbunden (Byer et al. 1982). Solche Kasuistiken können allerdings nur wenig zur Klärung embryo- bzw. fetotoxischer Wirkungen beitragen. Bei schweren Intoxikationen der Mutter können embryotoxische Nebenwirkungen nach unserem heutigen Wissensstand praktisch nie ausgeschlossen werden.

Chemotherapeutika

Auch *Chemotherapeutika* werden in der Schwangerschaft häufig verordnet. β-Laktamantibiotika – also Penizilline und Cephalosporine – gelten als „sichere Substanzen", etwa zur Behandlung einer Harnwegsinfektion oder einer purulenten Bronchitis in der Schwangerschaft. Es bleibt jedoch zu bedenken, daß bis heute keine systematischen epidemiologischen Studien über die zahlreichen neueren Derivate aus dieser Klasse vorgelegt wurden!

Es ist sicherlich falsch, von vornherein anzunehmen, das Risiko im Bezug auf seltene toxische Effekte wäre für alle β-Laktamverbindungen gleich anzusetzen. Störungen der Blutgerinnung und Alkoholunverträglichkeit bei einzelnen Vertretern dieser Klasse sind Beispiele dafür, daß immer wieder mit speziellen Risiken gerechnet werden muß, obwohl die Gruppe an sich nur eine sehr geringe allgemeine Toxizität besitzt.

Problematischer ist die Situation bei den *Tetrazyklinen*. Obwohl seit vielen Jahren die Regel gilt, diese Antibiotika während der Schwangerschaft und im Kindesalter nicht zu verordnen, kommt es überraschend häufig zur Einnahme im 1. Trimenon. Nicht selten werden die Präparate zur Langzeittherapie der Acne vulgaris verordnet, und die Medikation wird in Unkenntnis der Schwangerschaft unbeabsichtigt fortgesetzt.

Tetrazykline werden beim Fetus in Knochen und Zähnen abgelagert. Bei einer Einnahme in der 2. Schwangerschaftshälfte muß mit der typischen Verfärbung der Milchzähne gerechnet werden. Es kommt zur irreversiblen bräunlichen Veränderung des Zahnschmelzes, die unter Lichteinfluß nachdunkelt. Aufgrund der hohen Affinität von Tetrazyklin zu kalziumreichem Gewebe kann es auch zu einer Hemmung des Knochenwachstums kommen, wie aus einer Untersuchung an Frühgeborenen bekannt ist. Dieser Effekt war jedoch postnatal reversibel.

Es wurden zahlreiche Tierexperimente durchgeführt, um ein embryotoxisches Potential der Tetrazykline nachzuweisen. Gesichert ist lediglich, daß sich mit sehr hohen Dosen von Tetrazyklinen im Tierexperiment eine pränatale Mortalität induzieren läßt. Es gibt keine stichhaltigen Hinweise darauf, daß es beim Menschen in therapeutischer Dosierung zu anderen Schäden als der der Zahnverfärbung kommen kann (Berkowitz et al. 1981).

Auch das weitverbreitete Chemotherapeutikum *Cotrimoxazol* – also die Kombination aus Trimethoprim und Sulfamethoxazol – gilt als kontraindiziert in der Schwangerschaft. Es ist noch nicht sehr lange im Handel und in der größten epidemiologischen Studie nicht erfaßt. Bessere epidemiologische Daten existieren über eine reine *Sulfonamidmedikation* während der Schwangerschaft. Aus der Boston-Studie geht hervor, daß etwa 20% der antimikrobiellen Behandlungen in den ersten 4 Monaten der Schwangerschaft mit Sulfonamiden durchgeführt wurden. Das heißt, jede 35. Schwangere nahm diese Chemotherapeutika. Trotzdem sind die Zahlen noch zu gering, um eindeutige Aussagen machen zu können. Berücksichtigt werden muß die Tatsache, daß Sulfonamide bei Neugeborenen zum Kernikterus führen können. Eine Therapie mit Sulfonamiden sollte deshalb gegen Ende der Schwangerschaft nicht mehr durchgeführt werden.

Die 1:5-Mischung von Trimethoprim mit Sulfonamiden erwies sich in hohen Dosen bei Ratten und Kaninchen als embryotoxisch (Helm et al. 1976). Auch in diesen Experimenten wurden allerdings Dosierungen verwendet, die um Größenordnungen über den humantherapeutischen liegen. Die Situation beim Menschen läßt sich nur aufgrund einiger weniger Erfahrungen aus klinischen Studien abschätzen. 120 Kinder wurden untersucht, deren Mütter während der Schwangerschaft Cotrimoxazol erhalten hatten (Brumfitt u. Pursell 1973). Als Vergleichskollektiv dienten 66 Patientinnen, bei denen wie bei den behandelten Frauen eine Bakteriurie diagno-

Tabelle 3. Hemmung der Dihydrofolsäurereduktase. (Mod. nach Goodman-Gilman et al. 1980)

Hemmstoff	Konzentration für eine 50%ige Hemmung [nM]		
	Säugetier	Bakterien	Protozoen
Pyrimethamin (in Fansidar)	700	2500	~ 0,5
Trimethoprim (in Bactrim u.a.)	260000	5	70

stiziert wurde. Es konnte kein Anstieg der allgemeinen Fehlbildungsrate festgestellt werden. Die Autoren betonen selber, daß die Zahl der untersuchten Fälle viel zu klein sei, um gesicherte Aussagen machen zu können.

In diesem Fall kann eine detaillierte Betrachtung des Wirkprinzips bei der Risikoabschätzung mithelfen (Tabelle 3). Die Bedenken bei einer Einnahme von Cotrimoxazol während der Schwangerschaft richten sich ja primär gegen die Trimethoprimkomponente des Präparats. Es handelt sich um einen Folsäureantagonisten, und einige dieser Wirkstoffe wurden beim Menschen als teratogen wirksam erkannt. Während aber eine Substanz wie *Methotrexat,* das als Zytostatikum eingesetzt wird, in etwa gleichem Ausmaß das menschliche und bakterielle Enzym (Dihydrofolsäurereduktase) hemmt, ist die Situation bei Trimethoprim anders. Es besteht ein sehr großer Unterschied bei den Konzentrationen, die erforderlich sind, um die Dihydrofolsäurereduktase aus E.coli oder aus Rattenleberpräparationen zu hemmen. Das bakterielle Enzym ist etwa 50000mal empfindlicher als das aus Säugetiergewebe. Deutlich geringer ist dieser „Sicherheitsabstand" im Fall des Pyrimethamin, das zur Malariaprophylaxe und -therapie angewandt wird (Goodman-Gilman et al. 1980). Nach Fansidar wurden bei einigen Tierspezies nach relativ niedrigen Dosen Fruchtschäden gesehen. Nach den bisher mitgeteilten Fällen von akzidenteller Einnahme in der Frühschwangerschaft (ca. 100) ergibt sich allerdings auch hier kein Hinweis auf eine Teratogenität beim Menschen (Hoffmann-La Roche 1985, pers. Mitteilung). Die recht niedrige Dosis, die zur Prophylaxe benötigt wird, ist sicher ein Grund dafür. Da die Fallzahlen bisher allerdings für eine endgültige Beurteilung noch zu gering sind, soll Fansidar aus Sicherheitsgründen in der Frühschwangerschaft zurückhaltend eingesetzt werden.

Hypertoniebehandlung während der Schwangerschaft

Relativ häufig werden während der Schwangerschaft *Antihypertensiva* verordnet. Nach wie vor wird jedoch die Pharmakotherapie des erhöhten Blutdrucks kontrovers diskutiert (Lubbe 1984; Girndt 1984). Betrachtet man das Problem aus pränataltoxikologischer Sicht, so steht weniger ein teratogenes Potential der Antihypertensiva im Vordergrund, da die Therapie sehr häufig erst in der 2. Hälfte der Schwangerschaft beginnt. Häufiger müssen die Auswirkungen der Medikamente auf die Herz-Kreislauf-Funktion des Fetus bzw. des Neugeborenen bewertet werden, und dieses Risiko muß gegen den therapeutischen Nutzen für Mutter und Kind abgewogen werden.

Aus hämodynamischen Gründen wird eine Dauertherapie mit Thiaziddiuretika – die außerhalb der Schwangerschaft häufig als Antihypertensiva eingesetzt werden – weitgehend abgelehnt (s. folgende Aufstellung). Als Folge des reduzierten Plasmavolumens wird eine schlechtere fetale Versorgung befürchtet. Bedenken bestehen auch gegenüber einigen anderen Stoffen (Guanethidin, Captopril, Reserpin u.a.). Daneben gibt es eine große Gruppe von Arzneimitteln, die noch nicht lange verfügbar sind und über die noch keine so umfangreichen Informationen vorhanden sind, daß sie routinemäßig während der Schwangerschaft eingesetzt werden könnten (Clonidin, Prazosin).

Antihypertensiva in der Schwangerschaft. (Mod. nach Girndt 1984)

1. Geeignet

- α-Methyldopa
- β_1-Blocker (z.B. Atenolol)
- Dihydralazin (bei Notfallsituationen)

2. Nicht geeignet

- Thiaziddiuretika
- Reserpin
- Kalziumantagonisten

3. Noch nicht umfangreich untersucht

- Clonidin
- Prazosin u.a.

Recht gut untersucht ist die Behandlung mit α-Methyldopa (Redman et al. 1976). Auch kardioselektive β-Blocker – wie z.B. Atenolol – kommen aufgrund von neueren randomisierten, plazebokontrollierten Studien während der Schwangerschaft als Mittel der ersten Wahl in Betracht. Der günstige Effekt einer solchen Behandlung gilt als erwiesen. Beide Substanzen gehen gut ins fetale Kompartiment über, und so überrascht es nicht, daß auch Auswirkungen der Therapie beim Fetus bzw. Neugeborenen gesehen werden können.

Unter α-Methyldopa kam es zu einem geringfügig reduzierten Kopfumfang der Neugeborenen, wenn die Therapie zwischen der 16. und 20. Schwangerschaftswoche begonnen wurde. Bei einer Überprüfung der intellektuellen Entwicklung 7 Jahre nach der Behandlung ergab sich bei den Kindern – verglichen mit der Kontrollgruppe – jedoch kein unterschiedliches Resultat (Cockburn et al. 1982).

Nach α-Methyldopa läßt sich auch bei den Neugeborenen ein geringfügig reduzierter Blutdruck feststellen, der sich innerhalb einiger Tage normalisiert. Dieser Effekt blieb unter Atenolol aus – dafür kam es relativ häufig zu Bradykardien. Diese waren zwar nicht behandlungsbedürftig, gaben aber Anlaß zu der Empfehlung, Neugeborene von Müttern, die mit β-Blockern behandelt wurden, nach der Geburt 2–3 Tage lang entsprechend zu überwachen (Rubin et al. 1983).

Diese Nebenwirkungen sind gering – sie konnten nur deshalb eindeutig erkannt werden, weil die Studien prospektiv und randomisiert durchgeführt wurden. Angesichts der Gefahr eines konstant erhöhten Blutdrucks während der Gravidität besteht kein Zweifel an der Notwendigkeit einer entsprechenden Behandlung. Welche Substanz nun letztendlich die geeignetere ist, kann nur in direkten Vergleichsuntersuchungen geklärt werden. Solche Studien liegen bisher nicht vor.

Fazit

Diese Beispiele von Arzneitherapien während der Schwangerschaft sollten die schwierige Situation der Pränataltoxikologie deutlich machen. Obwohl bei einigen Arzneistoffen Bedenken gegenüber einer Einnahme in der Gravidität bestehen – dies gilt zumindest für bestimmte Zeitabschnitte –, kommt es doch relativ häufig, in Unkenntnis dieser Bedenken oder auch in „Unkenntnis der Schwangerschaft", zur Einnahme. Die Aussagen, die über eine mögliche Gefährdung des Fetus gemacht werden können, sind in den meisten Fällen leider nicht so abgesichert, wie es wünschenswert wäre. Die tierexperimentellen Daten sind nur bedingt und keinesfalls qualitativ übertragbar, die epidemiologischen Untersuchungen geben meist keine klaren Antworten auf brennende Fragen, da die untersuchten Kollektive zu klein sind und prospektive, plazebokontrollierte Studien aus vielerlei Gründen nur sehr selten vorliegen.

So ist eine Risikoabschätzung in der Mehrzahl der Fälle immer noch schwierig, häufig sogar unmöglich. In dieser Situation erscheint eine Beschränkung auf bekannte Medikamente, die seit längerer Zeit benutzt werden, ratsam. Der Arzt kann durch eine vernünftige Auswahl von Medikamenten wesentlich dazu beitragen, das Risiko möglichst niedrig zu halten. Dies löst allerdings nicht das Problem – das wohl besonders häufig ist –, daß Frauen unter einer Medikamenteneinnahme schwanger werden. Hierzu wird nur eine Verminderung des gesamten Medikamentenkonsums in der Bevölkerung beitragen.

Literatur

Benke PJ (1984) The isotretinoin teratogen syndrome. JAMA 251:3267–3269

Berkowitz RL, Coustan DR, Mochizuki TK (eds) (1981) Handbook for prescribing medications during pregnancy. Little, Brown

Brumfitt W, Pursell R (1973) Trimethoprim-sulfamethoxazole in the treatment of bacteriuria in women. J Infect Dis 128:657–663

Byer AJ, Traylor TR, Semmer JR (1982) Acetaminophen overdose in the third trimester of pregnancy. JAMA 247:3114–3115

Cockburn J, Ounsted M, Moar VA, Redman CWG (1982) Final report of study on hypertension during pregnancy: The effects of specific treatment on growth and development of the children. Lancet I:647–649

Enders G (1984) Akzidentelle Rötelnschutzimpfung in der Schwangerschaft. Dtsch Med Wochenschr 109:1806–1809

Girndt J (1984) Medikamentöse Hochdrucktherapie in der Schwangerschaft. Intern Welt 3:29–35

Goodman-Gilman A, Goodman LS, Gilman A (eds) (1980) The pharmacological basis of therapeutics, 6th edn. Macmillan, New York Toronto London, pp 1048–1050

Hanson JW, Smith DW (1975) The fetal hydantoin syndrome. J Pediatr 87:285

Hanson JW, Myrianthopoulos NC, Sedgwick-Harvey MA, Smith DW (1976) Risks to the offspring of women treated with hydantoin anticonvulsants, with emphasis on the fetal hydantoin syndrome. J Pediatr 89:662

Happle R, Traupe H, Bounameaux Y, Fisch T (1984) Teratogene Wirkung von Etretinat beim Menschen. Dtsch Med Wochenschr 109:1476–1480

Heinonen OP, Slone D, Shapiro S (1977) Birth defects and drugs in pregnancy. Publ Sci Group, Littleton

Helm F, Kretzschmar R, Leuschner F, Neumann W (1976) Untersuchungen über den Einfluß der Kombination Sulfamoxol/Trimethoprim (CN 3123) auf Fertilität und Embryonalentwicklung an Ratten und Kaninchen. Arzneimittelforsch 26:643–651

Janz D (1984) Schwangerschaft und Kindesentwicklung bei Epilepsie. Geburtshilfe Frauenheilkd 44:428–434

Lubbe WF (1984) Hypertension in pregnancy. Pathophysiology and management. Drugs 28:170–188

Neubert D (1981) Zum Problem der Gefährdung der nächsten Generation durch Medikamenteneinnahme während der Schwangerschaft. Berliner Ärztekammer 18:416–423

Neubert D (1984) Information über embryotoxische Risiken. MMW 126:137–140

Neubert D, Helge H, Röhnelt M (1975) Zum Problem pränataler Schädigungen bei antiepileptischer Therapie. Bibl Psychiatr 151:99–113

Neubert D, Barrach H-J, Merker H-J (1980) Drug-induced damage to the embryo or fetus. In: Grundmann E (ed) Drug-induced pathology. Springer, Berlin Heidelberg New York (Current topics in pathology, vol 69, pp 242–324)

Redman CWG, Beilin LJ, Bonnar J, Ounsted MK (1976) Fetal outcome in trial of antihypertensive treatment in pregnancy. Lancet II:753–756

Rubin PC, Clark DM, Sumner DJ, et al. (1983) Placebo-controlled trial of atenolol in treatment of pregnancy-associated hypertension. Lancet I:431–434

Segal S, Anyan WR Jr, Cohen SN, et al. (1979) American Academy of Pediatrics, Committee on Drugs (ed) Anticonvulsants and pregnancy. Pediatrics 63:331–333

Schwangerschaft und Geburtsrisiken bei genitalen Infektionen

H. Ludwig

Während der Schwangerschaft bedeuten bestimmte genitale Infektionen ein Risiko nicht nur für die Mutter, sondern auch für den Fetus.

Syphilis wird gewöhnlich leicht erkannt und spricht schnell auf die Behandlung an, wenn man sie frühzeitig entdeckt. Wird die Diagnose bei der Mutter verfehlt und bleibt die Infektion unbehandelt, kann das für den Fetus katastrophale Folgen haben: Abort, Totgeburt oder kongenitale Syphilis. Die durchschnittliche Inkubationszeit nach einer Infektion mit Syphilis beträgt 2–4 Wochen. Erst nach dieser Zeit entsteht der klassische Primäraffekt, der auch mit mehreren Läsionen gleichzeitig auftreten kann. Die Diagnose gelingt mit der Dunkelfelduntersuchung als dem direkten Spirochätennachweis. Die serologischen Tests werden erst 2 Wochen nach dem Auftreten des Primäraffekts positiv, man sollte sie bei gegebenem Verdacht in wöchentlichem Intervall wiederholen, solange sie negativ sind. Als Differentialdiagnose der Syphilis ist an andere sexuell übertragbare Krankheiten wie Herpes, Gonorrhö, seltener an das Lymphogranuloma venereum und das Granuloma inguinale zu denken. Erst 1–2 Monate später entstehen die sekundären Manifestationen der Syphilis mit polymorphen Hautexanthemen und Papelbildungen im Bereich der Schleimhäute. Diese Läsionen sind in hohem Maß kontagiös. Die Behandlung einer Schwangeren mit Syphilis vor der 16. SSW verhütet in der Regel die Infektion des Kindes, da Spirochäten vermutlich die Plazenta vor der 16. SSW nicht penetrieren. Die parenterale Anwendung von Penicillin bleibt Behandlung der Wahl für alle Stadien einer Syphilis; bestehen Allergien gegen Penicillin, kann auf Erythromycin ausgewichen werden. Die Gesamtdosis liegt bei 30g, die innerhalb von 10 Tagen verabreicht werden.

Eine unentdeckte und unbehandelte *Gonorrhö* kann zum Abort bzw. zur Totgeburt führen. Die typische klassische gonorrhoische Konjunktivitis des Neugeborenen tritt so gut wie immer bei unbehandelter Gonorrhö nach vaginaler Geburt auf. Eine intrapartal erworbene gonorrhoische Infektion bei Vorliegen einer Gonokokkenamnionitis kann für das Neugeborene tödlich sein. Der übliche Sitz persistierender Gonokokken ist die Zervix. Dabei kann die Leukorrhö der einzige Befund sein, der auffällt. Patientinnen mit persistierender Leukorrhö, insbesondere solche, die einem besonderen Risiko venerischer Infektionen ausgesetzt sind, sollten regelmäßig auf Gonorrhö untersucht werden, wobei sich die Kultur des zervikalen oder vaginalen Sekrets auf einem Thayer-Martin-Medium am besten eignet. Als Alternative kommt aber auch die Beurteilung eines Gram-Ausstrichpräparats in Frage. Die Behandlung erfolgt mit Procain-Penicillin (5 Mio. I.E. werden in einer Injektion gegeben). Eine Therapiealternative ist die Behandlung mit Ampicillin oral (initial 3g; danach 7–10 Tage lang 4mal tgl. 500mg). Mit dieser Behandlung kann man auch multiple gonorrhoische Herde ausreichend neutralisieren (1–3%). Bei Patienten, die penicillinsensibel sind, kann als Alternative Erythromycin verwendet werden. Die Effektivität von Erythromycin gegen Gonorrhö ist nicht in demselben Maß erwiesen wie die von Penicillin.

Die häufigste vulvovaginale Infektion in der Schwangerschaft ist die *Candidiasis*. Die Zeichen sind ein käsiger, weißer Ausfluß, eine entzündlich gerötete Vulva und Scheide und ein quälender Juckreiz. Die Diagnose ist leicht durch einen Nativabstrich zu treffen. Das übliche Hinzufügen von 10%igem Kaliumhydroxid ist geeignet, Begleitverunreinigungen aufzulösen. Beweisende Kulturen im Sabouraud- oder Nickerson-Agar sind ratsam. Bleibt die Kandidiose unbehandelt, so führt sie zu einem charakteristischen oralen Soorbefall des Neugeborenen. Die bis zu 3 Wochen dauernde Behandlung erfolgt mit Nystatin Vaginalzäpfchen (1- oder 2mal täglich). Eine Alternative ist die Verwendung von Myconazol Vaginalcreme (wenigstens 2 Wochen lang). Empfohlen wird die Reduktion von Kohlenhydraten in der Diät und v.a. die besonders gründliche Reinigung des Vulvovaginaltrakts, evtl. mit Povidonjod, in der akuten Phase auch mit Gentianaviolett. Einfache Borsäuresuppositorien können zusätzlich sehr hilfreich sein. Intrauterine systemische Candidainfektionen des Fetus sind sehr selten.

Die vaginale Infektion mit *Trichomonas* ist auch in der Schwangerschaft nicht selten. Die Diagnose wird im Nativpräparat gestellt. Der schaumige, profuse, weißliche, übelriechende Ausfluß ist typisch; die Vaginalhaut ist gerötet. Die Zervix zeigt die rote Punktierung. Der mikroskopische Nachweis ist in mehr als 90% der Fälle von Trichomonaskolpitis positiv. Mit der Papanicolaou-Färbung kann man Trichomonas sehr gut darstellen. Die Behandlung erfolgt mit Metronidazol, Furazolidon oder Nifuroxin zusammen mit Povidonjodspülungen. Der Partner sollte mit Metronidazol per os behandelt werden. Für den Fetus ergeben sich Konsequenzen nur aus einer evtl. unerkannten Begleitinfektion.

Papillomawarzen können in der Schwangerschaft stark an Umfang zunehmen. Bei den Neugeborenen von Frauen, die Papillomaviruskondylome haben, können laryngeale und tracheale Papillome später auftreten. Die Behandlung besteht in der Abtragung der Kondylome.

Die *Herpesinfektionen* entstehen durch Herpes-simplex-Virus Typ II im Gegensatz zu den nichtgenitalen Herpesinfektionen, die durch den Typ I verursacht werden. Die Inkubationszeit beträgt 3–7 Tage. Die erste Manifestation kann uncharakteristisch sein, v.a. dann, wenn die Patienten teilweise immun sind. Bei schweren Infektionen treten multiple Vesikel auf, die sehr bald in flache, schmerzhafte Ulzera übergehen. Betroffen sein können Vulva, Scheide und Zervix. Die Heilung erfolgt innerhalb von 2–3 Wochen, aber die Rückfallquote innerhalb eines halben Jahres ist groß. Obgleich erst die Viruskultur die bestehende Herpesinfektion beweist, ist das klinische Erscheinungsbild doch so typisch, daß die Diagnose daraus abgeleitet werden kann. Papanicolaou-Färbungen von den Abschabungen der Ulzera zeigen charakteristische Riesenzellen mit viralen Einschlußkörperchen. Bei 80% der an einem Herpes-genitalis-Virus erkrankten Patientinnen sind innerhalb von 3 Wochen Antikörper des Herpes-simplex-Virus Typ II nachweisbar. Ein Herpes genitalis während der Schwangerschaft eröffnet eine Reihe von Problemen. In der Frühschwangerschaft ist die Inzidenz von Aborten erhöht. Bei weit mehr als der Hälfte der Fälle, in denen die Infektion im 3. Trimenon entsteht, erwerben die Kinder eine schwere Herpesinfektion (Enzephalitis) während der Geburt auf vaginalem Wege. Die Mortalität ist sehr hoch. Die Entbindung durch Sectio reduziert die Gefahr einer fetalen Infektion v.a. dann, wenn sie in kürzester Frist nach Blasensprung oder direkt primär vorgenommen wird. Aber auch die Sectio ist nicht ohne Risiko der Propagation einer Herpesvirusinfektion auf das Kind. Die Behandlung des Herpes erfolgt lokal mit Acyclovir.

Infektionen mit betahämolytischen Streptokokken der Lancefield-Gruppe B sind vielleicht die häufigste Ursache septischer neonataler Infektionen. Bei der Mutter können Symptome völlig fehlen, und die Streptokokken werden nur durch gelegentliche oder auf Verdacht vorgenommene kulturelle Untersuchungen von zervikalen und vaginalen Sekreten entdeckt. Häufiger ist die Exazerbation einer in der Schwangerschaft subklinischen Streptokokkeninfektion durch die Geburt mit der Folge einer Puerperalsepsis. Der Fetus nimmt Streptokokken aszendierend auf. Die Symptome einer Streptokokkensepsis treten beim Neugeborenen in den ersten Lebenstagen auf. Es ist daher wichtig, diese Situation einer Infektion mit β-hämolytischen Streptokokken der Gruppe B rechtzeitig zu erkennen. Die Symptomatologie beim Neugeborenen beginnt wie ein "respiratory distress syndrome". Charakteristisch ist die besonders niedrige Leukozytenzahl. Bei Kombination zwischen "respiratory distress syndrome" und niedriger Leukozytenzahl muß an das Vorliegen einer neonatalen Streptokokken-B-Sepsis gedacht werden. Die Behandlung geschieht mit Penicillin und Ampicillin.

1954 wurde der Befall mit *Haemophilus vaginalis* als eine spezifische vaginale (vom Corynebakterium vaginale verursachte) Infektion beschrieben, die heute als Besiedlung der Scheide ohne gewebliche entzündliche Reaktion als Vaginose erkannt ist. Haemophilus vaginalis heißt inzwischen Gardnerella vaginalis. Der Nachweis kann bereits im Nativpräparat erfolgen, wenn man auf die mit dichtem Bakterienrasen besetzten Zellen achtet. Der kulturelle Nachweis von Gardnerella setzt sich durch. Gardnerella vaginalis ist in der Regel bei beiden Partnern nachzuweisen, aber bei 75% der infizierten Frauen fehlen Kolpitissymptome. Es wird berichtet, daß die Frühgeburtenrate und die Häufigkeit untergewichtiger Kinder bei Gardnerellainfektionen häufiger sei (Eschenbach et al. 1984; Tabelle 1). Diese Zusammenhänge sind aber noch nicht genügend klar. Die Gardnerellavaginose wird mit Ampicillin behandelt (Dauer: 7 Tage).

Chlamydieninfektionen der Scheide führen zu Konjunktivitis beim Neugeborenen. Diese Konjunktivitis wird durch Kontamination während der vaginalen Geburt erworben. Das charakteristische Zeichen der bestehenden Chlamydieninfektion ist

Tabelle 1. Bakterielle Vaginose und Frühgeburtlichkeit. (Nach Eschenbach et al. 1984)

	Schwangerschaftswoche		*P*
	< 37	≧ 37	
Vaginose [%]	49	24	0,001
Vorzeitiger Blasensprung [%]	46	4	0,005
Amnioninfektionssyndrom [%]	11	1	0,01

bei Männern eine persistierende Urethritis, bei Frauen eine Zervizitis und Urethritis. Man kann versuchen, Chlamydien mit Giemsa-gefärbten Sekretabstrichen als intrazytoplasmatische Einschlüsse in den Epithelzellen nachzuweisen. Die Infektion des Neugeborenen spricht sehr gut auf Tetracyclin- oder Sulfacetamidbehandlung an (Augentropfen). Eine Neugeborenenpneumonie bei Chlamydieninfektionen sollte mit Erythromycin behandelt werden.

Auch *Zytomegalievirusinfektionen* können als sexuell übertragbare Krankheiten auftreten. Der Zytomegalievirus kann aus den unteren Genitalregionen kultiviert werden. Eine wirksame prophylaktische Behandlung bei nachgewiesenem Zytomegalievirus ist noch nicht bekannt. Man muß damit rechnen, daß etwa die Hälfte der Kinder, die bei Bestehen eines mütterlichen Zytomegalievirus geboren werden, infiziert sind. Etwa 3,5% aller in den Vereinigten Staaten untersuchten Schwangeren scheiden Zytomegalievirus im Urin aus, und etwa 6% bieten den serologischen Nachweis einer stattgehabten Infektion (Monif et al. 1972).

Besondere Aufmerksamkeit haben *Mykoplasmainfektionen* hervorgerufen. An Mykoplasma (Ureaplasma urealyticum, Mycoplasma hominis) muß man denken, wenn hartnäckige Urethritiden bestehen oder eine Salpingitisanamnese vorliegt, die zu Aborten geführt hat. Mykoplasmen führen zu fieberhafter Endometritis und zu niedrigem Geburtsgewicht. Auf diese Zusammenhänge ist kürzlich hingewiesen worden (Kundsin et al. 1984). Sie scheinen eine kausale Beziehung zu Prämaturität und Untergewichtigkeit zu haben. Es gibt keinen klinischen Symptomenkomplex und keinen charakteristischen klinischen Befund, der für eine bestehende Mykoplasmainfektion typisch wäre, obgleich Mykoplasmen ohne Zweifel auf sexuellem Weg übertragen werden. Ein kultureller Nachweis gelingt und hat die dominierende Rolle von Mykoplasmen in der Pathogenese von genitalen Infektionen bestätigt. Die Behandlung erfolgt mit Tetracyclin, alternativ mit Clindamycin für Ureaplasma urealyticum oder mit Erythromycin für Mycoplasma hominis (s. folgendes Schema).

Behandlung der Mycoplasmainfektion

Ureaplasma urealyticum	
Tetracyclin[a]:	initial 250 mg per os, 4mal tgl. 300–500 mg per os.
Clindamycin:	initial 150 mg per os, 4mal tgl. 350–600 mg per os bzw. initial 500–750 mg i.v., 1000–1500 mg i.v./Tag.
Mycoplasma hominis	
Tetracyclin[a]:	wie oben.
Erythromycin:	initial 250–375 mg i.v., 375–600 mg i.v./Tag.

[a] Tetracyclin nicht in der Gravidität, *außer am Termin.*

Urogenitale Infektionen während der Gravidität können Konsequenzen für Fetus und Neugeborenes haben und gelegentlich auch zu schweren puerperalen

Tabelle 2. Maternofetale Infektionen mit maternen urogenitalen Keimen

Keime	Puerperal	Infektionen	
		fetal	neonatal
Mykoplasmen	Febriles Wochenbett	Chorionamnionitis, Prämaturität + intrauterine Wachstumsverzögerung, Totgeburt	Konjunktivitis, Sepsis?
Chlamydia trachomatis			*Konjunktivitis,* Pneumonie
Trichomonas vaginalis			Asymptomatische Vulvovaginitis
Candida albicans	Kolpitis	Selten Abort + Prämaturität	Stomatitis, gastrointestinale Besiedelung
Gardnerella vaginalis	Vaginose	Vorzeitiger Blasensprung, Chorionamnionitis, Prämaturität	?
B-Streptokokken	Sepsis	Vorzeitiger Blasensprung, Chorionamnionitis	Sepsis
Bacteroides fragilis	Endometritis, Sepsis, septische parauterine Thrombose	Vorzeitiger Blasensprung, Chorionamnionitis	Sepsis

Tabelle 3. Antibakterielle Eigenschaften des Fruchtwassers nach der 20. SSW. (Nach Schlievert et al. 1976)

Phosphat-Zink-Quotient	Antibakterielle Eigenschaften des Fruchtwassers bzgl. E. coli Typ 06
< 100	Bakterizid
100–200	Bakteriostatisch
> 200	Inhibiert nicht

Komplikationen führen (Tabelle 2). Das rechtzeitige Erkennen einer entsprechenden Besiedelung der Scheide oder der Zervix und eine entsprechend ausgerichtete Behandlung wären die konsequente Vorbeugung peripartualer oder perinataler Komplikationen, obschon nicht befürchtet werden muß, daß sich jede Scheideninfektion an der Eihaut oder intrauterin realisiert und so zur Bedrohung des Fetus bzw. zu einer Wochenbettkomplikation führt. Die Pufferfunktion von Eihäuten und Fruchtwasser kann im einzelnen Fall noch nicht genügend gut vorhergesagt werden. Die antibakteriellen Eigenschaften des Fruchtwassers sind nicht unabhängig vom Ernährungszustand der Schwangeren. Der Phosphat-Zink-Quotient des Fruchtwassers ermöglicht einen Hinweis (Schlievert et al. 1976; Tabelle 3).

Das Eindringen von Keimen in die Chorionschicht der Eihaut kann zur Freisetzung von Prostaglandinen führen, weil die Phospholipase-A_2-Aktivität bestimmter

Keime aus Arachidonsäure in der Grundsubstanz der chorialen Faserschicht die Freisetzung von Prostaglandinen aus der Eihaut in Gang setzt (Bejar et al. 1981). Vorzeitige Wehen sind die Folge. Die tokolytische Behandlung zielt dann auf ein sekundäres Phänomen. Die Reifung der Zervix mit Erweiterung des inneren Muttermundes und die danach fortschreitende Exposition des unteren Eipols begünstigt die weitere Infiltration der so exponierten chorialen Schicht der Eihaut. Dies erklärt die Zusammenhänge zwischen Prämaturität und Infektion (Minkoff 1983; s. folgende Übersicht). Dieser Circulus vitiosus wäre zu durchbrechen, wenn eine zuverlässige antibakterielle Behandlung rechtzeitig erfolgen könnte. Die Wahl des Antibiotikums bzw. der Chemotherapie wird auf die Toleranzgrenze des Fetus Rücksicht nehmen müssen, andererseits sollte eine bedrohliche Infektion möglichst bereits im 2. Trimenon beherrscht sein, damit das vorzeitige Ingangkommen der Geburt infolge einer zunächst klinisch stummen Keimaszension sicher verhindert werden kann. Das Erkennen subklinischer urogenitaler Infektionen in der Gravidität ist dringlich, v.a. für Frauen, bei denen sich anamnestische Hinweise auf Frühgeburten, vorzeitigen Blasensprung und intrauterine Wachstumsverzögerung ergeben. Weitere Empfehlungen betreffen optimale Ernährung, Koitusverbot (Naeye u. Hershey 1979), Kontrolle der Scheidenkeime und ausreichend bemessene Ruhephasen.

Zusammenhänge zwischen Prämaturität und Infektion. (Nach Minkoff 1983)

Eindringen von Keimen in Eihaut und Amnionhöhle
↓
Freisetzung von Prostaglandinen
↓
Vorzeitige Wehen
↓
Reifung der Zervix, Erweiterung des Muttermundes, Exposition des unteren Eipols
↓
Eindringen von Keimen in Eihaut und Amnionhöhle

Literatur

Bejar R, Curbelo V, Davis C, Gluck L (1981) Premature labor. II. Bacterial sources of phospholipase. Obstet Gynecol 57:479

Eschenbach DA, Gravett MG, Chen KCS, Hoyme UB, Holmes KK (1984) Bacterial vaginosis during pregnancy — An association with prematurity and postpartum complications. In: Mardh PA, Robinson DT (eds) Bacterial vaginosis. Almqvist & Wiksell, Stockholm

Kundsin RB, Driscoll SG, Monson RR, Yeh C, Biano SA, Cochran WD (1984) Association of ureaplasma urealyticum in the placenta with perinatal morbidity and mortality. N Engl J Med 310:941

Minkoff H (1983) Prematurity: Infection as an etiologic factor. Obstet Gynecol 62:137

Monif GRG, Egan EA II, Held B, Eitzman DV (1972) The correlation of maternal cytomegalovirus infection during varying stages in gestation with neonatal involvement. J Pediatr 80:17

Naeye RL, Hershey PA (1979) Coitus and associated amniotic-fluid infections. N Engl J Med 301:1198

Schlievert P, Johnson W, Galask RP (1976) Bacterial growth inhibition by amniotic fluid. V. Phosphate-to-zinc ratio as a predictor of bacterial growth-inhibitory activity. Am J Obstet Gynecol 125:899

Wandlungen in der fetalen Indikation zur Sectio caesarea

E. Halberstadt

Die Entwicklung und Anwendung neuer und die Verbesserung bewährter diagnostischer wie therapeutischer Verfahren während Schwangerschaft, Geburt und Neugeborenenperiode haben in den letzten Jahren das geburtshilfliche Tun wesentlich beeinflußt.

In dieser Zeit ist das geburtshilfliche Ziel im Sinne des Kindes ein wesentlich mehr prospektives geworden; seine Hauptkriterien sind in Auswahl und Einsatz prophylaktischer Maßnahmen zu sehen. Dieser sich im Grundsätzlichen abzeichnende Wandel der Geburtshilfe hat dann auch konsequenterweise zu einer veränderten und erweiterten fetalen Indikation zu abdominellen operativen Entbindungen geführt: Eine Folge ist der in allen Kliniken nachweisbare Anstieg der Schnittentbindungen, aber auch der Wegfall komplizierter vaginal-operativer Entbindungsverfahren wie Zangen- oder Vakuumextraktion aus Beckenmitte oder oberhalb, innere Wendungen oder ganze Extraktionen.

Dieser Wandel in der Geburtshilfe hat neben der nachweisbaren Senkung der perinatalen und neonatalen Mortalität v.a. eine Verminderung der perinatalen und neonatalen Morbidität mit ihren Spätfolgen zum Ziel. Diese Frage nach einer Verbesserung der Morbiditätsraten, also dem entscheidenden und die moderne Geburtshilfe gleichsam rechtfertigenden Kriterium, ist allerdings nicht immer sicher zu bejahen, zumal hier die späteren Einflüsse, z.B. in der Kleinkinderzeit und in der Säuglingszeit, die Aufdeckung der Kausalität zwischen perinatalem Einfluß und späterer Kindesentwicklung Grenzen setzen müssen.

Daneben wird von pädiatrisch-neurologischer Seite heute vermehrt darauf hingewiesen, daß die Früh- und Spätmorbidität häufig nicht der Operation oder auch der Nichtoperation anzulasten ist, sondern daß die Veränderungen, z.B. Infektionen, schon vorher bestanden und erst zur Operationsindikation geführt haben. Gerade durch die Vielschichtigkeit dieser Problematik ist das gesamte geburtshilfliche Handeln seit einiger Zeit erneut in den Bereich kritischer Wertung geraten: Einmal wegen der störenden und unnötigen Technisierung, durch die eine erstrebte Humanisierung der Geburt gestört bzw. die Geburt unnatürlich gestaltet werde, zum anderen und schwerwiegender dadurch, daß deren Effektivität tatsächlich in Frage gestellt wird. So brauchen nur die Arbeiten von Kelso et al. [3] und Haverkamp et al. [2], die häufig zitiert und deutlich umstritten sind, erwähnt zu werden, die keine Unterschiede in der perinatalen Morbiditäts- und Mortalitätsrate, im Apgar oder Säure-Basen-Status fanden, wenn intra partum kontinuierlich mit Kardiotokographie und Mikroblutuntersuchung oder wenn diskontinuierlich-konventionell mit dem Stethoskop allein überwacht wurde.

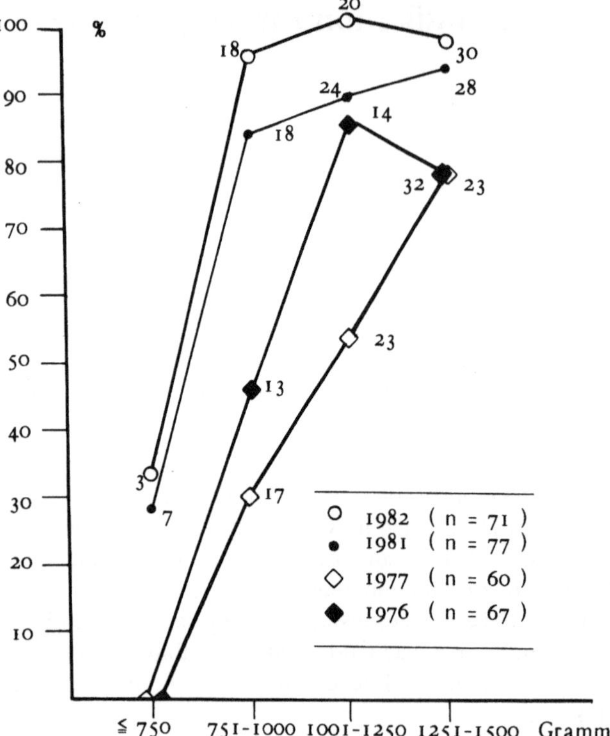

Abb. 1. Überlebensrate Frühgeborener in Abhängigkeit vom Geburtsgewicht (750–1500 g). Abteilung Neonatologie, Frankfurt, Jahrgänge 1976–1982

Weiterhin wird neuerdings in einer Reihe von Arbeiten die geringe Häufigkeit gezeigt, mit der eine perinatale Hypoxie bzw. Asphyxie mit einem erheblichen neurologischen Schaden des überlebenden Kindes in Verbindung gebracht werden kann. Trotz der glücklicherweise geringen Korrelation zwischen perinataler Hypoxie bzw. Asphyxie und neurologischen Spätschäden sollte m. E. diese Tatsache nicht zu einer großzügigeren fetalen Überwachung veranlassen, sondern gerade anspornen, so viele Kinder wie möglich in so wenig wie möglich geschädigtem Zustand zu entbinden. Dabei ist die kontinuierliche Herzfrequenzüberwachung und -registrierung ante und sub partu aus heutiger Sicht sicher die relevanteste Methode, zumindest in Kombination mit der Mikroblutuntersuchung.

Bei protrahierten Geburtsverläufen sind neben der Hypoxie bzw. Asphyxie in der evtl. aufsteigenden Infektion und in gehäuft traumatisierend vaginal-operativen Entbindungen sicherlich weitere Faktoren einer erhöhten fetalen Morbidität zu sehen.

Der bereits angesprochene Rückgang der perinatalen und neonatalen Mortalitätsraten in den letzten Jahren betraf in den frühen 70er Jahren besonders Neugeborene jenseits der 30.–32. Schwangerschaftswoche oder mit einem Gewicht von deutlich > 1500 g. Erst in der 2. Hälfte der 70er Jahre wurden dann zunehmend deutlicher auch Kinder vor der 30. Schwangerschaftswoche oder unter 1500 g Gewicht in diese Entwicklung einbezogen. Die Abnahme der perinatalen und neonatalen Mortalitätsraten steht heute sicherlich in engem Zusammenhang mit den deutlichen Fortschrit-

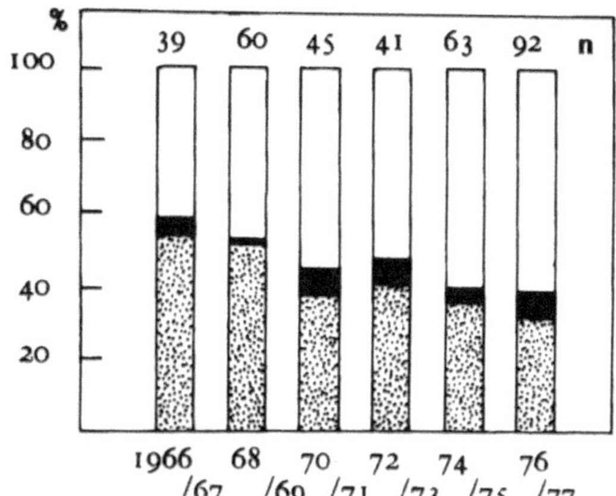

Abb. 2. Verhältnis zwischen gesunden Überlebenden (□), Verstorbenen (▨) und Kindern mit Behinderungen (■) in der Gewichtsgruppe 501–1500g in den Jahren 1966–1977 am University College Hospital, London

ten der Neugeborenenintensivbehandlung während dieser Zeit, besonders auf dem Gebiet der Beatmungstechnik, zum anderen aber auch in einem geänderten geburtshilflichen Management, das auch aus fetaler Indikation die Sectio caesarea als Therapiekonzept einbringt.

Abbildung 1 zeigt die Überlebensraten in Abhängigkeit vom Geburtsgewicht der Jahrgänge 1976–1982 unserer Neugeborenenintensivabteilung. Es ist in den letzten Jahren möglich geworden, die Überlebensrate bei Frühgeburten zwischen 751 und 1500g auf über 90% zu steigern.

Untersuchungen der Arbeitsgruppe Fairweather u. Stewart [1] am Londoner University College Hospital haben den deutlichen Rückgang der kindlichen Mortalität, den Anstieg gesund überlebender Kinder und den relativ konstanten niederen Anteil geschädigter Kinder unter 10% ergeben. Bei diesen geschädigten Kindern wiederum finden sich in hohem Prozentsatz solche mit vorausgegangenen ausgedehnten intraventrikulären Blutungen (Abb. 2). Die Vermeidung dieser Blutungen hätte zweifellos einen signifikanten Effekt auf die Häufigkeit schwerer neurologischer Störungen.

Abbildung 3 zeigt – recht schematisiert und mit sicheren Überschneidungen – die Indikationen zu den letzten 200 Sectiones caesareae an unserer Klinik. Drei Punkte scheinen in der Betrachtung dieser Statistik erwähnenswert: einmal die hohe Rate von Mehrfachschnittentbindungen (22%), zum anderen die augenfällige Bedeutung von Becken-Rotations-/Flexions- und Lageanomalien und zum dritten der hohe und wohl noch weiter ansteigende Anteil der Frühgeburten (29%).

Trotzdem sollen zunächst die klassischen Indikationsgruppen, entsprechend ihrer Häufigkeitsverteilung und ihrer fetalen Bedeutung, behandelt werden. In der Gruppe der Re-Sectiones sind mit rund 66% die Beckenanomalien gegenüber den Beckenendlagen am häufigsten vertreten. Dabei ist das geburtshilfliche Vorgehen bei Zustand nach Schnittentbindungen ja über viele Jahre diskutiert worden, wobei sich heute wohl der Standpunkt „einmal Sectio – nicht immer Sectio" als der Versuch der Individualisierung durchgesetzt hat. Natürlich ist die Frage von entscheidender Bedeutung, ob bei der jetzigen Schwangerschaft die Indikation, die zum ersten Kaiserschnitt geführt hat, evtl. weiterbesteht, z.B. Mißverhältnis zwischen Kopf und

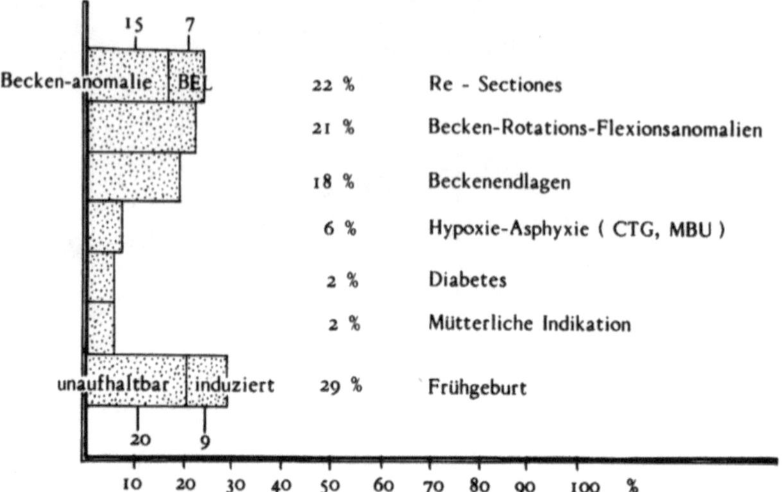

Abb. 3. Indikationen zur Schnittentbindung ($n = 200$; ZFG Frankfurt am Main)

Becken oder Beckenanomalie, oder ob die frühere Indikation, z.B. fetale Notsituation, Plazentainsuffizienz, Beckenendlage, auch in der jetzigen Schwangerschaft zumindest weitgehend ausgeschlossen werden kann. Zur weiteren Abklärung – besonders, wenn anamnestische Daten nur im Sinne von „protrahierter Geburt und Kaiserschnitt" vorliegen – werden ante partum bzw. sub partu möglichst sorgfältige ultrasonographische Beurteilungen der kindlichen Größe, des Plazentasitzes und der kindlichen Lage durchgeführt. Weiterhin halten wir eine großzügige Indikation zur röntgenologischen Beckenmessung für sinnvoll, da die Zahl der Beckenanomalien hoch ist und die anamnestischen Angaben häufig unzureichend sind. Wir glauben, damit den Kernpunkt der gesamten Problematik des Zustands nach Sectio, nämlich der Ruptur der Sectionarbe zuvorkommen zu können und unter für Mutter und Kind optimalen Bedingungen zu operieren. Unter diesen Voraussetzungen sind in den letzten 3 Jahren 42% aller Schwangerschaften bei Zustand nach Sectio vaginal entbunden worden, wobei die Frequenz unserer Narbenrupturen um 1% liegt.

Becken-Rotations-/Flexions- und Lageanomalien stellen etwa 20% unserer Kaiserschnittindikationen. Während beim hohen Gradstand – etwa ⅕ dieser Fälle – die Indikation zur Sectio im Durchschnitt etwa 2–3h nach guter Wehentätigkeit, Eröffnung des Muttermunds auf 4–5cm und Nichttiefertreten des Kopfes bei unauffälligem Kardiotokogramm gestellt wird, ist unsere Indikationsstellung zur Sectio bei Deflexionslagen wesentlich zurückhaltender. Hier wird meist bei protrahiertem Geburtsverlauf, speziell bei protrahierter Eröffnungsperiode, Leitstelle etwa im Bereich der Interspinalebene, Muttermund über 6–7cm und Geburtsstillstand über 2h trotz guter, spontaner oder oxytozininduzierter – mittels intrauterinem Katheter objektivierter – Wehentätigkeit und nach röntgenologischer Absicherung der Deflexion bei oft nachweisbarem Mißverhältnis zwischen Kopf und Becken die Indikation zur Sectio gestellt. Dabei führt die im Kardiotokogramm und durch Mikroblutuntersuchung häufig nachweisbare drohende Hypoxie in der verlängerten Eröffnungsperiode oft zu einer Verkürzung dieses Zeitschemas. Wir sind gerade hier in unserer

Indikation zur Sectio in der letzten Zeit aus fetaler Indikation großzügiger geworden, um traumatisierende vaginale Operationsverfahren in der noch protrahierten Austreibungsperiode bei fetaler Notlage zu vermeiden. Diese in den letzten Jahren deutlich häufiger zur Sectio caesarea führende geburtshilfliche Situation findet in den Literaturangaben im deutschen und im amerikanischen Schrifttum ihre Parallele.

Mit 18% stellen die Beckenendlagen in etwa gleicher Häufigkeit wie die Rotations- und Deflexionsanomalien die Indikation zum Kaiserschnitt dar. Die Geburtsleitung bei Beckenendlagen allgemein, speziell bei Erstgebärenden, hat in den letzten Jahren doch zu erheblichen Meinungsunterschieden geführt, wobei sich der Spielraum der Ansichten zwischen der routinemäßigen Sectio bei allen Beckenendlagen bis zur vaginalen Entbindung aller Beckenendlagen zieht. Es kann sicher keinem Zweifel unterliegen, daß die perinatale Mortalität und die Neugeborenenmorbidität wie die Häufigkeit neurologischer Spätschäden auch bei Geburten am Termin aus Beckenendlagen im Vergleich zur Schädellagengeburt signifikant erhöht sind. Die Ursachen dafür sind die Traumatisierung während des Geburtsvorgangs sowie die erhöhte Hypoxie- und Asphyxierate – wohl überwiegend Folge von Nabelschnurkomplikationen. Allgemein wird man das Risiko der vaginalen Entbindung bei Erstgebärenden höher einschätzen als bei Mehrgebärenden, obwohl diese Ansicht nicht unwidersprochen ist. Daher hat es sich weitgehend durchgesetzt, bei Erstgebärenden und Beckenendlagen die primäre Sectio aus kindlicher Indikation durchzuführen. Bei Mehrgebärenden ist die vaginale Entbindung nach sorgfältiger klinischer und ultrasonographischer Beurteilung der kindlichen Größe sowie möglicher röntgenologischer Beckenmessung und lückenloser kardiotokographischer Überwachung weiterhin zu vertreten. Wir brechen allerdings die Vaginalentbindung bei protrahierter Eröffnung, bei Entwicklung von Fußlagen und bei früher Manifestation von Nabelschnurkomplikationen ab. Unter Zugrundelegung dieser Verfahrensweise unterscheiden sich in den letzten Jahren vaginale Beckenendlagengeburt und durch Kaiserschnitt entbundene Beckenendlagen weder im Säure-Basen-Status noch im neurologischen Status.

Die ante- wie die subpartale Kardiotokographie erlaubt in Kombination mit der Mikroblutuntersuchung einen frühzeitigen Nachweis der fetalen Hypoxie und Asphyxie. Dabei ist es das Ziel der antepartalen Überwachung, mit Hilfe biophysikalischer und biochemischer Methoden eine chronische, subakute oder akute Plazentainsuffizienz frühzeitig zu erfassen und die einsetzende respiratorische Insuffizienz so zeitig zu erkennen, daß bei ausreichendem Gestationsalter des Fetus die vaginale Geburt noch möglich erscheint; zum anderen sollen bei fortgeschrittener metabolischer und respiratorischer Insuffizienz Wehen vermieden werden, die u.U. zu einer ausgeprägten Hypoxie und Azidose führen könnten. Antepartal hat sich uns dabei die 24-h-Registrierung der kindlichen Herzfrequenz zur frühen Erfassung der einsetzenden Hypoxie bewährt. Sub partu ist der Nachweis der sich verschlechternden fetalen Situation durch Kardiotokographie und Mikroblutuntersuchung möglich und erstrebenswert. Nachgewiesene Hypoxien und Azidosen sind für 6% aller Kaiserschnitte am Termin die Hauptindikation. Häufigste Urachen der Verschlechterung der fetalen Situation sind in der überwiegenden Zahl der Fälle Nabelschnurkomplikationen und in etwa 10% der Fälle uteroplazentare Störungen, die sich erst sub partu manifestieren.

Tabelle 1. Neonatale Mortalität und Intensivüberwachung. (Nach [6])

	1001–1300 g *n*	1301–1500 g *n*	Gesamt *n*	[%]
Bei korrekter Gewichtsschätzung	60	71	131	
Neonataler Tod	14	12	26	20
CTG-überwacht	47	46	93	
Gestorben	10	6	16	17
Sectio	24	27	51	
Gestorben	3	4	7	14
Bei unterschätztem Gewicht	51	19	70	
Neonataler Tod	31	3	34	49
CTG-überwacht	26	9	32	
Gestorben	15	1	16	50
Sectio	9		9	
Gestorben	8		8	89

Prozentual mit 29% ganz in den Vordergrund der fetalen Indikation zur Sectio sind in den letzten Jahren die Frühgeburten gerückt. Dabei ist – wohl bedingt durch die Erfolge der neonatalen Intensivmedizin – die passive Haltung der Geburtshelfer im Sinne von „let them take their chance“ und „hands off“ zugunsten einer mehr aktiven Einstellung auch bezüglich einer Anwendung der Sectio caesarea (besonders bei Kindern unter 1500 g) aufgegeben worden.

Die sicher beste, wenn auch unbeabsichtigte Vergleichsstudie über den Einfluß aktiven und passiven Verhaltens auf das Überleben von Frühgeborenen zwischen 1001 und 1500 g liegt von der University of Southern California vor (1975–1977; über 200 Kinder; vgl. Tabelle 1).

Paul et al. [6] nahmen, wenn antepartal fälschlicherweise ein Geburtsgewicht unter 1000 g anzunehmen war, eine passive Haltung ein; d.h. auch bei eventueller, im CTG nachweisbarer beginnender Hypoxie, bei Beckenendlagen wurde keine Sectio durchgeführt. Diese erfolgte nur bei mütterlicher Indikation. Tabelle 1 zeigt die neonatale Mortalität von Kindern zwischen 1001 und 1500 g mit 49%; auch bei CTG-Überwachung liegt die Mortalität bei 50%, nach Sectio caesarea bei 89%. Wurde das Gewicht über 1000 g richtig eingeschätzt und wurden Konsequenzen aus der fetalen Herzfrequenzüberwachung sowie aus bestehenden Beckenendlagen gezogen, d.h., erfolgte sowohl bei mütterlichen als auch bei kindlichen Indikationen die Sectio caesarea, lag die neonatale Mortalität bei 20%, bei CTG-überwachten Kindern bei 17% und bei Sectiones caesareae nur bei 14%.

In der Untersuchungsreihe am Londoner University College Hospital von Fairweather et al. (1984) zeigten sich ähnliche Ergebnisse. Hier findet sich eine statistisch niedrigere neonatale Mortalitätsrate, wenn zwischen 500 und 1000 g Gewicht eine elektive Sectio durchgeführt wurde. Nach elektiver Sectio zeigt sich eine Mortalitätsrate von 23,5% gegenüber 62% nach vaginaler Entbindung. Dieser Unterschied bei Schädellagenentbindungen zwischen 1000 und 1500 g ist nur noch in der Tendenz

Tabelle 2. Entbindungsmodus und Mortalität innerhalb von 28 Tagen bei Kindern mit Geburtsgewichten von 500g–1500g. (Nach [1])

Entbindungsmodus	Mortalität innerhalb von 28 Tagen					
	500–1000g		1001–1500g		500–1500g	
	n	[%]	*n*	[%]	*n*	[%]
Schädel spontan	60	(62)	103	(27)	163	(40)
Forzeps	24	(62,5)	70	(34)	94	(41)
BEL	39	(69)	67	(45)	106	(54)
Elektive Sectio caesarea	17	(23,5)	58	(15,5)	75	(17)

sichtbar. Bei Beckenlagen ist dagegen die Überlegenheit der Sectio caesarea für alle Gewichtsklassen nachweisbar (Tabelle 2).

Zu ähnlichen Ergebnissen kamen die bayerische Perinatalstudie des Jahres 1982 und auch eigene Untersuchungen.

Dabei stellen Hypoxie und Azidose sowie intrakranielle Blutungen heute, nachdem die Atmungsprobleme bei Frühgeborenen weitgehend beherrschbar geworden sind, die Hauptursache perinataler und neonataler Mortalität und Morbidität einschließlich der neurologischen Spätschäden dar. Das gehäufte Auftreten von Hypoxie und Azidose bei niedrigen Geburtsgewichten dürfte einmal in der relativen Häufung hypoxieträchtiger Schwangerschaftspathologie, in der Häufung von Beckenendlagen, die vaginal entbunden werden, und in einer verzögerten Interventionstendenz bei Kindern unter 1500g zu suchen sein. Da in neueren Untersuchungen sowohl antepartal wie auch subpartal die kardiotokographischen Kriterien von Hypoxie und Azidose ab der 25./26. Woche gelten und sie durch Mikroblutuntersuchungen sub partu abgesichert werden können, sollten wie am Termin auch bei Frühgeburten Hypoxie und Azidose schweren Grades durch operative Entbindung vermeidbar sein.

Intraventrikuläre Blutungen, die als kapilläre Blutungen im Bereich der Basalganglien ihren Anfang nehmen und dann in Ventrikelsystem und Parenchym einbrechen können (Abb. 4), treten mit einer Häufigkeit von 40–60% bei Frühgeburten bis zur 32. Schwangerschaftswoche auf. Insgesamt dürften alle Faktoren, die eine Störung der zerebralen Perfusion ante- und postpartal verursachen, auch an der Pathogenese intraventrikulärer Blutungen beteiligt sein: Weichheit und Verformbarkeit des Schädels, Geburtstrauma, Hypoxie und Hyperkapnie, Hypotonie mit nachfolgender Hypertonie, Hypertonie, schwere antepartale Blutungen, Osmolalitätssprünge, rasche Volumenexpansion, Alveolarruptur, Beatmung und Transport des Neugeborenen. Eine ante- und subpartale Prävention intraventrikulärer Blutungen wäre demnach durch Vermeidung von Hypoxie und Azidose sowie durch die Verminderung des mechanischen Geburtstraumas, also evtl. durch Änderung des Geburtsmodus, möglich.

In diesem Sinne zeigen eine Reihe von Untersuchungen – so von Saling u. Brand 1984 [7], Lucey 1982 [4], Mentzel 1984 [5] und eigene Ergebnisse – für verschiedene Gewichtsklassen der Frühgeburten einen statistisch sicheren Vorteil der Entbindung durch Sectio caesarea. Die folgende Aufstellung zeigt diesen Unterschied zwischen

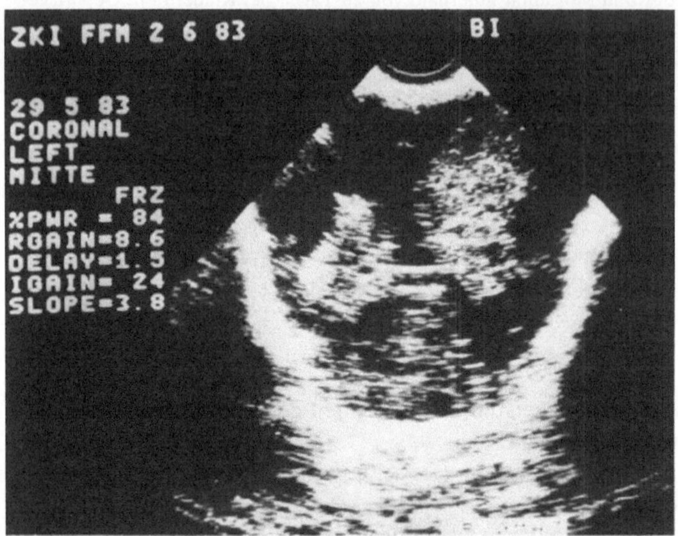

Abb. 4. IVH links III°, rechts IV° (d.h. mit Einbruch in den Parietallappen), Koronarschnitt

vaginaler Entbindung und Sectio caesarea bei Kindern bis zu einem Geburtsgewicht (GG) von 1001 g.

Mechanisches Geburtstrauma (IVH II°–IV°) bei Vaginalentbindung und Sectio caesarea (GG <1001 g; n = 37)

- Vaginalentbindung: 6 von 13 (46%)
- Sectio caesarea: 3 von 24 (12,5%)
- $\chi^2 = 5{,}05$; $P < 0{,}025$

Der protektive Effekt des Kaiserschnitts ist allerdings überwiegend durch die Beckenendlagengeburten bzw. durch deren Vermeidung bedingt.

Bei Kindern mit einem Geburtsgewicht bis zu 1500 g war bei einer Schädellagengeburt in unserem Kollektiv ein Unterschied zwischen Sectio caesarea und vaginaler Entbindung in der Häufigkeit intraventrikulärer Blutungen Grad II°–IV° nicht zu errechnen (s. folgende Aufstellung). Wir haben allerdings bei 24 vaginalen Schädellagenentbindungen 22 unter Periduralanästhesie in der erhaltenen Fruchtblase bei unauffälligem Kardiotokogramm und ausgiebiger Episiotomie über ein breites Spekulum mechanisch atraumatisch entbunden. Wir glauben daher annehmen zu dürfen, daß nicht allein die Sectio caesarea, sondern allgemein das Bemühen um eine möglichst atraumatische Entbindung die beste Prophylaxe gegen intraventrikuläre Blutungen bei Frühgeburten darstellt.

Häufigkeit intraventrikulärer Blutungen (IVH II°–IV°) bei Sectio caesarea und Vaginalentbindung (Schädellagen, GG <1500 g; n = 66)

- Sectio caesarea: 4 von 42 (9,5%)
- Vaginalentbindung: 2 von 24 (8,3%)
- $P = 0{,}71$ (n.s.)

Tabelle 3. Langfristige Auswirkungen der periventrikulär-intraventrikulären Blutung[a]. (Nach [8])

Schweregrad	Neurologische Störungen	
	leicht [%]	ausgeprägt [%]
I	0	0
II	35	0
III	40	40
IV	15	80

[a] Die Angaben basieren auf 32 untersuchten Fällen der University of New Mexico und des Massachusetts General Hospital.

Tabelle 3 zeigt die Spätfolgen intraventrikulärer Blutungen Grad I°–IV°, die an der University of New Mexico und des Massachusetts General Hospital an 32 untersuchten Kindern ermittelt wurden.

Unter Berücksichtigung der im Augenblick vorliegenden Ergebnisse und der eigenen Erfahrungen sollte das geburtshilfliche Vorgehen bei Frühgeburten, wenn eine qualifizierte neonatale Intensivversorgung gesichert, ein Geburtsgewicht von etwa 750g und ein Gestationsalter von etwa 26 abgeschlossenen Wochen anzunehmen ist, neben Intensivüberwachung und Intensivbetreuung auch eine routinemäßige, aber indizierte abdominelle Schnittentbindung einschließen. Dabei sind die zwei großen Gruppen der Frühgeburt sicherlich unterschiedlich zu beurteilen. Die erste macht 80% aller Fälle aus: es handelt sich zum einen um die spontan einsetzende, mit therapeutisch nicht mehr beherrschbarer Wehentätigkeit ablaufende unaufhaltsame Frühgeburt, zum anderen um die Schwangerschaftsbeendigung aus mütterlicher, fetaler oder kombinierter Indikation.

Bei unaufhaltbarer Frühgeburt dürfte eine Sectio caesarea zu empfehlen sein:

1. wenn das Kind nicht in Schädellage gedreht ist;
2. wenn die Fruchtblase vorzeitig gesprungen ist oder die Eröffnungsperiode protrahiert verläuft oder der Kopf trotz guter Wehentätigkeit nicht tiefer tritt;
3. bei fetaler Notsituation.

Eine vaginale Entbindung ist anzustreben:

1. bei Schädellage;
2. bei stehender Blase und zügiger Eröffnungs- und Austreibungsperiode;
3. wenn eine fetale Notsituation nicht gegeben ist.

Bei Schwangerschaftsbeendigung aus fetaler oder mütterlicher Indikation ist eine abdominelle Entbindung vorzuschlagen:

1. wenn das Kind nicht in Schädellage gedreht ist;
2. wenn das geschätzte Kindsgewicht unter 1000g liegt;
3. wenn ein deutlich unreifer Zervixbefund vorliegt;
4. wenn außer der Frühgeburtlichkeit ein nicht optimaler fetaler Zustand besteht.

Ein vaginaler Entbindungsversuch ist angezeigt:

1. bei Schädellagen;
2. bei geschätztem Kindsgewicht von über 1000 g;
3. bei günstigem Zervixscore.

Insgesamt dürfte die Häufigkeit der Sectiones caesareae nach eigenen Ergebnissen und den Ergebnissen aus der Literatur in der 1. Gruppe dann etwa bei 30%, in der 2. Gruppe etwa bei 70–80% liegen.

Literatur

1. Fairweather DVI, Stewart AL (1983) How to deliver the under 1500-gram infant. In: Zuspan FP, Christian B (eds) Controversy in obstetrics and gynecology III. Saunders, Philadelphia, p 154
2. Haverkamp A, Thompson HE, John G, Cetrulo C (1976) The evaluation of continuous fetal heart rate monitoring in high-risk pregnancy. Am J Obstet Gynecol 125:310
3. Kelso IM, Pearsons RJ, Lawrence GF, Aora S, Edmonds DK, Cooke ID (1978) An assessment of continuous fetal heart rate monitoring in labor. Am J Obstet Gynecol 131:526
4. Lucey JF (1982) Möglichkeiten der Prävention oder Therapie intrakranieller Blutungen beim kleinen Frühgeborenen (LBW infant). In: Huch A, Huch R, Duc G, Rooth G (Hrsg) Klinisches Management des „kleinen" Frühgeborenen (< 1500 g). Thieme, Stuttgart, S 212
5. Mentzel H (1984) Sectio bei Frühgeburt aus der Sicht des Neonataologen. Indikation und Grenzen. Gynäkologe 17:243
6. Paul RH, Koh KS, Monfared AH (1979) Obstetric factors influencing in infants weighing from 1001 to 1500 grams. Am J Obstet Gynecol 133:503
7. Saling E, Brand M (1984, im Druck) Intrakranielle Blutungen des Neugeborenen. 3. Rundtischgespräch, 45. Tagung Deutsche Gesellschaft für Gynäkologie und Geburtshilfe, Frankfurt/M, September 1984
8. Volpe JJ (1982) Behandlung der periventrikulären und intraventrikulären Blutung. In: Huch A, Huch R, Duc G, Rooth G (Hrsg) Klinisches Management des „kleinen" Frühgeborenen (< 1500 g). Thieme, Stuttgart, S 200

Neue Aspekte in der Therapie von Frühgeborenen

H. Wolf und U. Bürger

Zur Senkung der Frühgeborenensterblichkeit*

Der Begriff „Neonatologie“ ist noch nicht einmal 30 Jahre alt [12]. Dennoch gibt es Neonatologie schon viel länger, etwa seit Mitte des letzten Jahrhunderts [1]. Der erste bedeutende Neonatologe war Ylppö aus Finnland[1]. Dieser hat im Kaiserin-Auguste-Viktoria-Haus, Berlin, der Anstalt zur Bekämpfung der Säuglingssterblichkeit im Deutschen Reich, in den Jahren 1912–1920 bahnbrechende Arbeit geleistet [15, 16].

Der Neonatologe sollte nicht allein Neugeborenennotarzt sein. Er sollte vielmehr kranke Feten und insbesondere Frühgeborene schon pränatal in engster Koordination mit dem Geburtshelfer betreuen können. Perinatale Risiken können dadurch für das Neugeborene so gering wie möglich gehalten werden. Selbstverständlich führt er die postnatale Versorgung und Behandlung kranker Neugeborener und Frühgeborener durch.

Es ist absurd – um nur ein Beispiel zu nennen –, wenn zur Geburt von Zwillingen in der 26. Schwangerschaftswoche neonatologische Mitarbeiter unter ungünstigen Witterungsbedingungen mit ihrem Transportinkubator zu einer geburtshilflichen Abteilung fahren, von der aus der Transport der Schwangeren in eine Frauenklinik mit der Neonatologie unter dem gleichen Dach kaum weiter gewesen wäre. Der Uterus ist der beste Transportinkubator!

In der Neonatologie soll die postnatale Anpassung von Lunge und Verdauungstrakt in Abhängigkeit vom Reifezustand des Kindes mit den uns heute zur Verfügung stehenden Möglichkeiten der Beatmung und der Energiezufuhr gewährleistet werden. Ziel ist nicht nur eine möglichst hohe Überlebensrate. Ziel ist ein Überleben möglichst ohne Schäden – und das heißt ohne Hirnschäden und Lungenkomplikationen wie z.B. Beatmungslunge [7, 13].

Der Neonatologe kann das geburtshilfliche Vorgehen nicht im Interesse des Kindes beeinflussen, wenn er von dessen Existenz erst kurz vor oder nach der Geburt erfährt. Um aus Fehlern im Management zu lernen und um die Besonderheiten des jeweils anderen Faches besser zu verstehen, sollten in Abständen perinatologische Konferenzen stattfinden, keineswegs nur zur Aufbereitung von Statistiken, sondern als Fachbesprechungen, u.U. auch in Anwesenheit des Pathologen. Solche Konferenzen sind in angelsächsischen Ländern üblich, bei uns gehören sie zu den Seltenheiten.

---

* Herrn Prof. Dr. Helmut Karte, Ludwigshafen, zum 65. Geburtstag in Freundschaft gewidmet.

[1] Prof. Dr. Dr. h.c. Arvo Ylppö ist Ehrendoktor der medizinischen Fakultät der Justus-Liebig-Universität Gießen.

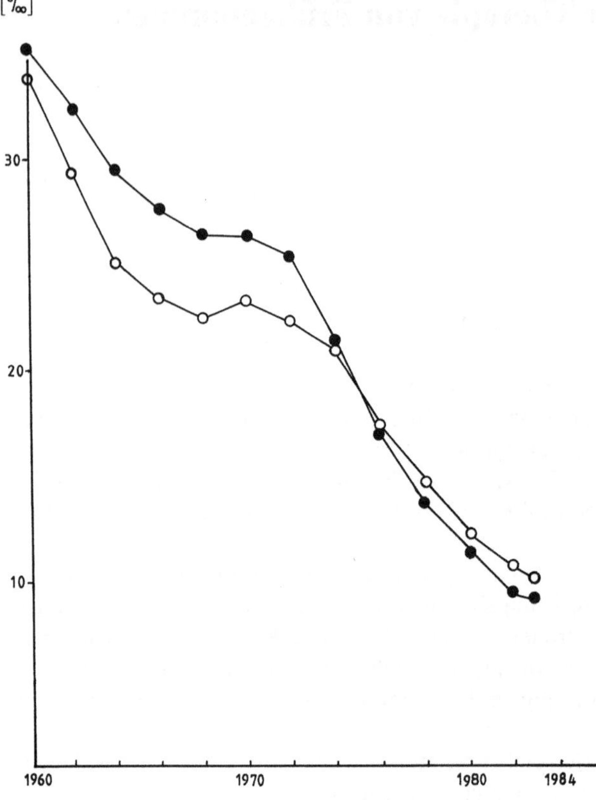

Abb. 1. Perinatale Sterblichkeit (•) und Säuglingssterblichkeit (○) in der BRD (1960–1984)

Tabelle 1. Perinatale Sterblichkeit in den Bundesländern 1983

	Todesfälle pro 1000 Lebend- und Totgeborene	Rangfolge
Schleswig-Holstein	8,8	4
Hamburg	9,2	5
Niedersachsen	9,6	7
Bremen	9,4	6
Nordrhein-Westfalen	10,3	10
Hessen	9,2	5
Rheinland-Pfalz	9,7	8
Baden-Württemberg	8,3	*1*
Bayern	8,4	2
Saarland	8,6	3
Berlin	10,2	9

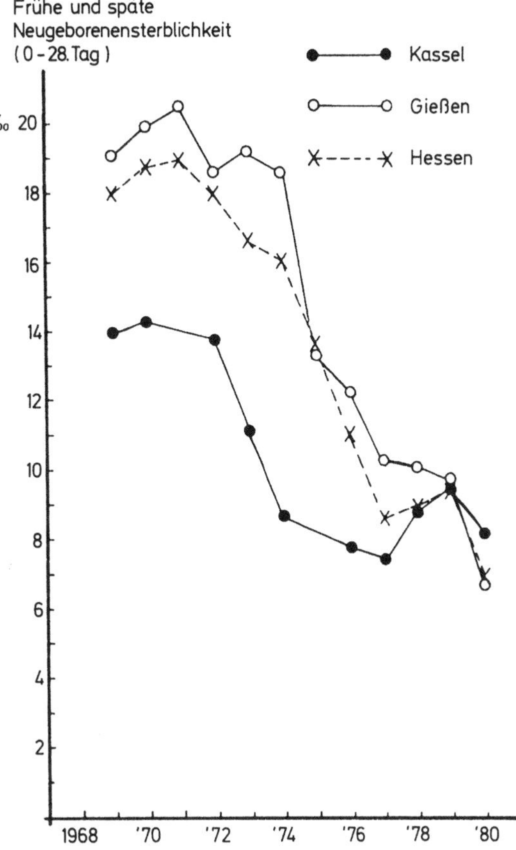

Abb. 2. Unterschiede in der neonatalen Mortalität zwischen 2 Einzugsgebieten. Kassel: Vorwiegend zentralisierte geburtshilfliche Versorgung, 200000 Einwohner im Stadtgebiet; 200000 Einwohner im Landkreis. Gießen: Vorwiegend dezentralisierte geburtshilfliche Versorgung

Die perinatale Sterblichkeit und gleichzeitig die Säuglingssterblichkeit sind seit Einführung neonataler Intensivmedizin Anfang der 70er Jahre in der Bundesrepublik Deutschland stark rückläufig (Abb. 1). Wir sollten jedoch nicht verkennen, daß die perinatale Sterblichkeit und auch die Säuglingssterblichkeit in den skandinavischen Ländern niedriger sind als bei uns.

Auch die einzelnen Bundesländer weisen Unterschiede auf. Am günstigsten ist die perinatale Mortalität schon seit vielen Jahren in Baden-Württemberg und Bayern, am ungünstigsten in Nordrhein-Westfalen und Berlin (Tabelle 1).

Die Neugeborenensterblichkeit bis zum 28. Tag zwischen 1968 und 1980 im Gießener Umland, dem Einzugsgebiet der Universitäts-Kinderklinik Gießen, sowie in Stadt und Kreis Kassel im gleichen Zeitraum unterscheidet sich anfangs stark. Eine große städtische Klinik zog auch früher Risikogeburten an, während im Gießener Umland die Geburtshilfe dezentralisiert war. Zwischen Anfang 1978 und Ende 1979 stieg im Kasseler Gebiet die Mortalität mit der Einführung des Frühgeborenentransports vorübergehend an. Im Gießener Raum sank sie stetig weiter ab und lag dann unterhalb der Kasseler Mortalität (Abb. 2).

Bei bereits zentralisierter Geburtshilfe wie in der Region Kassel – dies bezieht sich u.a. auf die Risikogeburten – kann ein Frühgeborenenintensivtransport vor-

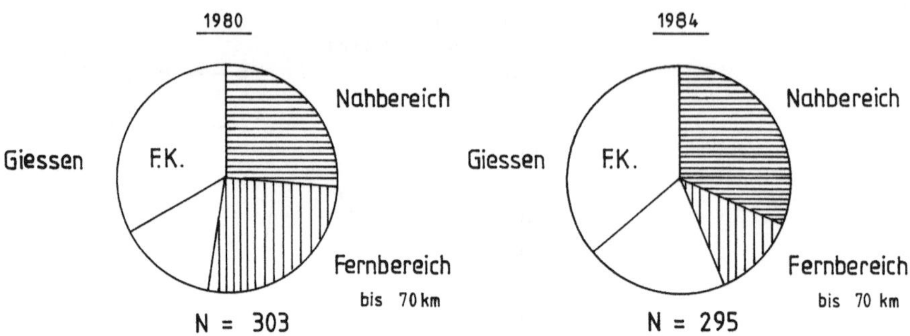

Abb. 3. Neonataler Transport (Babynotarztwagen) nach Gießen 1980 und 1984 (*F.K.* Univ. Frauenklinik)

übergehend Nachteile mit sich bringen, wenn er lediglich als Alibi für die versäumte Überweisung der Schwangeren in eine leistungsfähige Klinik angesehen wird [14].

Im Januar 1979 hatten wir beim 9. Fortbildungskurs für Ärzte der Frauenheilkunde und Geburtshilfe gefordert, daß zur Verbesserung der Neugeborenensterblichkeit in einer ländlichen Region wie Gießen ein Frühgeborenentransportsystem unbedingt eingerichtet werden müßte. Dieses war einige Wochen später dank der Initiative des privaten Rettungsdienstes Münstermann, Gießen, bereits wirksam und existiert jetzt seit 6 Jahren. Die Kinder, die auch sonst zu uns transportiert wurden, kamen nun, versorgt vom Neonatologen und in dessen Begleitung, in wesentlich besserem Zustand in unsere Frühgeborenenabteilung als vor Einführung des Transports, wodurch Mortalität und Morbidität wesentlich verbessert wurden.

Ein Resüme der Transporte im Jahr 1980 und im Jahr 1984 zeigt Abb. 3. Noch 1980 mußten wir eine größere Zahl von Transporten in andere neonatologische Abteilungen wie Siegen, Frankfurt und Marburg durchführen, gekennzeichnet durch *fast 10%* zusätzliche Fahrten. Im Jahr 1984 hatte sich bereits ein Wandel vollzogen: Abteilungen im entfernteren Bereich hatten entweder die schwangeren Frauen rechtzeitig in eine leistungsfähige Abteilung in *Gießen bzw. Wetzlar und Lich* verlegt oder wurden telefonisch, wenn möglich, an eine andere Neonatologie verwiesen. Dieses Verfahren führte zu einer weiteren Reduzierung der Sterblichkeit.

Abbildung 4 zeigt eine Gegenüberstellung der Überlebensraten von Frühgeborenen zwischen 1000 und 1500 g Geburtsgewicht in Kassel und Gießen. Die Güte der perinatalen Versorgung kann an der Überlebensrate der besonders durch das Atemnotsyndrom gefährdeten sehr kleinen Frühgeborenen gemessen werden. In der Gruppe dieser Kinder bewirkte die Einführung von Atemhilfen und Beatmungsgeräten in den Jahren 1973/74 eine erhebliche Steigerung der Überlebensrate von 30% auf fast 50%. Die Zahlen aus der Universitätskinderklinik fehlen, sie werden ähnlich sein. Erst die personelle Ausstattung weiterer Intensivplätze hob die Überlebensquote auf 70%, die Einführung des Transports auf 75% an trotz der gleichzeitigen Zunahme von neonatalen Todesfällen in der Region – es handelte sich dabei um

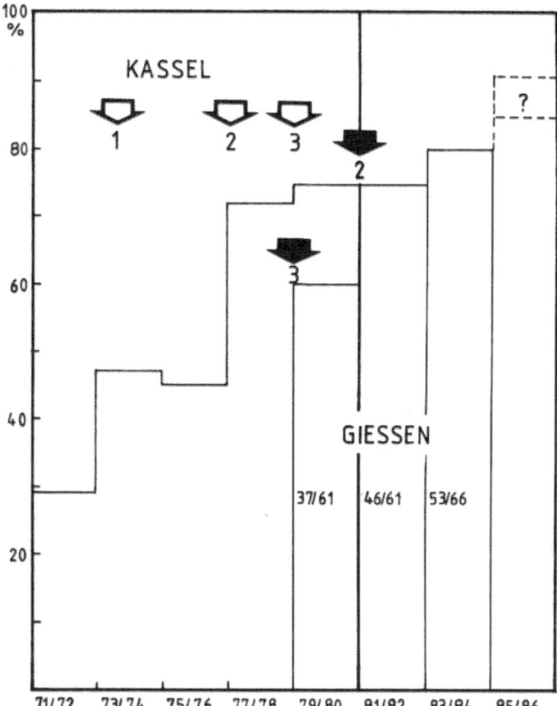

Abb. 4. Überlebensraten von Frühgeborenen (Geburtsgewicht 1000–1500 g) in Kassel und Gießen 1971–1986. Erläuterungen s. Text

wenige Kinder unter 1000 g Geburtsgewicht, die ohne Frühgeborenentransportmöglichkeiten früher gar nicht erst bei den Lebendgeborenen registriert worden wären. In Gießen erfolgte erst die Einführung des Transports, dann die erforderliche Personalaufstockung. Im Gegensatz zu Nordhessen hat die Zahl neonataler Intensivplätze noch immer nicht die vom hessischen Sozialminister mit Erlaß vom 5.12.80 geforderten 11 Plätze erreicht. Deshalb mußten Geburtshelfer aus unserem Einzugsgebiet seither Kinder von anderen neonatologischen Abteilungen auch außerhalb von Hessen, z.B. Siegen (Nordrhein-Westfalen), abholen lassen.

Die in Abb. 4 prognostizierte Überlebensrate von Kindern in den Jahren 1985/86 stellt einmal den heute akzeptierten Standard dar (untere gestrichelte Linie), zum anderen (obere gestrichelte Linie) die bereits erreichte Überlebensrate der Universitäts-Kinderklinik Tübingen [5]. Wir hoffen, mit dem Ausbau der Station von jetzt 6 auf 11 Intensivplätze – und das bedeutet mehr Ärzte und Schwestern – die 90%ige Überlebensrate erreichen zu können, die Tübingen, aber auch Berlin (Kinderklinik der Freien Universität), bereits seit einigen Jahren aufweisen können [11].

In zunehmendem Umfang sind Kinder unter 1000 g Geburtsgewicht einer wirksamen Behandlung zuzuführen – wiederum nur unter der Voraussetzung eines eng mit dem Neonatologen abgestimmten Vorgehens und nur in den leistungsfähigen Abteilungen. Tabelle 2 zeigt das Auf und Ab in der Sterblichkeit der letzten 6 Jahre bei Kindern unter 1000 g. Wir dürfen auf keinen Fall den von amerikanischen Pädiatern vorgelegten Kosten-Nutzen-Rechnungen folgen, die zu dem Ergebnis kommen, daß ein Frühgeborenes unter 900 g Geburtsgewicht solche Kosten erforderlich machen

Tabelle 2. Neonatologische Abteilung der Justus-Liebig-Universität Gießen

Jahr	Aufnahmen < 1000 g Geburtsgewicht	Gestorben	[%]
1979	10	7	70
1980	6	3	50
1981	12	6	50
1982	8	8	100
1983	15	7	47
1984	21	7	33
1979–1984	72	38	53

Tabelle 3. Mortalität und Morbidität bei Frühgeborenen (Geburtsgewicht 501–1500 g) an der Universitätskinderklinik Tübingen

Jahre	1977–1981		Juni 1981–1983	
	n	[%]	*n*	[%]
Aufnahmen	245	(100)	132	(100)
Gestorben	73	(29,8)	33	(25,0)
Schwere Behinderung	20	(8,2)	4	(3,0)
Leichte Behinderung	30	(12,2)	13	(9,8)

Tabelle 4. Neonatologische Abteilung der Justus-Liebig-Universität Gießen, Sterblichkeit von Frühgeborenen unter 2000 g Geburtsgewicht 1979 und 1983

Geburtsgewicht [g]	1979			1983			
	Auf-nahmen	Sterbe-fälle		Auf-nahmen	Sterbe-fälle		
	n	*n*	[%]	*n*	*n*	[%]	
< 999	10	7	(70)	15	7	(47)	} (26)
1000–1499	27	13	(48)	35	6	(17)	}
1500–1999	67	8	(12)	77	4	(5)	
< 999–1999	104	28	(27)	127	17	(13,4)	

würde, daß diese in Anbetracht eines später zu geringen volkswirtschaftlichen Nutzens nicht gerechtfertigt seien. Die Rate bleibender Schäden wird tatsächlich größer bei zunehmender Unreife. Sie wird aber auch zunehmend geringer bei besseren Techniken der Perinatologie, z. B. Wehenhemmung, Beschleunigung der Lungenreife, rechtzeitige Schnittentbindung, Hochfrequenzbeatmung usw.

Die kürzlich vorgelegten Ergebnisse aus der Universitätskinderklinik Tübingen sind ermutigend [8]. Die Sterblichkeit aller Kinder von 500 bis 1500g Geburtsgewicht erreichte von 1977 bis 1981 30%, von Juni 1981 bis Ende 1983 25%. Die schweren und die leichten Behinderungen gingen eindeutig zurück (Tabelle 3).

Vergleichen wir unsere eigene Sterblichkeitsstatistik bei Kindern unter 2000g Geburtsgewicht von *1979* mit derjenigen von *1983,* so erkennen wir eine *Halbierung* der *Sterblichkeit.* Betrachten wir nun die Gruppe unter 1500g, also die sog. „Low-birth-weight"-Kinder, so kommen wir bei 13 Todesfällen von 50 Kindern unter 1500g gleichfalls auf 26% wie in Tübingen. Auch bei uns sind die schweren Hirnschäden eindeutig zurückgegangen (Tabelle 4).

Methoden der Frühgeborenenintensivtherapie

Nachdem H. Wolf im ersten Teil dieser Arbeit eindrucksvoll zeigen konnte, daß eine verbesserte Geburtsführung sowie ein von einem Pädiater begleiteter Transport der Frühgeborenen in die neonatologische Einheit wesentlich zu einem besseren Überleben der Frühgeburten beiträgt, soll im zweiten Teil näher auf die neueren therapeutischen Methoden auf der neonatalen Intensivstation eingegangen werden.

Abbildung 5 zeigt einen Inkubator, wie er vor der Jahrhundertwende zum Einsatz kam. Man hatte schon sehr früh erkannt, daß Wärme eine sehr wichtige Voraussetzung zum Erhalten des unreifen Lebens darstellt.

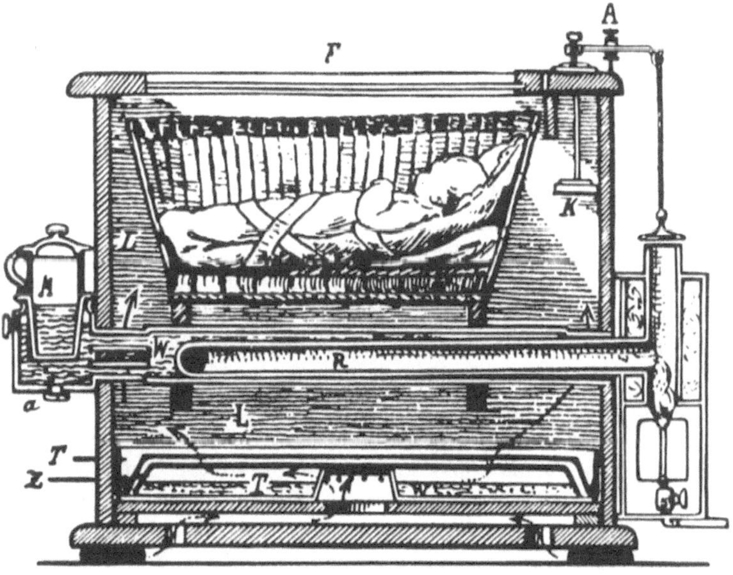

Abb. 5. Hearson's „Thermostatic Nurse". 1874 von Godson als „Children Coveting Apparatus" entworfen, von Eustache zum „Champion Incubator" modifiziert (L. Fürst 1887). (Aus: Marx 1968)

Monitoring der sehr unreifen Frühgeburten

In den letzten Jahren wurde insbesondere das Monitoring auf der neonatologischen Intensivstation erheblich verbessert:

1. engmaschige oder kontinuierliche Temperaturkontrollen,
2. transkutane Blutgasanalyse mit arteriellen Kontrollen,
3. häufige Blutdruckkontrollen,
4. wiederholte Ultraschalluntersuchungen von Schädel und Nieren.

Um die Wärmezufuhr durch die modernen Inkubatoren steuern zu können, sind engmaschige oder kontinuierliche Temperaturkontrollen erforderlich. Es kann auch über eine Hauttemperatursonde eine automatische Steuerung der Wärmezufuhr des Inkubators erfolgen. Die u.a. von Huch u. Huch [6] entwickelte Blutgasanalyse brachte weitere erhebliche Fortschritte in der Überwachung insbesondere von beatmeten Frühgeburten. Durch die kontinuierliche Überwachung der Blutgase kann die Beatmung so gesteuert werden, daß man mit minimalen Sauerstoffkonzentrationen ausreichende arterielle O_2-Werte erzielt und auf der anderen Seite durch das Vermeiden von zu hohen arteriellen O_2-Konzentrationen das Risiko einer retrolentalen Fibroplasie verringert wird. Die in den letzten Jahren entwickelte transkutane CO_2-Messung unterstützt ebenfalls die schnelle Anpassung der Beatmung an die Bedürfnisse des Kindes und trägt somit zur Vermeidung der retrolentalen Fibroplasie bei, da nach heutiger Erkenntnis nicht nur eine zu hohe O_2-Konzentration, sondern auch eine zu niedrige CO_2-Konzentration wesentlich an dem Entstehen der retrolentalen Fiboplasie beteiligt ist [9]. Die transkutan ermittelten Blutgase müssen selbstverständlich in festen Zeitabständen durch arterielle Kontrollen überprüft werden. Insbesondere kurz nach der Geburt, in Schockzuständen und bei Hypothermie sind die transkutan ermittelten Werte nicht zuverlässig.

Durch moderne Monitoren ist es heute auch möglich, in kurzen Zeitabständen nichtinvasiv Blutdruckmessungen bei Frühgeborenen durchzuführen. Diese Blutdrucküberwachung läßt auf der einen Seite drohende Schockzustände mit Hypotonie oder auch hohe Blutdruckamplituden, wie sie beim Ductus arteriosus apertus oder anderen kardialen Ursachen gefunden werden, erkennen. Sie ermöglicht aber auch eine Schulung des Personals: Zu grobes Hantieren mit den sehr empfindlichen Frühgeborenen, z.B. beim Absaugen, führt zu Blutdruckspitzen, die durch dieses Monitoring schnell erkannt werden können und so dazu beitragen, daß die sehr kleinen Frühgeborenen besonders vorsichtig gepflegt werden.

Schließlich führen wir bei unseren Frühgeborenen routinemäßig wiederholte Ultraschalluntersuchungen von Schädel und Nieren durch. Hier können nicht nur Fehlbildungen erkannt werden, sondern auch frühzeitig Hirnblutungen aufgedeckt und die weitere Behandlung des Kindes durch diese Untersuchungsbefunde beeinflußt werden. So benötigen Kinder mit Hirnblutungen ein besonders strenges Blutdruckmonitoring, sehr vorsichtige Volumenzufuhr insbesondere bei Transfusionen und Plasmapräparateinfusionen, und durch wiederholte Lumbalpunktionen kann in vielen Fällen auch das Entstehen eines Hydrozephalus als Folge einer Behinderung des Liquorabflusses verhindert werden.

Neue Behandlungsmethoden

1. Hochfrequenzbeatmung,
2. Sedierung, evtl. Relaxierung bei Beatmung,
3. medikamentöser Ductus-arteriosus-Verschluß,
4. parenterale Ernährung.

In den letzten Jahren hat sich bei den sehr kleinen Frühgeborenen mit schwerem Atemnotsyndrom die sog. Hochfrequenzbeatmung bewährt [2]. Wir verwenden in der Bundesrepublik vorwiegend Frequenzen zwischen 80 und 200/min. Bei dieser Beatmung wird ein hoher Flow am Gerät eingestellt. Die Inspirations- und Exspirationszeiten sind entsprechend der hohen Frequenz nur sehr kurz. Hierdurch entsteht trotz des sehr hohen Flows bei sehr kurzer Inspirationszeit nur ein relativ niedriger Spitzendruck. Vorteil dieser Hochfrequenzbeatmung ist häufig ein deutlich verminderter Sauerstoffbedarf, wesentlich seltener entstehen Komplikationen mit extraalveolärer Luft wie Pneumothorax oder mediastinales Emphysem, und die Kinder müssen meist auch weniger sediert werden.

Bei Kindern, die konventionell beatmet werden und ein schweres Atemnotsyndrom haben, ist eine Beatmung meistens nur unter Sedierung und Relaxierung möglich, da sonst durch das Gegenatmen die Entstehung eines Pneumothorax sehr gefördert wird.

Ein weiterer wesentlicher Fortschritt in der Behandlung von sehr unreifen Frühgeburten war die Einführung von Indometacin zum pharmakologischen Ductus-arteriosus-Verschluß. Durch diese Substanz wird die Prostaglandinsynthese gehemmt, und hierdurch kommt es in etwa 80% der Fälle zum Verschluß des offenen Ductus arteriosus [4]. Wir mußten in den Jahren zuvor häufiger sehr kleine Frühgeborene am offenen Duktus operieren, wobei die perioperativen Komplikationen auch die Letalität dieser Kinder beeinflußte. Auch heute sind noch gelegentlich operative Eingriffe zum Duktusverschluß erforderlich. Wir führen diese jedoch regelmäßig unter Hochfrequenzbeatmung durch und haben hiermit in letzter Zeit sehr gute Erfahrungen gemacht.

Schließlich soll auch noch die parenterale Ernährung erwähnt werden [3]. Durch ein Ersetzen sämtlicher Nährstoffe, Spurenelemente, Vitamine und Salze können wir bei den Kindern, die in den ersten Tagen noch nicht ausreichend oral ernährt werden können, eine Substitution der notwendigen Bestandteile durchführen. Hierdurch wird nicht nur eine zu starke Gewichtsabnahme verhindert, sondern es wird dem Gehirn in dieser sehr empfindlichen Phase auch genügend Energie und Substrat in Form von Eiweiß, Fett, Aminosäuren usw. zugeführt.

Alle diese neuen Methoden in der Behandlung von sehr unreifen Frühgeborenen tragen jedoch nur einen Teil zum besseren Überleben der Kinder bei. Nur durch eine ständige Kooperation und Weiterbildung der an der Behandlung dieser Kinder beteiligten Schwestern, Hebammen und Ärzte und durch ein immer wieder notwendiges Überdenken der Behandlungsprinzipien kann die Mortalität und die Morbidität dieser Kinder verbessert werden.

Literatur

1. Bednar A (1850) Die Krankheiten der Neugeborenen und Säuglinge vom clinischen und pathologisch-anatomischen Standpunkte. Gerold, Wien
2. Bland RD, Kim MH, Light MJ, Woodson JL (1980) High frequency mechanical ventilation in severe hyaline membrane disease. Crit Care Med 5:275–280
3. Bürger U, Wolf H, Fritsch U, Bauer M (1983) Parenteral nutrition in preterm infants: Influence of respiratory treatment and effect of different amino acid compositions. J Pediatr Gastroenterol Nutr 2:644–652
4. Gersony WM, Peckham GJ, Ellison RC, Miettennen OS, Nadas AS (1983) Effects of indometacin in premature infants with patent ductus arteriosus. J Pediatr 102:895
5. Haas G, Buchwald-Saal M, Mentzel H, Michaelis R (1983) Mortalität und neurologische Morbidität bei ehemaligen Frühgeborenen und untergewichtigen Termingeborenen. Monatsschr Kinderheilkd 131:733–735
6. Huch A, Huch R (1977) Physiologische und methodische Grundlagen der transkutanen PO_2- und PCO_2-Messungen. Padiatr Intensivmed 3:58
7. Klaus MH, Fanaroff AA (1978) Das Risiko-Neugeborene (Hrsg der deutschen Ausgabe: K. Menner). Fischer, Stuttgart New York
8. Leidig E, Haas G, Mentzel H (1984) Prognostische Wertigkeit des Schweregrades der intra- und periventrikulären Hirnblutungen des Frühgeborenen. 80. Jahrestagung der Deutschen Gesellschaft für Kinderheilkunde, Tübingen vom 16.–19. 9. 84. Monatsschr Kinderheilkd 132:726
9. Loewenich V von, Bielicki M, Halberstadt E, Grau H (1984) Wie weit ist die intraventrikuläre Blutung sehr unreifer Frühgeborener vermeidbar? In: Dudenhausen JW, Saling E (Hrsg) Perinatale Medizin, Bd X. Thieme, Stuttgart New York, S 308–309
10. Marx F (1968) Die Entwicklung der Säuglingsinkubatoren. (Selbstverlag), Bonn
11. Schachinger H, Hanefeld F, Frank HD, Schneider H (1982) Entwicklung langzeitbeatmeter „kleiner" Frühgeborener. In: Huch A, Huch R, Duc G, Rooth G (Hrsg) Klinisches Management des „kleinen" Frühgeborenen. Thieme, Stuttgart New York
12. Schaffer AJ, Avery ME (1960) Diseases of the newborn, 1st edn. Saunders, Philadelphia London Toronto
13. Wille L, Obladen M (1984) Neugeborenen-Intensivpflege, Grundlagen und Richtlinien, 3. Aufl. Springer, Berlin Heidelberg New York Tokyo
14. Wolf H, Otten A, Freudenberg V (1981, nicht publiziert) Trends of newborn mortality during last 10 years, regional differences within countries – Trends in the Bundesland Hessen. 2. Tübinger Symposion on Newborn Mortality and Morbidity vom 2.–4. 10. 81
15. Ylppö A (1919) Pathologisch-anatomische Studien bei Frühgeborenen. Z Kinderheilkd 20:212–430
16. Ylppö A (1919) Zur Physiologie, Klinik und zum Schicksal der Frühgeborenen. Z Kinderheilkd 24:1–110

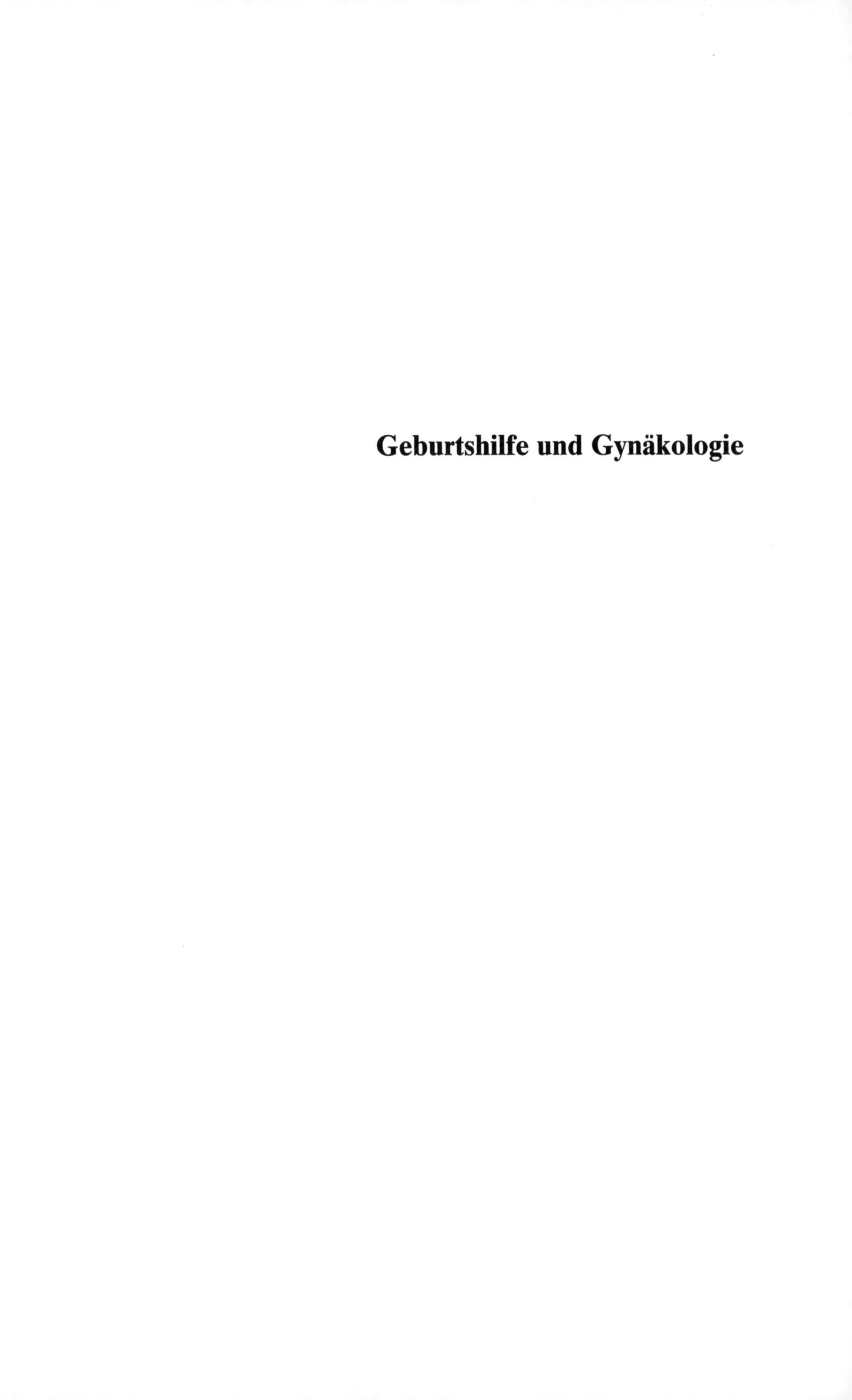

Geburtshilfe und Gynäkologie

Das Doppler-Ultraschallverfahren zur Diagnostik der fetoplazentaren Perfusion

H. Schillinger und W. Klosa

Einleitung

In den vergangenen Jahren sind technologische Entwicklungen eingetreten, die der Ultraschalldiagnostik im Bereich der Perinatologie zunehmende Bedeutung verleihen. Die Verwirklichung der Grauwertdarstellung und die Konstruktion hochauflösender Real-time-Scanner führten zu einer dominierenden Stellung der Sonographie bei der Erkennung fetaler Mißbildungen. Über die Bildgebung hinaus war Ultraschall aber schon immer eine *funktionelle Methode,* die die Erfassung dynamischer Vorgänge ermöglichte. Dieses Gebiet erfuhr eine umwälzende Bereicherung durch das gepulste Dopplerverfahren.

Die Nutzung des *Doppler-Effekts* zum Nachweis der fetalen Herzaktion ist alt (Callagan et al. 1964) und hat heute hauptsächlich in der Kardiotokographie Bedeutung. Der Nachteil dieses Verfahrens, bei dem die Schallwellen kontinuierlich ausgesandt werden („continuous wave"), beruht auf der schwierigen Quantifizierbarkeit. Qualitative Aussagen über Veränderungen des Strömungsverhaltens in Gefäßen waren jedoch über eine Analyse des Doppler-Spektrums möglich und fanden klinische Anwendung in Neurologie und Angiologie.

Die Quantifizierung der fetalen Blutzirkulation beschränkte sich bisher auf Methoden der Thermodilution, Elektromagnetik oder Nuklearmedizin, die nur auf invasivem Weg anwendbar waren. Die Erkenntnisse wurden deshalb überwiegend im Tierexperiment (Dawes 1968), im Rahmen von Hysterotomien (Assali et al. 1960) oder am Neugeborenen (Stembera et al. 1965) gewonnen. Durch den kombinierten Einsatz des Real-time-B-Bildes und des *gepulsten Dopplers* wurde es möglich, Blutflußmessungen nichtinvasiv auch beim menschlichen Fetus durchzuführen. So gelangen Gill (1979) erstmals Messungen der Durchströmung in der V. umbilicalis, Eik-Nes et al. (1980) Messungen in der Aorta descendens. Unsere eigene Erfahrung mit der Methode geht auf das Jahr 1981 zurück, wobei wir uns noch eines aus der Kardiologie entwickelten elektronischen Sektorscanners mit gepulster Dopplereinrichtung bedienen mußten (Klosa u. Schillinger 1983).

Methodische Aspekte

Eine Quantifizierung der Blutströmung setzt die Darstellung des Gefäßes und die Bestimmung der Flußgeschwindigkeit der Erythrozyten voraus. Das Minutenvolumen (V) entspricht dem Produkt aus *Geschwindigkeit* (v) und *Querschnittsfläche (F)*:

$$V = F \cdot v \qquad (1)$$

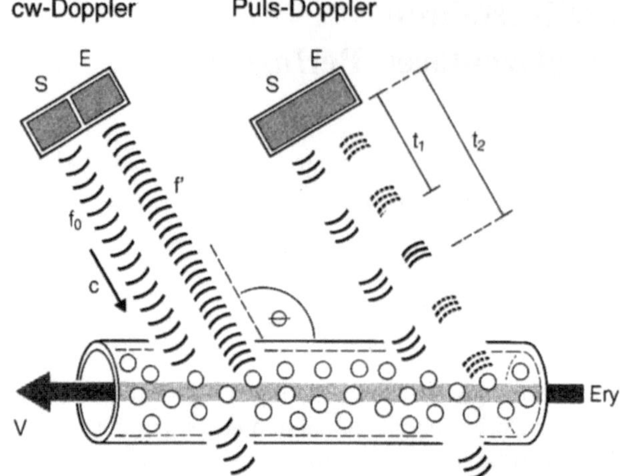

Abb. 1. Bestimmung der Strömungsgeschwindigkeit in Gefäßen über den Doppler-Effekt an Erythrozyten. Beim cw-Doppler sind Sender (*S*) und Empfänger (*E*) getrennt. Beim gepulsten Doppler kann durch Einstellung von Beginn (t_1) und Ende (t_2) der Empfangszeit die Registrierung des Doppler-Shifts auf eine bestimmte Tiefe und Breite begrenzt werden (f_o Sendefrequenz; c Schallgeschwindigkeit; f' Empfangsfrequenz)

Unter der Annahme eines kreisförmigen Gefäßquerschnitts kann die Fläche aus dem Durchmesser (d) errechnet werden:

$$F = \frac{\pi}{4} d^2 \tag{2}$$

Die Flußgeschwindigkeit (v) läßt sich über den *Doppler-Effekt* bestimmen (Abb. 1). Dieser besagt, daß bei einer Bewegung zwischen Sender und Empfänger eine Frequenzverschiebung (Δf) eintritt, die proportional der Geschwindigkeit (v) ist, mit der sich der Sender auf den Empfänger zubewegt. Erfolgt die Bewegung nicht in der Achse zwischen Sender und Empfänger, so verringert sich die relative Bewegung entsprechend dem Winkel (Θ) zwischen Schallrichtung und Strömungsrichtung:

$$\Delta f = \frac{2 v f_o \cos \Theta}{c} \tag{3}$$

$$v = \frac{\Delta f\, c}{2 f_o \cos \Theta} \tag{4}$$

(c = Schallgeschwindigkeit, f_o = Sendefrequenz.)
Für das Strömungsvolumen (V) ergibt sich aus Gl. (2) und Gl. (4):

$$V = \left(\frac{\pi c}{8 f_o}\right) \cdot \left(\frac{\Delta f\, d^2}{\cos \Theta}\right). \tag{5}$$

Im Gegensatz zum kontinuierlichen Verfahren (cw) wird beim *gepulsten Doppler* ein unterbrochenes Schallwellenbündel ausgesandt (Abb. 1). Dadurch ergeben sich folgende für die Quantifizierung wesentlichen Vorteile:

— Die zwischen den einzelnen Sendepulsen liegende Pause kann zum *Aufbau eines Schnittbildes* genutzt werden, das die annähernd simultane Darstellung des zu untersuchenden Gefäßes ermöglicht.

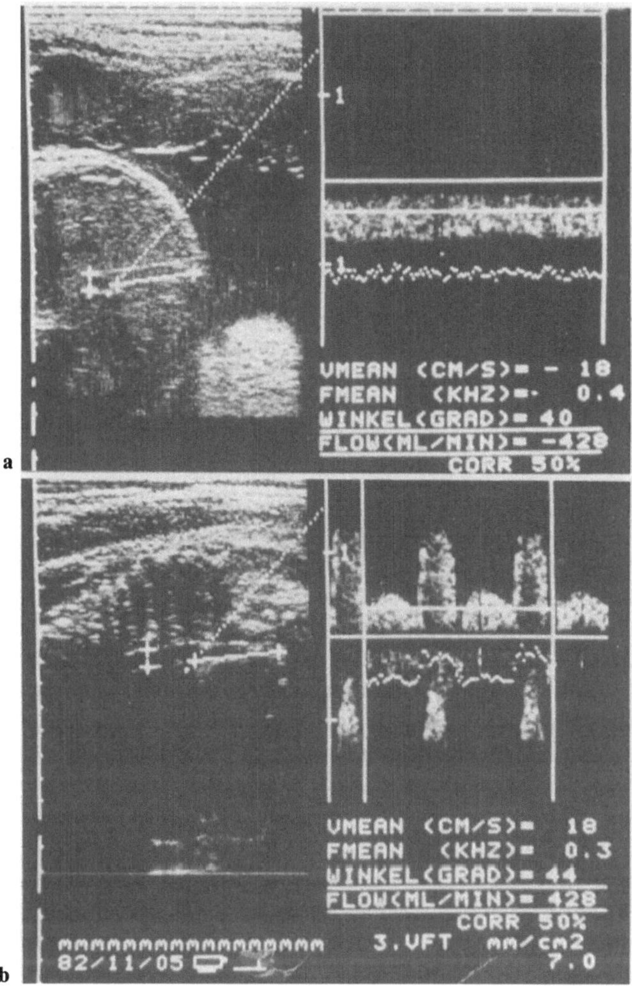

Abb. 2a, b. Durchflußmessung an der V. umbilicalis und der Aorta abdominalis des Fetus mit dem gepulsten Doppler-Verfahren (System 8105, Kranzbühler). Im B-Bild *(links)* ist der Doppler-Strahl mit dem Gefäßwinkel und dem Gefäßdurchmesser eingeblendet. Die *rechten Bildhälften* zeigen den originalen Doppler-Shift und die Computerrechnung. Als punktierte Linie erscheint die momentane mittlere Geschwindigkeit, die horizontale Linie gibt deren zeitlichen Mittelwert an *(V mean)*. Die vertikalen Linien markieren den Zeitraum, in dem die Rechnung durchgeführt wird. Ausgedruckt sind zudem Doppler-Shift *(F mean)*, Gefäßwinkel, Gefäßdurchmesser *(mm)* und mittlerer Durchfluß *(ml/min)*. **a** *V. umbilicalis.* Der Dopplershift zeigt einen annähernd konstanten Fluß, der aufgrund der Bewegung vom Sender weg unterhalb der Nullinie aufgezeichnet wird und mit negativem Vorzeichen erscheint. **b** *Aorta abdominalis.* Der Dopplershift zeigt eine pulsatile Charakteristik, bei der systolischer und diastolischer Fluß gut unterscheidbar sind. Die Messung erfolgt über 2 Zyklen. Der Shift ist aufgrund der Bewegung auf den Sender über der Nullinie aufgezeichnet und positiv berechnet. Die Registrierung unter der Nullinie entspricht einem „aliasing effect“

— Durch die Kenntnis der Schallausbreitungsgeschwindigkeit (c) kann die Empfangszeit (t_1) so eingestellt werden, daß nur *Signale aus einer bestimmten Tiefe* registriert werden, welche dem dargestellten Gefäß entspricht. Die Dauer des Empfangs (t_2–t_1) bestimmt die Breite der Registrierung, wobei dieses „sample volume" den gesamten Gefäßquerschnitt überdecken sollte.

Über einen Frequenzanalysator *(FFT = „fast Fourier transform")* können maximale, minimale und mittlere Geschwindigkeit oder ihre Summation über eine einstellbare Zeit ausgedruckt werden (Abb. 2). Die in die mittlere Flußgeschwindigkeit eingehende Gefäßwandbewegung wird durch einen Hochpaßfilter von etwa 100 Hz unterdrückt. Eine weitere Schwierigkeit in diesem Bestandteil der Flußgleichung ist die Bestimmung des *Winkels* zwischen Doppler-Strahl und Strömungsrichtung. Sie setzt einen annähernd geraden Gefäßverlauf voraus. Das „sample volume" gibt nur bei vollständiger Bedeckung des Gefäßes die wirkliche *mittlere Geschwindigkeit* wieder. Wird es zu breit gewählt, so besteht die Gefahr, daß benachbarte Gefäße miterfaßt werden. Eine Umkehrung der Flußrichtung, wie sie beispielsweise in den benachbarten Gefäßen Aorta und V. cava vorliegt, kann dagegen durch die Trennung der Vor- und Rückflußanteile erkannt werden.

Die Berechnung des Minutenvolumens setzt im 2. Teil der Flußgleichung die Bestimmung des *Gefäßquerschnitts* voraus. Seine Vermessung ist derzeit nur in *einer* Dimension möglich, so daß die Fläche unter Annahme einer kreisförmigen Konfiguration idealisiert werden muß. Abweichungen sind insbesondere bei venösen Gefäßen zu erwarten. An die Bestimmung des *Durchmessers* sind hohe Anforderungen zu stellen, da dieser Faktor der Flußgleichung in der 2. Potenz eingeht und somit die Ergebnisse in weit höherem Umfang verfälscht, als dies bei der Flußgeschwindigkeit der Fall ist. Die Genauigkeit ist nicht nur von der vertikalen Auflösung des B-Bildes, sondern bei arteriellen Gefäßen auch von der zeitlichen Änderung im Verlauf der Pulswelle abhängig. Theoretisch müßte das Zeitintegral der Flußgeschwindigkeit mit dem Zeitintegral des Gefäßdurchmessers multipliziert werden. Dies ist nicht möglich, da das Doppler-Signal nicht streng simultan, sondern in den Lücken des Bildaufbaus registriert wird. Der mittlere Gefäßdurchmesser kann durch multiple Messungen im B-Bild oder besser im Rahmen einer M-mode-Darstellung durch Mehrfachmessungen entlang der Zeitachse bestimmt werden (Eik-Nes et al. 1984).

Diagnostische Aspekte

Aus grundsätzlichen Überlegungen heraus scheint es zunächst wünschenswert, die *absoluten Flußvolumina* verschiedener fetaler Gefäße zu bestimmen und zu pathologischen Zuständen in Beziehung zu setzen (Abb. 3). Da in die Flußgleichung die erwähnten Größen Doppler-Shift, Gefäßwinkel und Gefäßquerschnitt eingehen, sind die Volumina bezüglich ihrer Reproduzierbarkeit durch größere Fehlerquellen belastet als die Primärdaten. Weiter ist zu berücksichtigen, daß die Flüsse proportional zum *fetalen Gewicht* ansteigen. Eine Vergleichbarkeit ist deshalb nur bei Angaben der Durchflußmenge pro Körpergewicht des Fetus gegeben. Dadurch kommt als weitere Fehlerquelle die Unsicherheit der Gewichtsbestimmung ins Spiel. Die Aussagefähigkeit von Einzelmessungen ist somit wesentlich beeinträchtigt. Werden statt

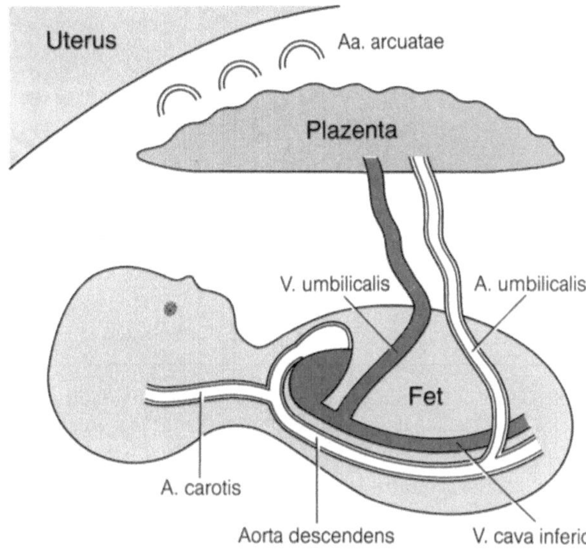

Abb. 3. Schematische Darstellung der Gefäße der fetoplazentaren Einheit, bei denen Durchflußmessungen mit dem gepulsten Doppler möglich sind

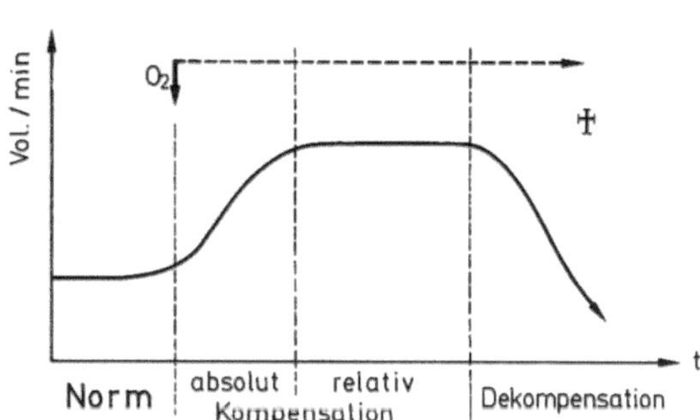

Abb. 4. Stadien der Reaktion des fetalen Kreislaufs auf einen chronischen Streß. Die Versorgung lebenswichtiger Organe kann primär über eine Steigerung des Minutenvolumens, sekundär über eine Umverteilung des zirkulierenden Bluts aufrechterhalten werden

dessen *Verlaufsbeobachtungen* innerhalb begrenzter Zeitintervalle herangezogen, so ist eine Reduzierung der Fehlerquellen insofern gegeben, als die Faktoren Gefäßquerschnitt und fetales Gewicht als annähernd konstant angesehen werden können. Im Prinzip ist diese Art der Auswertung mit der Beschränkung der Beurteilung auf die *mittlere Flußgeschwindigkeit* identisch.

Ein weiterer Grund, Longitudinalstudien zu fordern, beruht auf der Annahme, daß Flußveränderungen unter der Einwirkung chronischer Noxen keineswegs nur in einer Richtung verlaufen. So ist beispielsweise bei chronischer Hypoxie zunächst mit einer *Kompensation* der Sauerstoffverringerung über eine Erhöhung des Minutenvolumens zu rechnen, während es im Stadium der *Dekompensation* zu einer Reduzierung der Durchströmung kommt (Abb. 4).

Die Durchblutung lebenswichtiger Organe kann auch durch *Umverteilung* im Sinne einer Zentralisation des Kreislaufs aufrechterhalten werden. Aus normalen Flüssen einzelner Gefäße kann daher nicht unbedingt auf einen normalen Zustand der Kreislaufverhältnisse geschlossen werden. Die Erfassung solcher Regulationsmechanismen ist über die simultane Messung in verschiedenen Gefäßen denkbar.

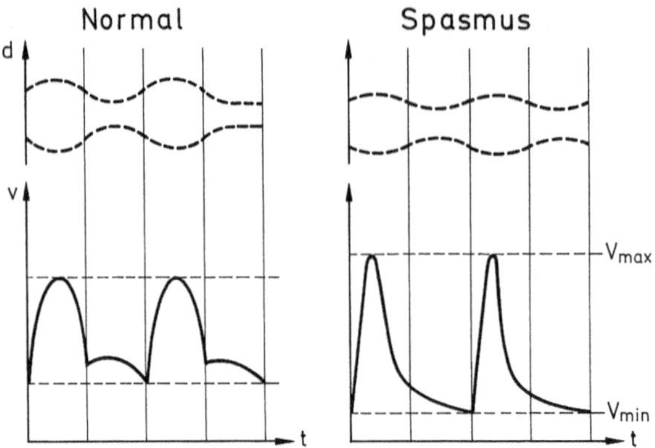

Abb. 5. Schematische Darstellung der Geschwindigkeitsprofile in Gefäßen mit unterschiedlichem peripherem Widerstand. Bei abnehmender Elastizität kommt es zu einer Erhöhung der systolischen Anstiegsgeschwindigkeit und zu einer Verminderung des diastolischen Flusses

Bei „chronic fetal distress" könnte die Drosselung der Durchblutung in Nieren und unteren Extremitäten an einer Änderung des Verhältnisses von aortalem und umbilikalen Fluß sichtbar werden. Zusätzliche Aufschlüsse über solche Umverteilungen sind aus Messungen in weiteren Gefäßen, wie der V. cava inferior (Maršál et al. 1984), der A. carotis oder der A. umbilicalis (Klosa u. Schillinger 1984) zu erwarten.

Ein wesentlicher Ansatz der diagnostischen Auswertung ergibt sich aus der *„Beat-to-beat-Analyse"* in arteriellen Gefäßen. Sie eröffnet neue Aspekte in der Beurteilung der hämodynamischen Bedeutung von Herzfrequenzalterationen in Form von Akzelerationen oder Dezelerationen. Insbesondere eignet sich diese Methode zur Analyse fetaler Arrhythmien.

In einer weiteren Reduzierung unsicherer Meßgrößen bietet sich bei arteriellen Gefäßen die direkte *Analyse des Doppler-Shifts* an. Hier können unter Verzicht auf den Gefäßquerschnitt Veränderungen der Flußprofile während der systolischen und diastolischen Phase der Pulswelle beurteilt werden. Auswertbar sind beispielsweise der systolische Anstieg der Flußgeschwindigkeit, das Verhältnis von mittlerem systolischem und diastolischem Fluß oder das Verhältnis von systolischem Maximum und enddiastolischem Minimum (Abb. 5).

Klinische Ergebnisse

Durchfluß in der Umbilikalvene

Über Blutflußmessungen in der V. umbilicalis mit dem gepulsten Doppler wurde inzwischen von verschiedenen Arbeitsgruppen berichtet (Gill 1979; Eik-Nes et al. 1980; Jouppila et al. 1981; Kurjak u. Rajhwajn 1982; Klosa u. Schillinger 1983; Campbell et al. 1983). In *normalen Schwangerschaften* steigt die Durchblutung von etwa 100 ml in der 26. SSW bis zu einem Maximum von etwa 300 ml in der 37. SSW an, um anschließend wieder leicht abzufallen (Abb. 6). Bezogen auf das fetale Gewicht, liegt der Durchfluß bis zur 34. SSW konstant bei 120 ml/min kg und nimmt

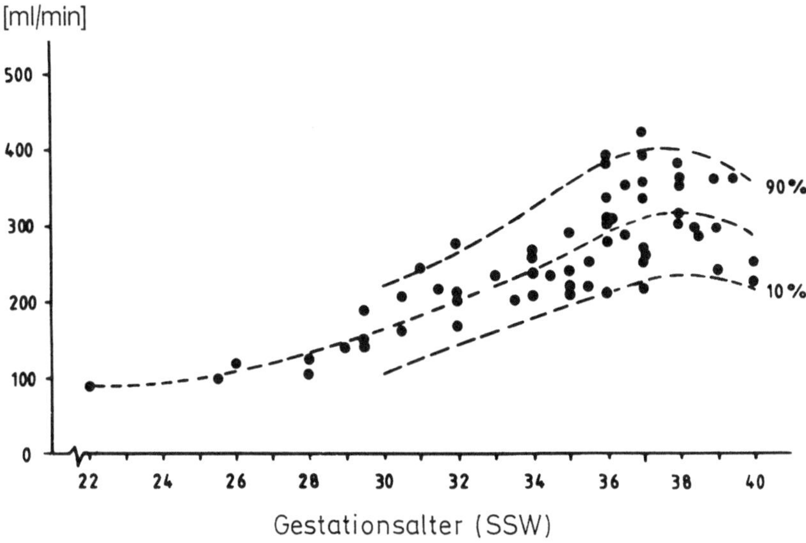

Abb. 6. Durchströmung der V. umbilicalis in der Spätschwangerschaft (UFK Freiburg i. Br.)

dann zum Endtermin auf 90 ml/min/kg ab (Gill et al. 1984). Der Gefäßdurchmesser vergrößert sich in dieser Zeit nur gering von etwa 6 auf 7 mm (Jouppila u. Kirkinen 1984a). Am umbilikoplazentaren Kreislauf nehmen etwa 45% des fetalen Herzminutenvolumens teil (Wladimiroff et al. 1981). Bei fetalen Atembewegungen nimmt die Flußgeschwindigkeit in der V. umbilicalis während der Inspiration ab, während sie exspiratorisch ansteigt (Maršál et al. 1984). Die Reproduzierbarkeit der Meßergebnisse wird mit einem Standardfehler von 10–15% angegeben (Gill 1982).

In *pathologischen Schwangerschaftskollektiven* wurden erhöhte Flußwerte bisher bei *fetaler Anämie, mütterlicher Anämie,* uteriner Blutung und Infarzierung der Plazenta beobachtet (Gill et al. 1984; Kirkinen et al. 1983). *Bei Rhesusinkompatibilität* bestand eine signifikante negative Korrelation mit den Hämoglobinwerten der Neugeborenen. Die gesteigerten Flüsse waren auf eine Vergrößerung sowohl des Gefäßdurchmessers als auch der Flußgeschwindigkeit zurückzuführen (Jouppila u. Kirkinen 1984a). Erhöhte Volumina bei *Fetopathia diabetica* waren nur bezüglich der Absolutwerte nachweisbar, während sich in Relation zum fetalen Gewicht normale Werte ergaben (Gill et al. 1984). Bei intrauteriner *Wachstumsretardierung* (IUGR) wurde übereinstimmend eine verminderte Durchströmung in der V. umbilicalis gefunden (Kurjak u. Rajhwajn 1982; Jouppila u. Kirkinen 1984c; Gill et al. 1984). Fälle, bei denen das Minutenvolumen in größerem Ausmaß als das fetale Gewicht reduziert war, zeigten eine auffällige perinatale Morbidität. Gelegentlich wurden aber auch erhöhte Flüsse als Ausdruck eines möglichen Kompensationsmechanismus verzeichnet. Gill et al. (1984) wiesen nach, daß die diagnostische Aussage bezüglich der IUGR durch Verlaufskontrollen gesteigert werden konnte. Sie fanden bei einmaliger Messung eine Treffsicherheit von 80% gegenüber 87% bei zwei aufeinanderfolgenden Bestimmungen und erreichten damit bessere Ergebnisse als mit endokrinologischen Parametern (Östriol bzw. HPL). Die Prognose pränataler Kom-

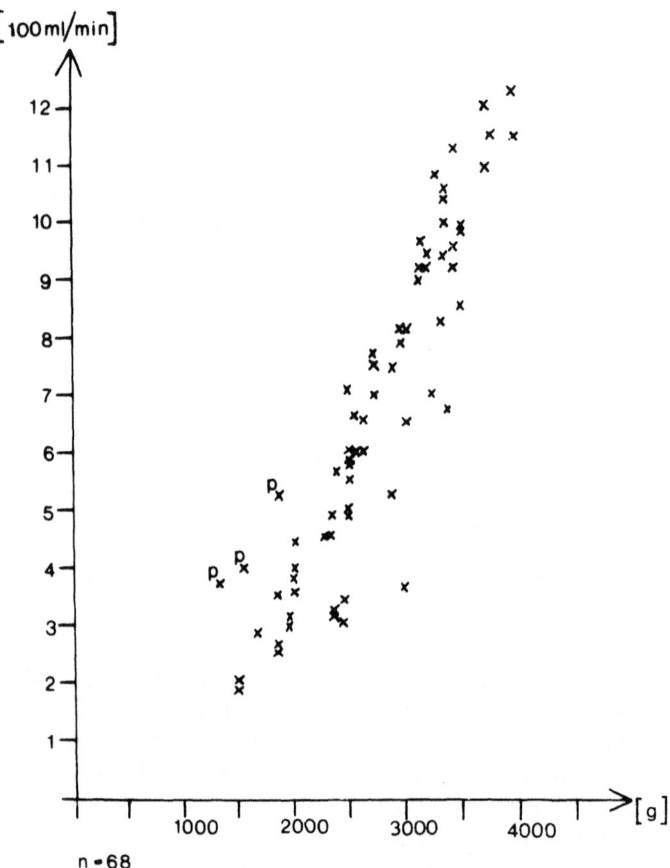

Abb. 7. Durchströmung der Aorta abdominalis des Fetus im letzten Schwangerschaftsdrittel, bezogen auf das fetale Gewicht ($n = 68$). *p* kennzeichnet Fälle mit schwerer Plazentainsuffizienz (UFK Freiburg i. Br.)

plikationen war jedoch nur durch die Berechnung des Flußdefizits erreichbar. Die Befunde unterstreichen die oben erwähnte Bedeutung von Serienbestimmungen.

Durchfluß in der Aorta abdominalis

Seit der Erstuntersuchung von Eik-Nes et al. (1980) widmeten sich weitere Autoren der Durchströmungsmessung in der fetalen Aorta (Jouppila et al. 1981; Wladimiroff u. McGhie 1981; Griffin et al. 1981; Klosa u. Schillinger 1983).

In *normalen Schwangerschaften* nimmt der Blutfluß etwa linear mit dem fetalen Gewicht zu (Abb. 7). Nach Maršál et al. (1984) steigen die absoluten Minutenvolumina von etwa 250 ml in der 26. SSW auf 700 ml am Endtermin an. Dabei liegt der Fluß pro Fetalgewicht annähernd konstant bei 240 ml/min/kg. Die mittlere Flußgeschwindigkeit bleibt ebenfalls konstant um 29 cm/s, während der Aortendurchmeser

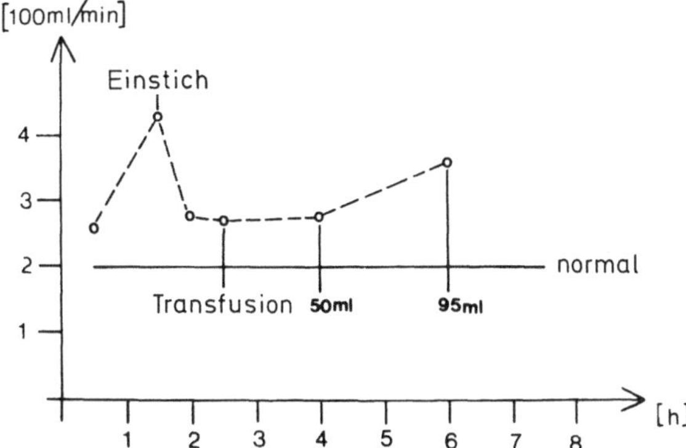

Abb. 8. Änderung der Aortendurchströmung während der intraperitonealen Transfusion bei einem Fetus der 30. SSW mit Rhesusinkompatibilität. Beim Einstich der Nadel in das Abdomen reagiert der Fetus mit einer starken Erhöhung des Minutenvolumens. Nach der Normalisierung kommt es unter der Transfusion zu einem erneuten, aber weniger ausgeprägten Anstieg. Erst nach 24h wurde wieder die Ausgangslage erreicht (UFK Freiburg i. Br.)

von 4,8mm auf 7,3mm wächst. Beim menschlichen Fetus erreichen etwa 50% des Aortendurchflusses die Plazenta über die Aa. umbilicales (Maršál et al. 1984). In-vivo-Untersuchungen am Schwein zeigten eine gute Korrelation zwischen der elektromagnetischen Flußmessung und der gepulsten Dopplermethode (Eik-Nes et al. 1984).

An größeren Kollektiven *pathologischer Schwangerschaften* wurden bisher keine Untersuchungen des Aortendurchflusses veröffentlicht, da noch erhebliche Schwierigkeiten hinsichtlich der Reproduzierbarkeit der Meßergebnisse bestehen. In Longitudinalstudien konnten jedoch interessante Einblicke in die hämodynamische Wirksamkeit verschiedener Stimulanzien gewonnen werden.

So fanden Maršál et al. (1984), daß fetale Atembewegungen auch an der Aorta einen Einfluß auf das Flußspektrum, hauptsächlich während der Diastole, haben. Das Minutenvolumen nimmt durchschnittlich um 16% zu. *Unter der Geburt* stellten sie keine Veränderung der Flußraten gegenüber dem wehenlosen Zustand fest. Auch bei frühen Dezelerationen wird der Fluß offenbar über eine Steigerung der Geschwindigkeit konstant gehalten.

An der UFK Freiburg beobachteten wir während einer transabdominalen Transfusion bei *Rhesusinkompatibilität* eine Steigerung des Aortendurchflusses unter dem Schmerzreiz des Einstichs und der Dehnung des Peritonealraums (Abb. 8). Aufschlußreiche Ergebnisse über die Beeinflussung des fetalen Kreislaufs unter *Hämodilution* konnten wir in Zusammenarbeit mit der UFK Essen (Siekmann et al. 1985) gewinnen. Bei Fällen mit schwerer und mittelschwerer EPH-Gestose und gleichzeitig nachweisbarer Hämokonzentration wurde eine Therapie mit NaCl, Dextran und HAES durchgeführt. Die simultane Kontrolle des mütterlichen und fetalen Kreislaufs durch die Impedanzkardiographie und den gepulsten Doppler ergab bei der Infusion von Dextran eine Erhöhung der Aortendurchströmung sowohl bei der Schwangeren als auch beim Fetus. Bei Verwendung von HAES war dieser Effekt nur bei der Graviden nachweisbar (Abb. 9).

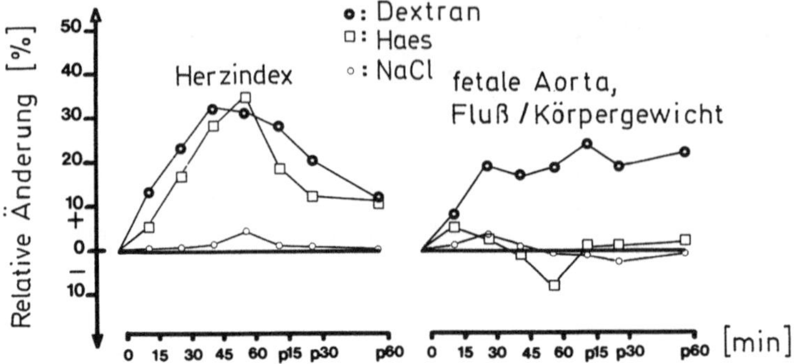

Abb. 9. Änderung der Durchströmung in der mütterlichen und in der fetalen Aorta unter Hämodilution bei EPH-Gestose. Bei der Infusion von Dextran und HAES kommt es zu einer passageren Steigerung des durch Impedanzkardiographie gemessenen Minutenvolumens (Herzindex) der Schwangeren. Mit Dextran ist dieser Effekt auch beim Fetus nachweisbar, hält jedoch länger an. HAES zeigt dagegen keine Auswirkung auf den fetalen Kreislauf (Universitäts-Frauenkliniken Freiburg i. Br. und Essen)

Beat-to-beat-Analysen

Bei neueren Geräten gestattet die elektronische Einrichtung die Integration der Doppler-Signale in wählbaren Zeitintervallen. Dadurch ist es möglich, hämodynamische Veränderungen der Flußvolumina von Schlag zu Schlag zu verfolgen. Das Verfahren bietet sich an zur Analyse von *Herzfrequenzalterationen.* Klinisch steht erstmals eine Methode zur Verfügung, mit der die Hämodynamik *fetaler Arrhythmien* untersucht werden kann. Die meisten derartigen Herzrhythmusstörungen sind funktioneller Natur und harmlos. Die Extrasystolen können ventrikulären oder supraventrikulären Ursprungs sein. Nach Maršál et al. (1984) zeigen eingestreute ventrikuläre Extrasystolen ein erniedrigtes Schlagvolumen, das jedoch während der nachfolgenden postextrasystolischen Schläge kompensiert wird. Auch bei komplettem AV-Block scheint das Minutenvolumen über eine Erhöhung des Schlagvolumens ausgeglichen zu werden.

Nach eigenen Untersuchungen sind supraventrikuläre Extrasystolen dadurch gekennzeichnet, daß normofrequente Phasen durch bradykarde Zyklen mit Frequenzen um 80/min unterbrochen werden. Die Analyse der Schlagvolumina ergab keine Änderung der Durchströmung, so daß wir heute annehmen, daß der Fetus über den Frank-Starling-Mechanismus in der Lage ist, sein Minutenvolumen unabhängig von der Frequenz aufrechtzuerhalten (Abb. 10). Unter 30 fetalen Arrhythmien konnten wir bisher erst einen Fall beobachten, bei dem dieser Kompensationsmechanismus nicht nachweisbar war (Abb. 11). Das Neugeborene verstarb am 5. Lebenstag aufgrund eines komplexen Herzvitiums.

Beurteilung des Flußprofils

Die erwähnten methodischen Schwierigkeiten bei der Bestimmung absoluter Flußvolumina führten zu Überlegungen, die in die Flußgleichung eingehenden Primärda-

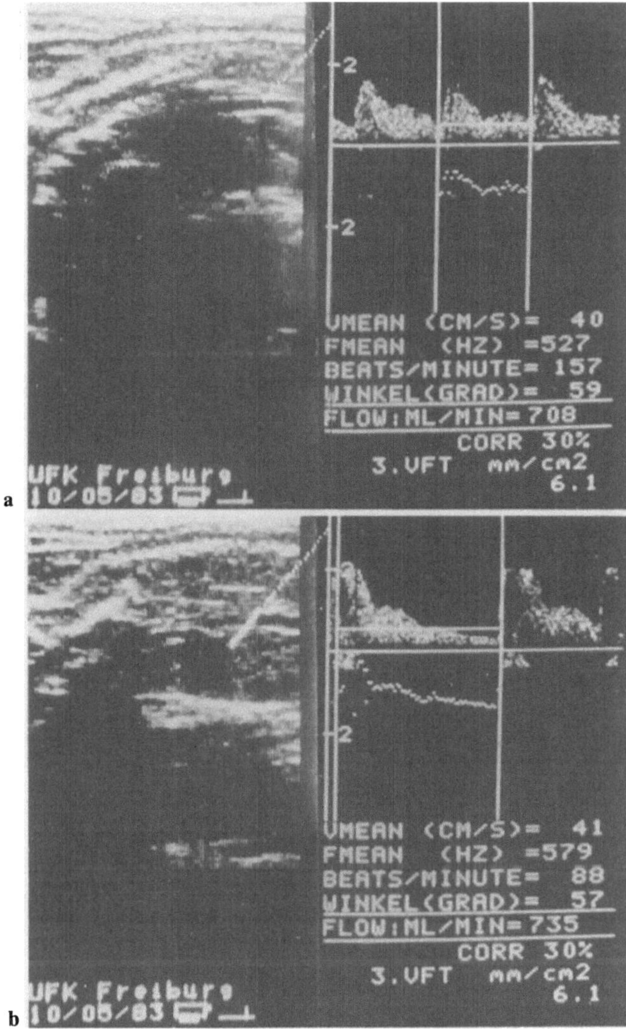

Abb. 10 a, b. Durchflußmessung an der Aorta abdominalis bei einem Fetus der 37. SSW mit kompensierter Arrhythmie. **a** Während einer tachykarden Phase (157/min) ergibt die Auswertung eines einzelnen Pulses ein normales Minutenvolumen von 708 ml. **b** In einer bradykarden Phase (88/min) ist der Fetus in der Lage, annähernd das gleiche Schlagvolumen (735 ml) zu fördern

ten hinsichtlich ihrer diagnostischen Validität zu überprüfen. In erster Linie bietet sich dazu die qualitative oder quantitative Analyse des *Doppler Shifts* bei pulsatilen Gefäßen an. Dieser Weg war schon unter Verwendung des cw-Dopplers durch Fitzgerald u. Drumm (1977) sowie McCallum et al. (1978) vorgezeichnet.

Fitzgerald et al. (1984) bestimmten den *Pulsatility Index (PI)* als Maß des peripheren Widerstands aus dem Quotienten des systolischen Maximums und des diastolischen Minimums der Flußgeschwindigkeit in der Nabelschnur. Dabei fanden sie eine signifikante Abnahme des Index im Verlauf der normalen Schwangerschaft. Bei

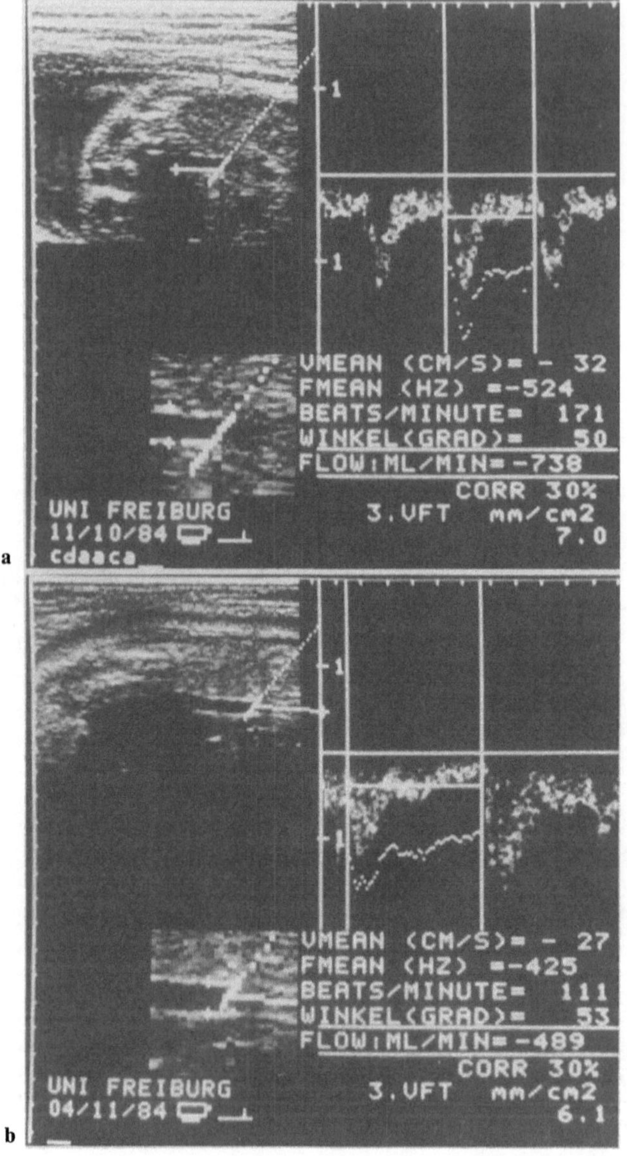

Abb. 11a, b. Durchflußmessung an der Aorta abdominalis eines Fetus der 34. SSW mit nichtkompensierter Arrhythmie. **a** Während der tachykarden Phase (171/min) ergibt die Berechnung eines einzelnen Pulses ein normales Minutenvolumen (738 ml). **b** In der Bradykardie (111/min) kann der Fetus das normale Minutenvolumen nicht aufrechterhalten (489 ml)

17 von 22 Patienten mit *intrauteriner Mangelentwicklung* war eine Erhöhung des PI nachweisbar.

Die Methode ist auch im gepulsten Doppler-Verfahren anwendbar und bietet durch die Kombination mit dem Real-time-B-Bild erhebliche Vorteile in der Auswahl der zu untersuchenden Gefäße.

Erste Ergebnisse an der Aorta descendens des Fetus wurden von Jouppila u. Kirkinen (1984b) mitgeteilt. Sie konnten bei allen 9 Fällen mit *Schwangerschaftshypertonie* einen „totalen Block" des enddiastolischen Geschwindigkeitsprofils durch den

Abfall der Flußgeschwindigkeit auf nicht meßbare Werte nachweisen. Die Methode erschien empfindlicher als die Bestimmung der Durchströmung der Nabelvene und insbesondere als kardiotokographische Kontrollen. Ein entsprechendes Phänomen wurde von Campbell et al. (1983) auch auf der mütterlichen Seite der uteroplazentaren Zirkulation entdeckt. Sie zeigten anhand von Aufzeichnungen des Dopplershifts der Aa. arcuatae, welche die bogenförmigen Aufweichungen der A. uterina darstellen, eine Verminderung des diastolischen Flusses bei hypertonischen Schwangeren. Auch diese Veränderungen gingen den mit konventionellen Methoden faßbaren Veränderungen und sogar der klinischen Manifestation der Gestosen um Wochen voraus.

Schlußbetrachtung

Die Kombination des Real-time-B-Bildes mit dem gepulsten Doppler-Verfahren eröffnet neue Wege in der Überwachung der fetoplazentaren Einheit. Durch *nichtinvasive Messungen der Durchströmung* in der V. umbilicalis und der Aorta descendens des Fetus ergeben sich Hinweise zur Regulation des fetalen Kreislaufs unter physiologischen und pathologischen Bedingungen. Es gelingt damit, Stadien der Kompensation und Dekompensation nachzuweisen. Anhand von Durchflußmessungen in *unterschiedlichen Körperregionen* sind Einsichten in die Zentralisationsmechanismen des Fetus zu erwarten. *Beat-to-beat-Analysen* ermöglichen die Beurteilung von Herzfrequenzalterationen.

Die Auswertung der *Geschwindigkeitsprofile* gestattet Rückschlüsse auf Veränderungen des peripheren Gefäßwiderstands. Die *klinische Relevanz* der Methode wurde bisher bei intrauteriner Mangelentwicklung, fetaler und mütterlicher Anämie, EPH-Gestose und fetalen Arrhythmien nachgewiesen. Der gepulste Doppler dürfte eine wertvolle Ergänzung zu konventionellen Überwachungsmethoden der fetoplazentaren Einheit darstellen. Gegenüber endokrinologischen und sonographisch-biometrischen Verfahren besteht hierbei der Vorteil der *Erfassung aktueller fetaler Gefahrenzustände.* Der Nachweis pathologischer Durchströmungsverhältnisse scheint auch kardiotokographischen Warnsymptomen vorauszugehen. Technologische Verbesserungen der Methode und die Vereinfachung diagnostisch relevanter Parameter lassen es möglich erscheinen, daß das gepulste Doppler-Verfahren in absehbarer Zeit in die klinische Routine Eingang findet.

Literatur

Assali NS, Rauramo L, Peltonen T (1960) Measurement of uterine blood flow and uterine metabolism. VIII. Uterine and fetal blood flow and oxygen consumption in early human pregnancy. Am J Obstet Gynecol 79:86–98

Callagan DA, Rowland TC Jr, Goldman DE (1964) Ultrasonic Doppler observation of the fetal heart. Obstet Gynecol 23:637

Campbell S, Griffin DR, Pearce JM, Diaz-Recasens J, Cohen-Overbeek TE, Willson K (1983) New Doppler technique for assessing uteroplacental blood flow. Lancet I:675

Clapp JF, Szete HH, Larrow R, Hewitt J, Mann LI (1980) Umbilical blood flow response to embolization of the uterine circulation. Am J Obstet Gynecol 138:60–67

Dawes GS (1968) Foetal and neonatal physiology. Year Book Medical Publishers, Chicago

Eik-Nes SH, Brubakk AO, Ulstein MK (1980) Measurement of human fetal blood flow. Br Med J 280:283–284

Eik-Nes SH, Maršál K, Kristoffersen K (1984) Methodology and basic problems related to blood flow studies in the human fetus. Ultrasound Med Biol 10:329

Fitzgerald DE, Drumm JE (1977) Non-invasive measurement of human fetal circulation using ultrasound: A new method. Br Med J II:1450–1451

Fitzgerald DE, Stuart B, Drumm JE, Duignan NM (1984) The assessment of the feto-placental circulation with continuous wave Doppler ultrasound. Ultrasound Med Biol 10:371–376

Gill RW (1979) Pulsed Doppler with *B*-mode imaging for quantitative blood flow measurement. Ultrasound Med Biol 5:223–235

Gill RW (1982) Accuracy calculations for ultrasonic pulsed Doppler blood flow measurements. Aust Phys Eng Sci Med 5:51–57

Gill RW, Kossoff G, Warren PS, Garrett WJ (1984) Umbilical venous flow in normal and complicated pregnancy. Ultrasound Med Biol 10:349

Griffin DR, Teague MJ, Campbell S (1981) Measurement of fetal blood flow using pulsed Doppler ultrasound: Preliminary results. In: Latin V (ed) Abstracts, 4th European Congress on Ultrasonics in Medicine, Dubrovnik 1981. Excerpta Medica, Amsterdam, p 16

Jouppila P, Kirkinen P (1984a) Umbilical vein blood flow as an indicator of fetal hypoxia. Br J Obstet Gynaecol 91:107–110

Jouppila P, Kirkinen P (1984b) Increased vascular resistance in the descending aorta of the human fetus in hypoxia. Br J Obstet Gynaecol 91:853

Jouppila P, Kirkinen P (1984c) Umbilical vein blood flow in the human fetus in cases of maternal and fetal anemia and uterine bleeding. Ultrasound Med Biol 10:365–370

Jouppila P, Kirkinen P, Eik-Nes SH, Koivula A (1981) Fetal and intervillous blood flow measurements in late pregnancy. Excerpta Med Int Congr Ser 553:226

Kirkinen P, Jouppila P, Eik-Nes S (1983) Umbilical vein blood flow in rhesus-isoimmunization. Br J Obstet Gynaecol 90:640–643

Klosa W, Schillinger H (1983) Durchflußmessungen in der fetalen Aorta und Umbilicalvene mit dem gepulsten Dopplerverfahren. In: Otto RC, Jann FX (Hrsg) Ultraschalldiagnostik. Thieme, Stuttgart, S 82

Klosa W, Schillinger H (1984) Noninvasive Messungen mit dem gepulsten Doppler-Verfahren in der fetoplazentaren Einheit. Ber Gynäkol Geburtshilfe 120:126

Kurjak A, Rajhvajn B (1982) Ultrasonic maesurements of umbilical blood flow in normal and complicated pregnancies. J Perinat Med 10:3–16

Maršál K, Eik-Nes SH, Lindblad A, Lingman G (1984) Blood flow in the fetal descending aorta; intrinsic factors affecting fetal blood flow, i.e. fetal breathing movements and cardiac arrhythmia. Ultrasound Med Biol 10:339–348

McCallum WD, Williams CS, Napel S, Daigle RE (1978) Fetal blood velocity waveforms. Am J Obstet Gynecol 132:425–429

Siekmann U, Heilmann L, Klosa W, Quaas L, Schillinger H (1985) Noninvasive simultaneous estimation of alterations in fetal and maternal cardiovasculary system during plasma volume expansion in preeclampsia. Perinat Med

Stembera ZK, Hodr J, Janda J (1965) Umbilical blood flow in healthy newborn infants during the first minutes after birth. Am J Obstet Gynecol 91:568–574

Wladimiroff JW, McGhie J (1981) Ultrasonic assessment of cardiovascular geometry and function in the human fetus. Br J Obstet Gynaecol 88:870–875

Wladimiroff J, Vosters JS, McGhie JS, Struyk P (1981) Human fetal cardiovascular dynamics during the last trimester of pregnancy and the first 48 hours following delivery. Excerpta Med Int Congr Ser 553:200–208

Das NMR-Imaging – ein neues diagnostisches Verfahren in Gynäkologie und Geburtshilfe*

W. LOHMANN

Einleitung

Die kernmagnetische Resonanzspektroskopie (NMR, „nuclear magnetic resonance") wurde 1945 entdeckt und hat seitdem eine stürmische Entwicklung durchlaufen. Zunächst diente sie im wesentlichen zu analytischen und zu Strukturuntersuchungen in der Chemie, Biochemie und Biophysik. In den letzten Jahren ist sie zu einer Methode der inneren Bildgebung (NMR-Imagingmethode; ortsaufgelöste Signale) [1, 2] ausgebaut worden. In dieser Funktion hat sie den Vorteil, daß sie nichtinvasiv ist, keine ionisierende Strahlung benutzt, Knochenstrukturen ohne Intensitätsverlust durchdringt und ohne schädliche Wirkung zu sein scheint. Von besonderer Wichtigkeit ist auch, daß sie über das der Röntgendiagnostik schlecht zugängliche weiche Gewebe Aussagen machen kann. Darüber hinaus hat sie den Vorteil, daß man den Kontrast zwischen verschiedenen Geweben manipulieren kann, um pathologische Veränderungen besser erkenntlich zu machen.

Die NMR-Imagingmethode gebraucht Radiofrequenzen ($\sim 10^8$ Hz) und kann bei Vorhandensein von sorgfältig kontrollierten magnetischen Feldern (ein statisches Feld (0,2–2T) und Gradientenfelder in x-/y-/z-Richtung) Querschnittsbilder des Körpers in jeder beliebigen Ebene erzeugen. Die Intensität dieser Schnittbilder hängt von der Verteilungsdichte der Wasserstoffkerne und von Parametern ab, die für ihre Bewegung in den einzelnen Geweben charakteristisch sind.

Parallel zu dieser NMR-Imaging- oder NMR-Tomographiemethode ist ebenfalls in den letzten Jahren die topologische magnetische Resonanzmethode (TMR) (s. [3] und darin zitierte Referenzen) entwickelt worden. Beide Methoden geben verschiedene Arten von Information über lebende Systeme. Die Imagingmethode mißt die makroskopische Verteilung einer Kernspinspezies (gewöhnlich ^{1}H ≙ Proton) über ein ganzes Objekt. Die räumliche Unterscheidung geht zu Lasten der spektralen Auflösung. Die TMR-Methode gibt Informationen über den Stoffwechsel eines ausgewählten Gebiets im menschlichen Organismus, welche, ohne einen Eingriff in den Körper vollziehen zu müssen, z.B. aus den hochaufgelösten ^{31}P-NMR-Spektren abgeleitet werden können. So ist es mit der letzteren Methode möglich, die in-vivo-Konzentrationen von hochenergetischen Phosphatverbindungen, wie z.B. Adenosintriphosphat (ATP) und Phosphokreatin (PCr) und den zellulären pH-Wert nichtinvasiv zu bestimmen. Dies ist verständlicherweise ein Traumziel der Medizin.

* Für technische Assistenz danke ich Herrn Dipl.-Phys. K. Beinhauer, Frau Petra Ferber und Frau Petra Mockenhaupt. Ein Teil der Arbeiten wurde mit freundlicher Unterstützung des Bundesministeriums für Forschung und Technologie durchgeführt. Die Abbildungen 3, 7, 8, 9, 11 werden mit freundlicher Genehmigung der Siemens AG, Abb. 4–6 der Bruker AG gezeigt.

Methode

Die NMR-Methode beruht auf der Tatsache, daß Atomkerne mit ungerader Nukleonenzahl (z.B. Protonen) einen Eigendrehimpuls (Spin) besitzen, der mit einem magnetischen Moment gekoppelt ist, das i.allg. keine Vorzugsrichtung im Raum hat. Beim Anlegen eines äußeren statischen Magnetfeldes H_o verhalten sich diese Kernspins wie kleine Magneten und richten sich zum Feld hin aus, und zwar entweder parallel zum Feld (energiearm) oder antiparallel (energiereich) (Abb. 1). Dabei befinden sich etwas mehr Kerne im energiearmen als im energiereichen Zustand, woraus eine Magnetisierung der Probe resultiert.

Ein schnell veränderliches Magnetfeld mit einer geeigneten Radiofrequenz-(RF-)Strahlung ω, angewandt mittels einer Spule auf die im statischen Magnetfeld befindliche Probe, ändert die Orientierung der Kernspins (m_I) relativ zu der Richtung des starken statischen Magnetfeldes. Infolge Energieabsorption (ΔE) gehen die Protonen vom energiearmen Zustand in den höheren Energiezustand über. Wenn das Wechselfeld abgeschaltet wird, kehren die Kerne in den Gleichgewichtszustand unter Ausstrahlung von Energie derselben Frequenz wie die des RF-Feldes zurück. Diese Frequenz ist die Resonanz- oder Larmor-Frequenz ($\nu = \gamma/2\pi\, H_o$, wobei γ das für jedes Element oder Isotop charakteristische gyromagnetische Verhältnis, $\omega = 2\pi\nu$ und h die Planck-Konstante ($\hbar = h/2\pi$) ist. Für ein Feld von 1 T (≙ 10000 Gs) ist z.B. die Resonanzfrequenz für Protonen 42 MHz und die für Phosphor 17 MHz. Die magnetischen Kerne im menschlichen Körper, wenn sie in ein statisches magnetisches Feld gelegt werden, wirken somit als Empfänger und Transmitter von RF-Energie.

Die molekulare Umgebung der Kerne bewirkt eine Veränderung der den Kern umgebenden Elektronendichte, so daß das effektive Feld am Kernort kleiner ist als das angelegte Feld H_0 am freien Kern. Kerne in verschiedenen chemischen Umgebungen absorbieren somit Energie bei verschiedenen Frequenzen; mit anderen Worten, bei gleicher Frequenz erfolgt die Resonanz des abgeschirmten Kerns bei höherem äußerem Feld. Die Verschiebung der Resonanzfrequenz bezüglich einer gewählten Referenzfrequenz wird als „chemische Verschiebung" bezeichnet. Sie ist eine charakteristische Größe für die unterschiedlichen chemischen Gruppen eines Moleküls. Hierin liegt die eigentliche Bedeutung der hochauflösenden NMR-Spektroskopie. In Abb. 2 ist das ^{1}H-NMR-Spektrum von Askorbinsäure wiedergegeben, wobei Tetramethylsilan (TMS) als Bezugspunkt (Referenzsubstanz) dient. Für andere Isotope, wie z.B. ^{13}C und ^{31}P, ist der Sachverhalt ähnlich. Im Gegensatz zu dieser in-vitro-NMR-Spektroskopie sucht die in-vivo-NMR-Spektroskopie diese chemische Verschiebungsinformation für Kerne innerhalb des Patienten zu erhalten.

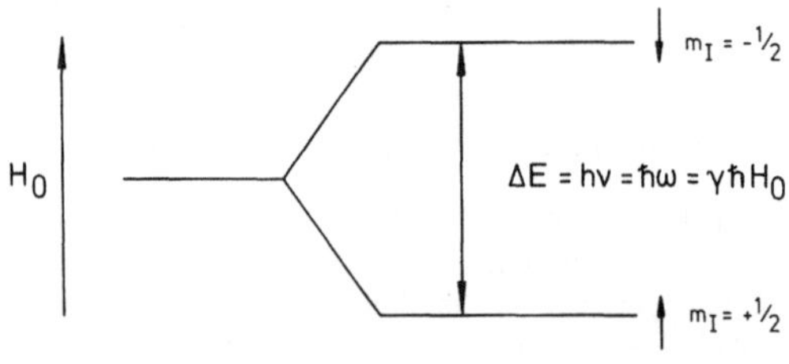

Abb. 1. Energieniveauschema eines Kerns mit Kernspinquantenzahl I = 1/2 (z.B. ^{1}H) im äußeren Magnetfeld H_o. Erläuterungen s. Text

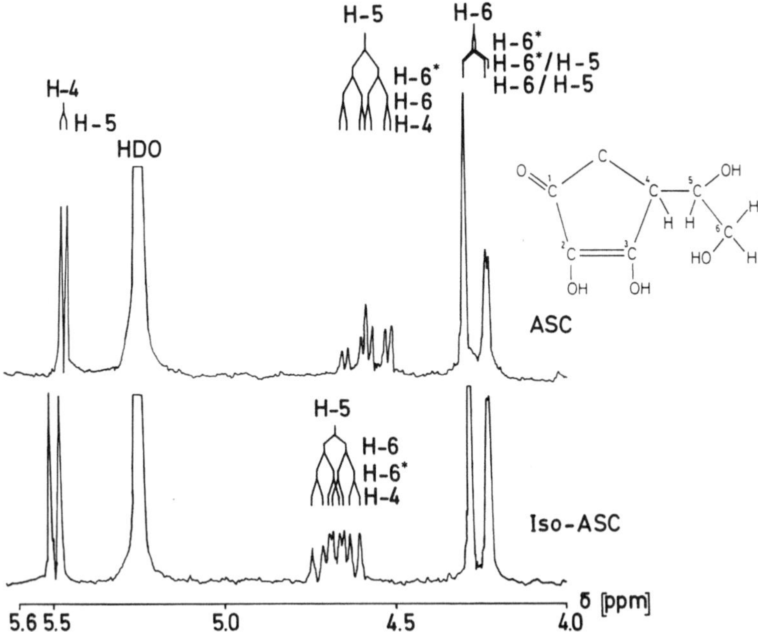

Abb. 2. ^{1}H-NMR-Spektrum von Askorbinsäure (*ASC*) und Isoaskorbinsäure (*Iso-ASC*). Die eingezeichneten Termschemata geben die durch die Kopplung der Protonen untereinander bedingten Aufspaltungen an

Die molekulare Umgebung der Kerne bestimmt auch, auf welche Art und Weise das Spinsystem in seine Gleichgewichtsmagnetisierung zurückkehrt. Dieser Prozeß ist charakterisiert durch 2 Parameter: T_1, die longitudinale Relaxationszeit, die das Verhalten der Komponente des Magnetisierungsvektors parallel zum angelegten statischen Feld H_o beschreibt, und T_2, die transversale Relaxationszeit, die das Verhalten der Komponente des Magnetisierungsvektors senkrecht zu H_o beschreibt. T_1 ist auch als Spin-Gitter-Relaxationszeit und T_2 als Spin-Spin-Relaxationszeit bekannt. Bei T_1 relaxiert die zu H_o parallele Komponente des Systems in seine Gleichgewichtsmagnetisierung, bei der die transversale Komponente Null ist. T_2 beschreibt den Verlust der Phasenkohärenz der in Phase präzedierenden Spins und kann deshalb auch sehr anschaulich als „Phasengedächtniszeit" bezeichnet werden.

Methoden zur Bestimmung der Relaxationszeiten sind ausgearbeitet worden und können in einschlägigen Veröffentlichungen nachgelesen werden. Es sind im wesentlichen die „Inversion-recovery"- und die „Saturation-recovery-Methoden" [4, 5], die beide T_1-betonte Bilder ergeben, welche u.a. zur Unterscheidung von grauer und weißer Hirnsubstanz gut geeignet sind, und die Spin-Echo-(SE)-Technik [6], die T_2-betonte Bilder liefert und meistens in der Imagingtechnik benutzt wird.

T_1 und T_2 betragen bei reinem Wasser etwa 2 s bei 25°C, sind jedoch beträchtlich kürzer, wenn z.B. Proteine hinzugesetzt werden. Für die NMR-Imagingmethode ist es wichtig, daß T_1 und T_2 gewebespezifisch sind und daß sie z.B. auf den Wassergehalt des Gewebes, auf die verschiedenen Zellteilungsphasen, Proteinkonformationen und auf die Gewebebösartigkeit ansprechen. Die Gründe für die Unterschiede im Relaxationsverhalten sind noch nicht bekannt.

Leider sind die T_1- und T_2-Messungen mit großen Fehlern behaftet, die durch das multiexponentielle Relaxationsverhalten der meisten Gewebearten, Blutflußartefakte, RF-Pulssequenzeffekte und durch Bewegungen der Patienten verursacht werden.

Um nun Schnittbilder lebender Organismen herstellen zu können, müssen die NMR-Signale ortsaufgelöst sein [2]. Dies wird möglich, wenn man statt eines homogenen ein inhomogenes äußeres Magnetfeld verwendet, welches eine solche Form besitzt, daß jedem Punkt im Raum (x/y/z) der Probe eindeutig eine Resonanzfrequenz zugeordnet werden kann. In der Praxis arbeitet man mit linearen Feldgradienten von 1–10 Gs/m. Kombinationen von Gradientenfeldern in x/y/z ergeben dann eine zeilenhafte, planare oder dreidimensionale Bilddarstellung. Soll z.B. eine axiale Schicht dargestellt werden, so muß ein Gradient in Richtung der Körperlängsachse eingeschaltet sein. Denn dann und nur dann ist die zur Anregung durch einen RF-Puls notwendige Resonanzbedingung in nur einer axialen Ebene erfüllt. Es ist möglich, diese Schichten in jede beliebige Richtung zu orientieren, ohne den Patienten zu bewegen.

Wenn Breitbandpulse, die alle Frequenzen aus dem Bereich der möglichen chemischen Verschiebung eines Kerns enthalten, zur Anregung des Systems in Gegenwart eines linearen Gradienten eingestrahlt werden, ist das erhaltene Fourier-Transformationssignal gleich der Projektion der Signale von allen Kernen innerhalb der Schichten senkrecht zur Linie. Unter Benutzung bestimmter Algorithmen kann man dann zwei- und dreidimensionale Bilder herstellen, die ein besseres Signal-Rausch-Verhältnis für eine gegebene Auflösung pro Akquisitionszeiteinheit haben.

Die Signalamplitude S des Bildes wird näherungsweise durch folgende Beziehung gegeben:

$$S \approx \rho \frac{T_2}{T_1},$$

wobei ρ die Konzentration der Kerne (lokale Spindichte) ist. Da Fett kürzere T_1- und längere T_2-Zeiten als andere Weichteilgewebe hat, hat es bei der Protonenbildgebung die stärksten Signale. Im Tumorgewebe sind T_1 und T_2 größer als in normalen Geweben. Aus diesem Grund werden öfters Mehrfachechopulssequenzen benutzt, da die späten Echos Signale mit hohem Kontrast zwischen Tumor- und gesundem Gewebe ergeben. Man mißt also in ein und derselben Schicht während T_2 verschiedene Echozeiten (TE ≙ Echozeit oder Zeit zwischen RF-Puls und den jeweiligen SE-Signalempfängen).

Der Vollständigkeit halber sollte hier auch noch die Erholungszeit TR („recovery time") erwähnt werden, die die Repetitionsrate zwischen sukzessiven SE-Sequenzen angibt. Bei TR $>$0,25 s ist es möglich, bis zu etwa 15 zwei-dimensionale Schichten im SE-Verfahren bei einer einzigen Messung zu erhalten. Bei Verwendung kürzerer Recoveryzeiten (TR $<$0,25 s) stehen im Spin-Echo-Verfahren weniger, dafür aber drei-dimensionale Schichten zur Verfügung. Auch beim „Inversion-recovery"-(IR)-Verfahren ist es möglich, bei einer Messung einige Schichten darzustellen.

Die bei NMR-Imaginguntersuchungen gebräuchlichsten Techniken sind entweder das zwei-dimensionale Mehrschicht-Spin-Echo-Verfahren oder die oben erwähnte Mehrfachechopulssequenzenmethode.

Das z.Z. erzielbare Auflösungsvermögen liegt im mm-Bereich und ist daher vergleichbar mit dem in der Röntgencomputertomographie erhaltenen. Weitere Verbesserungen werden jedoch in nächster Zeit erwartet, speziell durch den Einsatz höherer Magnetfelder und neuer Methoden, wie z.B. die zweidimensionale Fourier-Transformations- und Echo-planar-imaging-Methoden [7, 8], die sich jedoch erst in der Testphase befinden. Sie benutzen oszillierende Gradienten, deren Ankopplung an das übrige Spektrometersystem noch technische Schwierigkeiten bereitet. Sie erlauben aber schnellere Bilderakquisitionen und sind deshalb v.a. für die Aufnahme von Bildern des schlagenden Herzens eingesetzt worden. Eine weitere Technik benutzt RF-Feldgradienten [9] anstatt magnetischer Feldgradienten. Diese Methode scheint besonders für Blutfluß- und hochauflösende chemische Verschiebungsbilder geeignet zu sein.

Für bestimmte Untersuchungen ist es sinnvoll und wünschenswert, T_1 und T_2 zu verkürzen. Dies kann erreicht werden durch paramagnetische Ionen und stabile freie Radikale. So ist es kürzlich gelungen, Herzmuskelgewebe mit Infarkt ex vivo in Bildern darzustellen, indem das F_{ab}-Fragment von Antikörpern gegen Myosin mit Mangan mittels des bifunktionellen Chelators DTPA markiert wurde. Sein Einsatz führte zu einer selektiven Vergrößerung der Relaxationsraten im infarzierten Gewebe.

Ein wichtiger Faktor für die Bildqualität ist das Signal-Rausch-Verhältnis. Dieses kann beträchtlich verbessert werden, wenn die Magnetfeldstärke zunimmt. So bekommt man eine ca. 11fache Verbesserung bei einem 63MHz-(1,5T-)System im Vergleich zu einem System, das bei 5,1MHz arbeitet. Da jedoch der Wärmeeffekt der Radiofrequenzen größer und ihre Eindringtiefe kleiner wird, ist eine obere Grenze für die Magnetfeldstärke bei Protonenimaging vorgegeben.

Eine weitere Möglichkeit der Verbesserung des Signal-Rausch-Verhältnisses ist durch den Einsatz von Oberflächenspulen gegeben. Diese RF-Spulen, die aus einigen wenigen Drahtwindungen bestehen, geben auch Spektren von einem Patienten, wenn sie auf die Körperoberfläche in der Nähe des interessierenden Organs gelegt werden (eingangs erwähnte topologische Kernresonanzmethode, TMR). Dafür sind jedoch wieder sehr homogene Felder notwendig, um die wichtigen Resonanzen aufzulösen. So ist z.B. bei Feldern >1T eine Homogenität besser als 1ppm („parts per million") notwendig, da die Protonenresonanzen von Biomolekülen sich nur über etwa 10ppm, die der Phosphorresonanzen über 30ppm und die der ^{13}C-Resonanzen über 200ppm ausdehnen.

In praxi verfährt man so, daß die TMR-Methode ein Magnetfeld benutzt, das homogen über das zu untersuchende Gebiet und ansonsten inhomogen ist.

Bei sehr vielen Anwendungen benutzt man heute eine Kombination beider Methoden, um die besten Ergebnisse zu bekommen. Eine Oberflächenspule wird wegen ihres geringen Rauschens zusammen mit einem gepulsten Gradientenfeld zur Bildherstellung und damit zur Lokalisierung der in Frage kommenden Region benutzt. Nach Umschaltung auf ein homogenes Feld in dieser speziellen Region werden dann in vivo spektroskopische Untersuchungen angestellt.

Die durch die hohen Magnetfelder erzielten spektralen Aufspaltungen haben auch einen Unterschied von etwa 3,5ppm zwischen den Wasser- und Fettprotonen gezeigt.

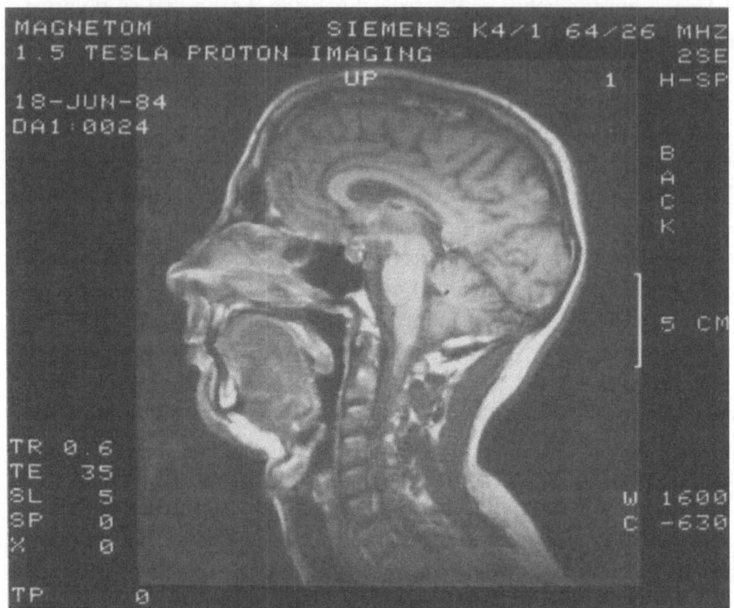

Abb. 3. Sagittales NMR-Tomogramm des Kopfs im Spin-Echo-Verfahren

Dieses Ergebnis ist dazu benutzt worden, die Fettinfiltration der Leber zu untersuchen und erlaubt in Zukunft sicherlich eine quantitative Bestimmung des Leberfettes.

Medizinische Anwendungen

Die klinischen Anwendungen bezogen sich wegen der Verfügbarkeit und der begrenzten Einsatzmöglichkeiten des Spektrometers (Bohrlochdurchmesser des Magneten) zunächst nur auf Kopf und Extremitäten. Aus diesem Grund liegen auch die meisten Ergebnisse von diesen Regionen vor (Abb. 3). Mit der rapide weiterschreitenden Entwicklung der Technik wurden dann auch Pelvis, Abdomen und Thorax in die Untersuchungen einbezogen. Sehr zurückhaltend war man bis jetzt mit der Untersuchung von schwangeren Frauen, da die biologischen Wirkungen der relativ hohen Magnetfeldstärken (2T) noch wenig bekannt sind.

Obwohl die mit den "Inversion-recovery"- und „Saturation-recovery"-Techniken erhaltenen T_1-betonten Bilder ausgezeichnete anatomische Details speziell zwischen grauer und weißer Hirnsubstanz wiedergeben, gibt die T_2-betonte Spin-Echo-(SE)-Technik die meisten klinisch brauchbaren Bilder. Da die meisten Anomalien, wie z.B. Tumoren, Infarkte, Hämorrhagien und demyelinisierende Krankheiten, größere T_2-Zeiten als entsprechendes gesundes Gewebe haben, werden Mehrfachechopulssequenzen gemessen. Wie schon erwähnt, wird hierbei ein und dieselbe Schicht nach verschiedenen Echozeiten (TE) dargestellt. Einen guten Kontrast erhält man deshalb bei späten Echos, wie in den Fällen von multipler Sklerose, Meningiom und Astrozytom in Abb. 4–6 gezeigt wird. Aber selbst bei kurzen Echozeiten erscheinen

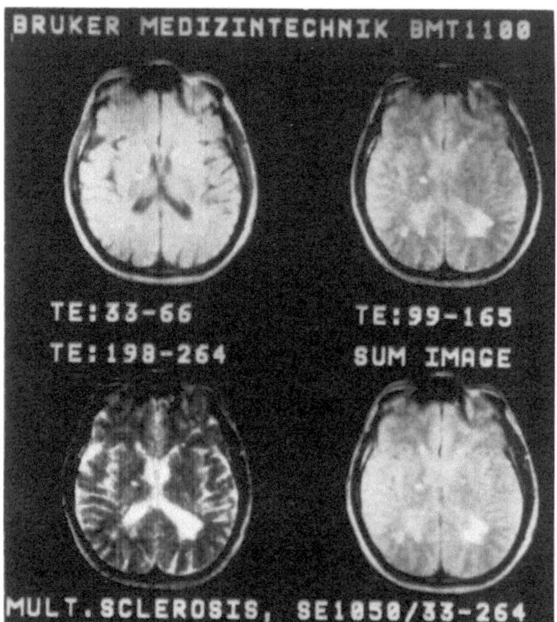

Abb. 4. Axiale NMR-Tomogramme eines Patienten mit multipler Sklerose, dargestellt als Mehrfachechopulssequenz (33–264 ms)

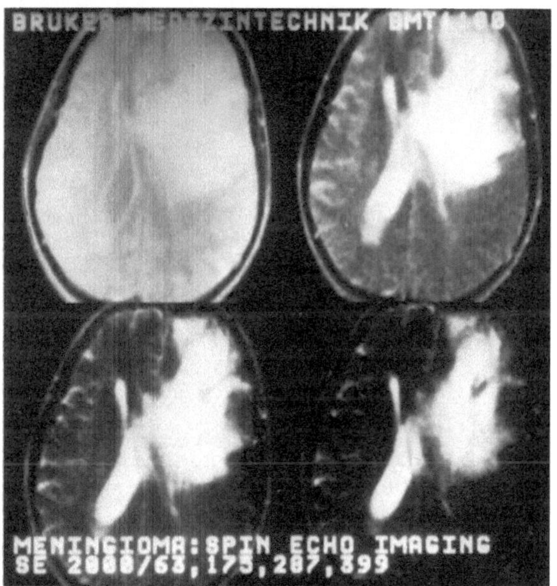

Abb. 5. Axiale NMR-Tomogramme eines Patienten mit einem Meningiom, dargestellt als Mehrfachechopulssequenz (63–399 ms)

z.B. die Plaques der multiplen Sklerose wie auch die Bezirke der periventrikulären Demyelinisierung, die auch beim Alterungsprozeß auftreten, heller als ihre Umgebung.

Die Darstellung möglicher Veränderungen in der Lunge ist schwierig, da diese nur ca. 10–35% der Protonendichte von Weichteilgewebe hat.

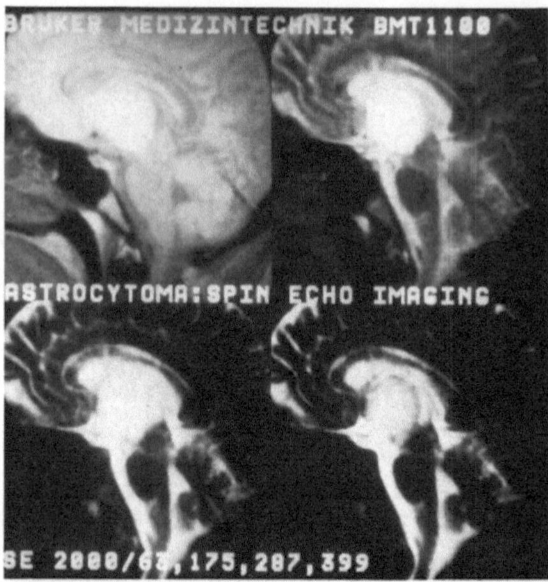

Abb. 6. Sagittale NMR-Tomogramme eines Astrozytoms, dargestellt als Mehrfachechopulssequenz (63–399 ms)

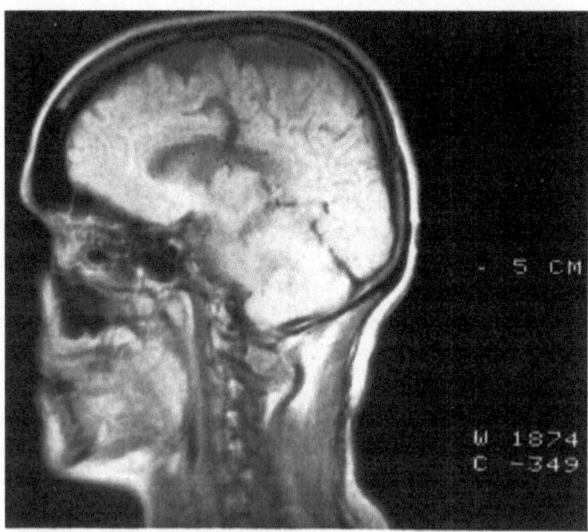

Abb. 7. Arteriovenöses Angiom, dargestellt im sagittalen NMR-Tomogramm

Besonders schön ist in SE-Technik ein Angiom darstellbar, da die Spindichte von schnell fließendem Blut geringer ist und diese Veränderungen im NMR-Bild dunkler erscheinen. Es handelt sich hier (Abb. 7) um ein arteriovenöses Angiom des Balkens einer 39jährigen Patientin, die seit mehreren Jahren unter Kopfschmerzattacken litt und wegen einer subarachnoidalen Blutung schon 2mal stationär aufgenommen worden war. Die pathologischen Gefäße im Bereich des Corpus callosum anastomosieren über eine große Vene mit dem Sinus rectus. Es konnte mit dieser Methode auch

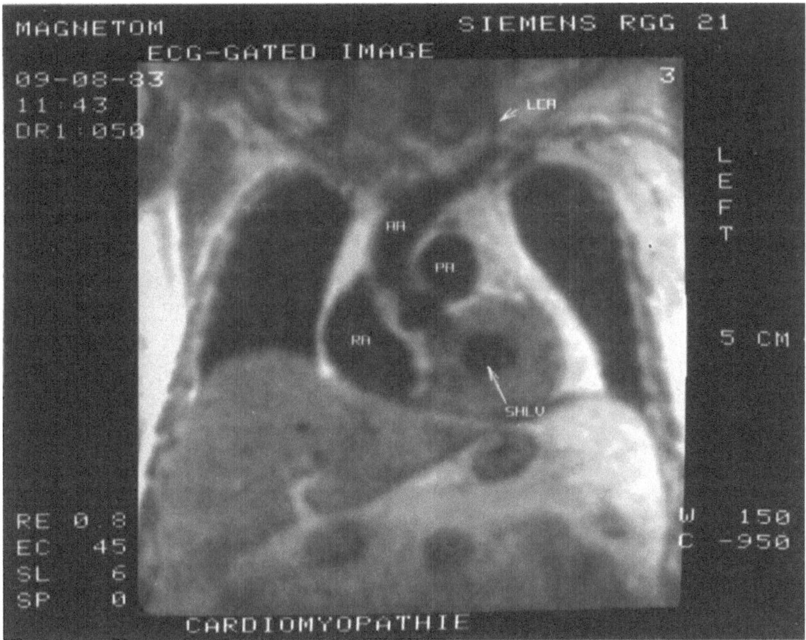

Abb. 8. EKG-getriggertes frontales NMR-Tomogramm des Thorax, welches eine Kardiomyopathie des linken Ventrikels zeigt

gezeigt werden, daß der Balken deformiert und der Kortex atrophisch ist (in Abb. 7 nicht zu sehen).

Bei der Darstellung des Herzens und der Blutgefäße sind jedoch in den letzten Jahren beträchtliche Fortschritte erzielt worden. Da bekanntlich schnell fließendes Blut nur ein schwaches NMR-Signal gibt, ist es möglich, Myokard und Gefäßwände kontrastreich darzustellen. So ist eine dilative Kardiomyopathie im linken Ventrikel leicht zu erkennen (Abb. 8).

Durch EKG getriggerte Mehrschichtaufnahmen geben nicht nur Auskunft über Dicke und Homogenität der Wände, sondern erlauben auch, den Herzzyklus wie in einem Kinofilm darzustellen.

Lebertumoren wie auch Veränderungen an Milz und Nieren sind wegen der größeren T_1- und T_2-Zeiten relativ leicht festzustellen.

Dasselbe trifft für die Organe des weiblichen und männlichen Beckens und die Nieren zu, da die Technik klar zwischen benachbartem Fett- und Weichteilgewebe unterscheidet. Dies kann sehr schön gezeigt werden an Kortex, Medulla, Hilus der Nieren und an den Gefäßen. Ein intensives Signal erhält man vom Hilus, da er große Fettmengen enthält. Wegen der verschiedenen T ist es möglich, zwischen Kortex und Medulla zu differenzieren. Zysten und parenchymale Krankheiten der Niere können genau identifiziert werden wegen ihres größeren Wassergehalts und der damit verbundenen T_2-Vergrößerung.

Im Becken wird eine klare Trennung der normalen Strukturen erkennbar. Bei geeigneter Wahl der Meßparameter gelingt eine klare Darstellung von Lymphkno-

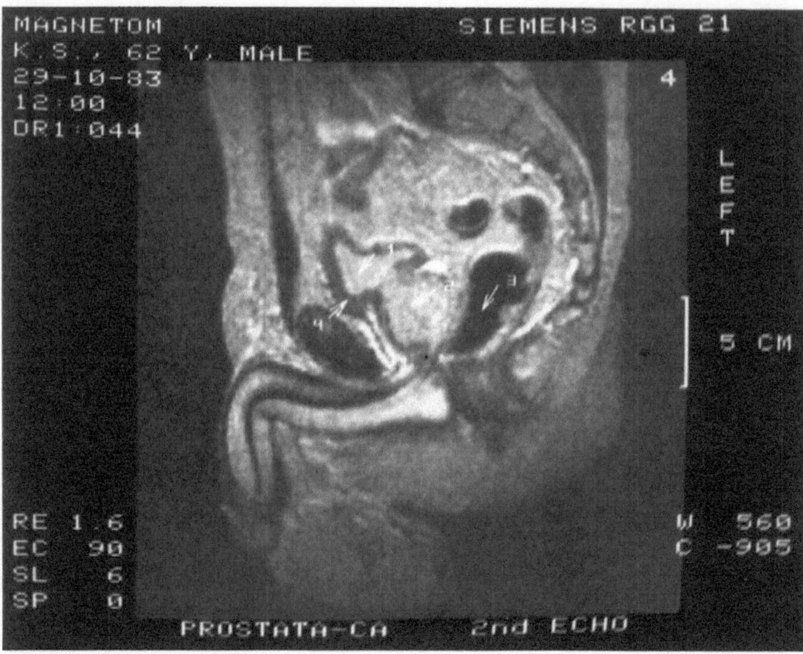

Abb. 9. Sagittales NMR-Tomogramm des Beckens eines Patienten mit Prostatakarzinom. Das 2. Echo (90 ms) einer Mehrfachechopulssequenzserie ist gezeigt

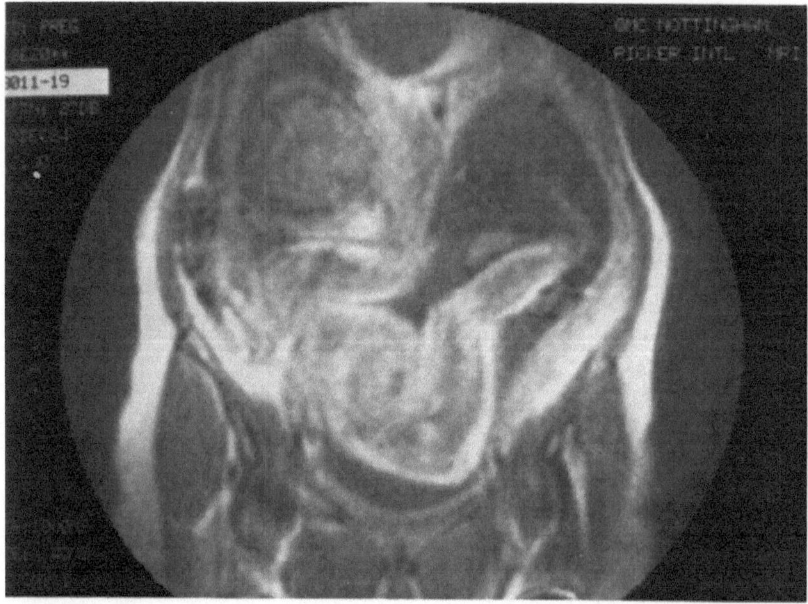

Abb. 10. Koronares NMR-Tomogramm durch den Uterus einer Schwangeren mit einem 40 Wochen alten Fetus (Courtesy of E. M. Symonds, Dept. of Obstetrics and Gynaecology, and of B. Worthington, Dept. of Radiology, University of Nottingham, England)

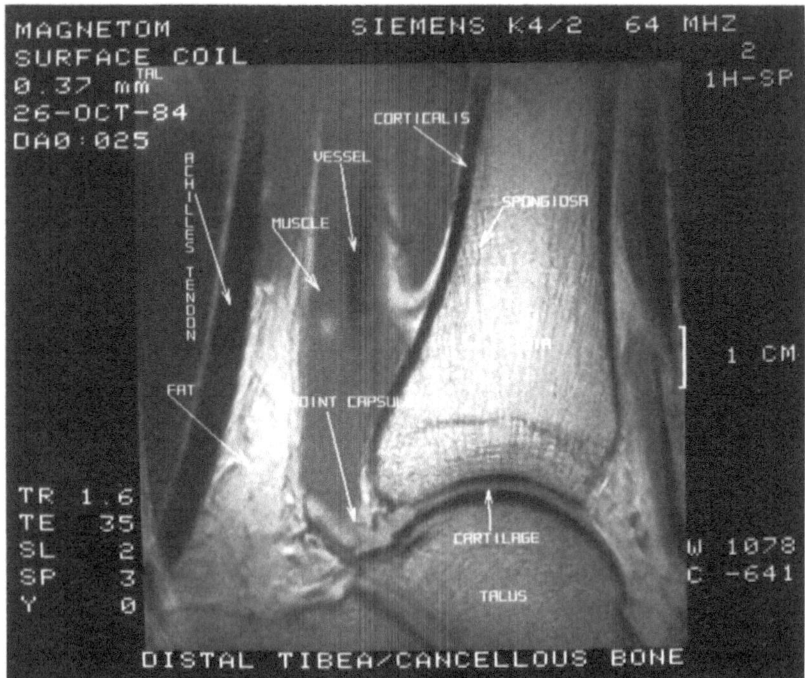

Abb. 11. Ein mit einer Oberflächenspule erhaltenes NMR-Tomogramm des Sprunggelenks, welches einen Knochentumor der distalen Tibia zeigt

ten, aber auch von Uterus und Prostata. Da das Myometrium ein größeres T_2 hat als das Endometrium, sind zur Darstellung des ersteren große Repetitionszeiten (TR >1,5 s) und Echozeiten (späte Echos) geeignet. In Abb. 9 zeigt der Sagittalschnitt des Beckens in SE-Technik die stark vergrößerte Prostata (Karzinom) eines 62jährigen Patienten, der seit mehreren Jahren Miktionsbeschwerden hatte. Die Prostata wölbt sich in die Blase vor; ihre Kapsel ist retropubisch und zum Rektum hin noch glatt begrenzt. Bemerkenswert ist der deutliche Kontrast zwischen Blaseninhalt und Blasenwand. Ganz allgemein gilt, daß auch die Tumoren des Beckens am besten mit späten Spinechos dargestellt werden, da sie größere T_2-Zeiten haben.

Erste Versuche wurden unternommen, Feten zu verschiedenen Zeiten der Schwangerschaft darzustellen. Da aus Sicherheitsgründen bisher nur kleine Magnetfeldstärken (<0,2T) benutzt wurden, läßt die Auflösung noch zu wünschen übrig. Dies trifft speziell in den ersten Wochen der Schwangerschaft wegen der fast kontinuierlichen Bewegung des Fetus zu. In Abb. 10 ist der Koronarschnitt eines 40 Wochen alten Fetus zu sehen.

Große Hoffnungen werden auch in die NMR-Methode zur Früherkennung von Krebs oder anderen Abnormalitäten der weiblichen Brust gesetzt. Leider ist die Entwicklung weder der RF- noch der Oberflächenempfängerspulen so weit fortgeschritten, daß gegenwärtig andere Methoden durch die NMR-Methode ersetzt werden können.

Besonders gut nachzuweisen sind Veränderungen am Knochen. In Abb. 11 wird das mit einer Oberflächenspule aufgenommene obere Sprunggelenk gezeigt, wobei

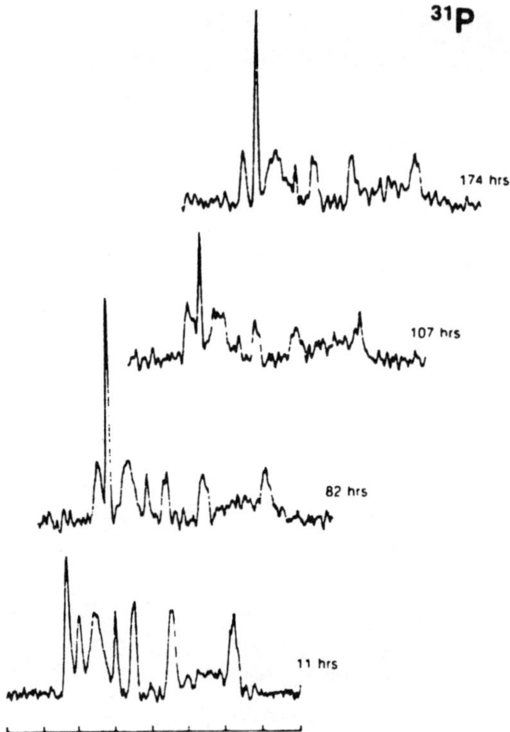

Abb. 12. Folge von ^{31}P-Spektren (11–174h nach Geburt) des Gehirns eines Neugeborenen, das eine schwere Geburtsasphyxie hatte. Die Spektren wurden bei 1,5T mit einer Oberflächenspule aufgenommen (Courtesy of E. O. R. Reynolds, University College Hospital, London, England)

die distale Tibia einen Tumor aufweist. Da die NMR-Technik auch zwischen den beiden Teilen der Zwischenwirbelscheibe – dem Nucleus pulposus und dem Anulus fibrosus – unterscheiden kann, ist sie extrem empfindlich für die Anzeige einer Degeneration. Bei den meisten Patienten mit Zwischenwirbelscheibenleiden zeigt die betroffene Zwischenwirbelscheibe eine Abnahme der normalen hohen Intensität des Nucleus pulposus. Es wird vermutet, daß die NMR-Technik sogar vor Auftreten eines Prolaps schon Abnormalitäten in den Zwischenwirbelscheiben nachweisen kann.

Es gibt gegenwärtig eine zunehmende Zahl von Anwendungsgebieten für in-vivo-NMR-Spektroskopie in Medizin und Biologie. Neben Stoffwechselmyopathien, Ischämie, Dystrophie und Neurophysiologie werden im wesentlichen neonatale Veränderungen untersucht, wobei letztere die interessantesten Gebiete in der klinischen Forschung darstellen. So sind z.B. zerebrale Untersuchungen an Neugeborenen durchgeführt worden, die an den verschiedensten Formen von Geburtstraumen und fehlerhaftem Stoffwechsel litten und so eine Prognose und Therapieauswahl ermöglichten.

In Abb. 12 wird das ^{31}P-Spektrum eines Neugeborenen gezeigt, welches eine schwere Geburtsasphyxie hatte. Das nach 11h aufgenommene Spektrum ist normal, während die nach 82, 107 und 174 h aufgenommenen Spektren reduzierte ATP- und PCr-Spiegel und einen stark erhöhten anorganischen Phosphatspiegel zeigen. Diese Ergebnisse erlauben dem Arzt, schnell mit der geeigneten Therapie zu beginnen.

Die dargestellten Bilder und Ergebnisse zeigen, daß sowohl die NMR-Imagingmethode als auch die TMR-Methode, also die in-vivo-NMR-Spektroskopie, beim gegenwärtigen Stand der Technik ihre wohlbegründete Anwendung in den Kliniken haben. Man sollte sich aber nicht darüber hinwegtäuschen, daß noch viele Probleme, wie z.B. genaue Bestimmung von T_1 und T_2, biologische Effekte hoher Magnetfeldstärken (z.B. bis zu 6T, die in naher Zukunft erwartet werden) und der korrespondierenden RF-Strahlung wie auch der sich schnell ändernden Gradienten, Veränderung der Relaxationszeiten bei verschiedenen Krankheiten, Unterschied zwischen Wasser- und aliphatischen (CH_2) Protonen, Korrelation von z.B. PCr-/ATP-Intensitäten zu realem biologischen Stoffwechsel, Verbesserung des Signal-Rausch-Verhältnisses und des Kontrasts, bessere Datenakquisition und Verarbeitung, gelöst werden müssen, bevor ein optimaler Einsatz zum Wohle des Patienten möglich ist. Sicherlich werden in naher Zukunft entscheidende Fortschritte erzielt werden, die beide Methoden zur Standardausrüstung zumindest eines jeden Klinikums machen werden. Die anstehenden Probleme wie auch der Routinebetrieb können aber nur in einem Team von Experten der verschiedensten Disziplinen erfolgreich bearbeitet bzw. durchgeführt werden.

Literatur

1. Lauterbur PC (1973) Image formation by induced local interactions: Examples employing nuclear magnetic resonance. Nature 242:190
2. Budinger TF, Lauterbur PC (1984) Nuclear magnetic resonance technology for medical studies. Science 226:288
3. Gordon RE (1981) From molecules to man. Phys Bull 32:178
4. Vold RL, Waugh JS, Klein MP, Phelps DE (1968) Measurement of spin relaxation to complex systems. J Chem Phys 48:3831
5. McDonald GG, Leigh JS (1973) A new method for measuring longitudinal relaxation time. J Magn Reson 9:358
6. Carr HY, Purcell EM (1954) Effects of diffusion on free precession in nuclear magnetic experiments. Phys Rev 94:630
7. Kumar A, Welti D, Ernst RR (1975) NMR Fourier zeugmatography. J Magn Reson 18:69
8. Damadian R, Minkoff L, Goldsmith M, Koutcher JA (1978) Field focusing nuclear magnetic resonance (FONAR). Formation of chemical scans in man. Naturwissenschaften 65:250
9. Houldt DI (1979) Rotating frame zeugmatography. J Magn Reson 33:183

Neuere Aspekte der pränatalen Diagnostik von Fehlbildungen des Kindes

R. Rauskolb

Die pränatale Diagnostik von Entwicklungsstörungen und Fehlbildungen des Kindes hat sich im letzten Jahrzehnt zu einem allgemein akzeptierten und klinisch bedeutsamen Teilgebiet der Vorsorgemedizin entwickelt und konzentrierte sich bisher auf das 2. Trimenon einer Schwangerschaft. Am Anfang stand die Diagnostik aus dem Fruchtwasser und seinen Zellen, wenig später kamen die Fetoskopie und die Ultraschalldiagnostik hinzu. Neuerdings wird aber auch in zunehmendem Maße versucht, die Diagnostik von Chromosomenanomalien und bestimmten, durch den Einsatz von gentechnischen Methoden erkennbaren Erbkrankheiten auf das 1. Trimenon vorzuverlegen. Für die Untersuchungen wird hier Chorionzottengewebe verwendet.

Neben den genannten Methoden rückte aber auch in den letzten Jahren die Bestimmung der mütterlichen α-Fetoprotein-(AFP-)Serumkonzentration als Suchtest für das Vorliegen eines Neuralrohrdefekts in den Vordergrund des Interesses. Neuralrohrdefekte bewirken meist einen Anstieg der mütterlichen AFP-Konzentration über festgelegte Grenzwerte hinaus, so daß auf diese Weise nahezu alle Anenzephalen (über 90%) und ein wesentlicher Teil der offenen Myelomeningozelen (etwa 70%), aber nur ausnahmsweise gedeckte Myelomeningozelen pränatal zu erkennen sind. Zusätzlich werden Bauchwanddefekte wie Omphalozelen und Gastroschisis zu 60% erkannt (Fuhrmann u. Weitzel 1984, 1985).

Weit weniger bekannt ist bisher, daß auch einer *erniedrigten* AFP-Konzentration im mütterlichen Serum im Hinblick auf die pränatale Diagnostik von Chromosomenanomalien Bedeutung zukommt.

Für die genannten Methoden der Pränataldiagnostik von Fehlbildungen und Entwicklungsstörungen des Kindes ergeben sich die nachfolgend aufgeführten „neueren Aspekte“:

— Fruchtwasserdiagnostik: Acetylcholinesterase- (ACHE-)Test,
— AFP-Screening: erniedrigte mütterliche AFP-Serumkonzentration,
— Fetoskopie: elektronenmikroskopische Untersuchung von fetalen Hautbiopsien,
— Pränataldiagnostik im 1. Trimenon: Untersuchungen an Trophoblastbiopsien.

Fruchtwasserdiagnostik – Acetylcholinesterase- (ACHE-)Test

Der Nachweis der ACHE hat sich als wertvolle Ergänzung zur Bestimmung der AFP-Konzentration im Fruchtwasser erwiesen, v.a. dann, wenn die bestimmten AFP-Werte im Grenzbereich liegen und unklar bleibt, ob es sich um einen diagnostisch bedeutsamen Befund oder um ein falsch-positives Ergebnis handelt (Report of the Collaborative Acetylcholinesterase Study 1981, Toftager-Larson et al. 1984). Der ACHE-Test gilt als sehr sensitiv und weitgehend spezifisch und ist praktisch in allen Fällen mit offenem Neuralrohrdefekt und in etwa der Hälfte bis zwei Drittel aller Schwangerschaften mit einem Fetus mit Omphalozele oder Gastroschisis positiv. Er ist andererseits auch bei stark erhöhter AFP-Konzentration im Fruchtwasser bei kongenitaler Nephrose vom finnischen Typ negativ (Fuhrmann 1985, pers. Mitteilung).

Ein falsch-positiver Ausfall des ACHE-Tests ist selten; diese mögliche Fehlerquelle kann durch eine weitere Differenzierung wie „schwach positiv" oder „atypischer Ausfall" weiter reduziert werden. Ursachen für einen schwach positiven oder atypisch positiven ACHE-Test sind v.a. Beimengungen fetalen Blutes zum Fruchtwasser oder eine von K. Altland (Gießen) zuerst angefertigte Kontaminierung des Fruchtwassers mit bovinem Serm im zytogenetischen Laboratorium selbst (Brock et al. 1982).

Die Durchführung des ACHE-Tests erfolgt auf elektrophoretischem Wege. Nach Trennung im Polyacrylamidgel und enzymatischer Färbung für Cholinesterase wird bei positivem Ausfall des Tests neben der Bande der unspezifischen Serumesterasen eine schneller wandernde ACHE-Bande erkennbar.

AFP-Screening – erniedrigte maternale AFP-Serumkonzentration

Bisher war die Bestimmung der AFP-Konzentration im mütterlichen Serum zwischen der 16. und 20. SSW nahezu ausschließlich als Suchtest für die pränatale Erkennung von Neuralrohrdefekten interessant. Inzwischen liegen aber mehrere Berichte über eine auffallend häufige Kombination von Chromosomenanomalien des Fetus mit einer niedrigen mütterlichen AFP-Serumkonzentration vor. Merkatz et al. (1984) berichteten zuerst über den Nachweis von niedrigen AFP-Werten im mütterlichen Serum im Zusammenhang mit Chromosomenanomalien, insbesondere bei Trisomien. Chuckle et al. (1984) konnten diese Befunde anhand von Daten der britischen Gemeinschaftsstudie bestätigen. Daraufhin überprüften Fuhrmann et al. (1984) die Daten der deutschen, vom Bundesminister für Forschung und Technologie (BMFT) geförderten Studie im Großraum Gießen und Hannover und fanden identische Werte.

Aus diesen Ergebnissen wurde die Möglichkeit abgeleitet, daß das AFP-Screening auch als Suchtest für Feten mit Down-Syndrom einzusetzen und die Indikation zur zytogenetischen Fruchtwasseruntersuchung in Abhängigkeit von der AFP-Konzentration im Serum gestellt werden kann. Aus den bisher vorliegenden Daten läßt sich errechnen, daß das Risiko für ein Kind mit Down-Syndrom für eine jüngere Frau mit einem erniedrigten AFP-Wert im Serum u.U. höher ist als das einer Frau von 35 Jahren ohne sonstige Belastung. Diese vorläufige Risikoberechnung muß durch weitere Untersuchungen bestätigt werden, erst dann kann abschließend bewertet werden, ob der Nachweis einer niedrigen mütterlichen AFP-Serumkonzentration grundsätzlich eine Amniozentese mit nachfolgender Fruchtwasserdiagnostik und allen sich daraus ergebenden Konsequenzen rechtfertigt.

Für die Bewertung der gemessenen AFP-Konzentrationen hat sich als Vergleichsmaßstab der Medianwert bewährt. Die Angabe erfolgt heute in Vielfachen

Tabelle 1. Risikozahlen für das Auftreten eines Down-Syndroms aufgrund einer niedrigen mütterlichen AFP-Serumkonzentration. (Nach Fuhrmann u. Weitzel 1985)

AFP-Wert (MOM)	Down-Syndrom		Unauffällige Schwangerschaften		Relatives Risiko
	n	[%]	*n*	[%]	
0,4	4	(9,3)	477	(1,3)	7,2
0,5	9	(20,9)	1361	(3,7)	5,6
0,6	13	(30,2)	3136	(8,6)	3,5
0,7	21	(48,8)	5844	(16,0)	3,1
0,8	24	(55,8)	9630	(26,4)	2,1
0,9	30	(69,8)	13851	(38,0)	1,8
1,0	35	(81,4)	18603	(51,1)	1,6
Gesamt	43	100,0	36428	100,0	1,0

des Medianwertes („multiples of the median", MOM), während früher die 97. oder 98. Perzentile als Grenzwert gewählt wurde. Inzwischen hat sich das Zwei- bis Zweieinhalbfache des Medianwertes (2–2,5 MOM) des jeweiligen Laboratoriums als oberer Grenzwert durchgesetzt (Special Report 1985). Zur Vergleichbarkeit der Ergebnisse wird die Angabe der AFP-Konzentration in internationalen Einheiten (IE/ml) empfohlen.

Eine erniedrigte AFP-Konzentration mit Bedeutung im Hinblick als „Suchtest" für das Down-Syndrom ist dann gegeben, wenn Werte von 0,5 MOM und weniger gefunden werden (Chuckle et al. 1984; Fuhrmann et al. 1984). In der deutschen Studie entfallen auf 36428 ausgewertete Schwangerschaften 43 Fälle mit Down-Syndrom, mit einem durchschnittlichen AFP-Wert von 0,8 MOM. Im Vergleich dazu wurden derartige Werte nur bei einem Viertel (26,4%, Tabelle 1) der normalen Schwangerschaften nachgewiesen. Legt man 0,5 MOM als Grenzwert zugrunde, bedeutet dies, daß insgesamt bei 1370 der Schwangeren eine Amniozentese erforderlich gewesen wäre, um 9 Fälle von Down-Syndrom pränatal zu erkennen, gleichbedeutend mit einem Fall von Down-Syndrom auf 150 Amniozentesen. Diese Relation entspricht in etwa dem Risiko, mit dem eine 35 Jahre alte Frau rechnen muß.

Das Ergebnis der britischen Studie fällt in dieser Hinsicht nahezu identisch aus: 61 Down-Syndrome wurden bei mehr als 36000 untersuchten Schwangerschaften mit einem durchschnittlichen AFP-Wert von 0,7 MOM nachgewiesen. Ein Wert von 0,5 MOM und weniger fand sich bei 20% der Down-Syndrome und bei 5% der normalen Schwangerschaften (Chuckle et al. 1984).

Bei der Auswertung der deutschen Studie (Fuhrmann u. Weitzel 1985) ergaben sich im Hinblick auf die verschiedenen Vielfachen des Medians (0,4–1,0 MOM) die in Tabelle 1 aufgeführten Risikozahlen für das Vorliegen eines Down-Syndroms.

Solange es noch kein allgemeines AFP-Screening in der Bundesrepublik Deutschland gibt, ist aber nach Fuhrmann u. Weitzel (1984, 1985) ein Risikogruppenscreening aus den nachfolgend aufgeführten Gründen indiziert:

— Neuralrohrdefekt in der Familie (Verwandte 2. und 3. Grades, Amniozentese nicht indiziert oder nicht erwünscht),

— genetisches Risiko für Erbleiden oder Syndrome mit Neuralrohrdefekt,
— Hydrozephalus bei nahen Verwandten,
— Gastroschisis oder Omphalozele bei vorangegangenem Kind,
— multiple Fehlbildungen unklarer Genese bei vorangegangenem Kind,
— vorausgehende Aborte und Totgeburten,
— vorausgehende Behandlung mit ovulationsauslösenden Mitteln,
— antikonvulsive Therapie der Mutter (Valproinsäure),
— Diabetes der Schwangeren,
— Exposition (Einwirkung von organischen Lösungsmitteln oder Narkosemitteln),
— ergänzende Diagnostik bei suspektem Ultraschallbefund,
— nach Trophoblastbiopsie.

Fetoskopie – fetale Hautbiopsien

Eine Fetoskopie ermöglicht neben der endoskopischen Inspektion des Fetus auch die Gewinnung von fetalem Blut durch Punktion von Plazenta- und Nabelschnurgefäßen sowie die Entnahme fetaler Gewebsproben, insbesondere aus der Haut. Seitdem weniger belastende Untersuchungsmethoden zur Verfügung stehen, wird die Fetoskopie entsprechend seltener eingesetzt. So ist die endoskopische Inspektion des Fetus durch die Ultraschalldiagnostik weitgehend ersetzt worden, in naher Zukunft ist auch damit zu rechnen, daß anstelle von fetalem Blut mehr und mehr Trophoblastgewebe als Ausgangssubstanz für die pränatale Diagnostik einer Reihe von Erbkrankheiten wie der Hämoglobinopathien (Thalassämie, Sichelzellanämie) oder Hämophilie A und B herangezogen werden.

Dagegen bietet sich für die pränatale Diagnostik von schwerwiegenden erblichen Hauterkrankungen bisher zur Fetoskopie keine Alternative an. Hier stehen in erster Linie erbliche Hauterkrankungen aus der Gruppe der Epidermolysen und Ichthyosen zur Diskussion. Die genannten Hauterkrankungen sind durch ein außerordentlich schweres Krankheitsbild gekennzeichnet und führen meist zum raschen Tod der betroffenen Kinder, oft schon wenige Tage oder Wochen nach der Geburt. Die Erfahrungen mit diesem Anwendungsbereich der Fetoskopie beschränken sich bisher immer noch auf relativ wenige Fälle (Tabelle 2), dennoch ist hier aber eine stetige Zunahme zu verzeichnen. Inzwischen werden in einzelnen Zentren regelmäßig Hautbiopsien zu diagnostischen Zwecken entnommen, was auch zu einer Erweite-

Tabelle 2. Zahlenmäßige Entwicklung der Fetoskopie

Indikation	1980[a]	1981[b]	1982[c]	1983[d]	1984[e]
Aspiration fetalen Blutes	848 (12)[f]	1501 (14)	2914 (19)	3682 (22)	5416
Endoskopische Inspektion	182 (9)	230 (11)	304 (12)	355 (13)	405
Hautbiopsien	8 (5)	18 (7)	45 (11)	73 (14)	125
Gesamt	1038	1749	3263	4110	5936

Internationale Fetoskopie-Tagungen in: [a] Edinburgh, [b] Athen, [c] San Francisco, [d] Prag, [e] Beaune.
[f] In Klammern: Zahl der Zentren.

Tabelle 3. Indikationen für die pränatale Entnahme von fetalen Hautproben (Gießen/Northeim, 1981–1984)

Indikation		Fetoskopien
Epidermolysis bullosa (EB)		13
EB atrophicans gravis (Herlitz)	7	
EB dystrophicans (Hallopeau-Siemens)	5	
EB atrophicans inversa	1	
Ichthyosis, kongenitale (Harlekintyp 2)		10
Bloch-Sulzberger-Syndrom		1
Ehlers-Danlos-Syndrom		1
Goltz-Gorlin-Syndrom		1
Chondrodysplasia punctata		1
Ektodermaldysplasie, anhidrotisch		1
Gesamt		28

rung des Indikationsbereiches, zumindest in bestimmten Einzelfällen, führte. Die in Tabelle 3 aufgeführten Einzelfälle sind dafür gute Beispiele.

Hautbiopsien werden mit Hilfe von starren Biopsiezangen mit einem Außendurchmesser von maximal 1,7 mm zwischen der 20. und 22. SSW vorgenommen. Der relativ späte Zeitpunkt ergibt sich aus der Notwendigkeit, daß für die elektronenmikroskopische Untersuchung von Hautbiopsien die fetale Haut einen bestimmten Entwicklungszustand erreicht haben muß. Nachdem die in Frage kommende Hautregion des Fetus aufgesucht und endoskopisch identifiziert worden ist, wird das Endoskop gegen die Biopsiezange ausgetauscht und die Biopsie dann unter Ultraschallsichtkontrolle vorgenommen. Für eine Gewebsentnahme unter endoskopischer Sicht ist entweder eine sehr viel dickere Fetoskophülse oder aber ein zweiter Einstich in die Amnionhöhle erforderlich. Beide Möglichkeiten erhöhen aber das Eingriffsrisiko. Extrem dünne Biopsiezangen gewährleisten noch nicht die notwendige Stabilität. Da immer mehrere Hautbiopsien gewonnen werden müssen, hat sich eine endoskopische Kontrolle der gesetzten Hautwunde und deren genaue Lokalisation zwischen den einzelnen Biopsieversuchen als hilfreich erwiesen. Die Biopsien aus der fetalen Haut hinterließen keine schwerwiegenden Narben, diese waren bei Nachuntersuchungen meist nur bei sehr genauem Hinsehen auszumachen.

Wir selbst führen aus den bereits genannten Gründen Fetoskopien nahezu nur noch ausschließlich zur pränatalen Diagnostik von Hauterkrankungen des Kindes durch. Von insgesamt 28 Fällen wurde die Schwangerschaft in 24 Fällen fortgesetzt (Tabelle 4). Inzwischen sind 22 Schwangerschaften mit der Geburt eines gesunden Kindes beendet. Das Auftreten von bisher einem Spontanabort entspricht der zu erwartenden fetalen Komplikationsrate, während im Falle des wenige Tage nach der Fetoskopie eingetretenen intrauterinen Fruchttodes nichts für einen kausalen Zusammenhang mit der Fetoskopie spricht, zumal die Obduktion eine Nabelschnuranomalie aufdeckte.

Tabelle 4. Ausgang der Schwangerschaften nach Entnahme fetaler Hautbiopsien (Stand Dezember 1984)

Abruptio		4
Schwangerschaft fortgesetzt		24
Kind geboren, gesund	21	
Kind noch nicht geboren	1	
Abort	1	
Intrauteriner Fruchttod	1	
Gesamt		28

Vor einer Fetoskopie wurden die Patientinnen grundsätzlich genetisch beraten und dann die Indikation zu dem Eingriff in enger Kooperation mit dem beratenden Humangenetiker und dem Institut für Ultrastrukturforschung der Haut (Frau Prof. Dr. I. Anton-Lamprecht) in Heidelberg gestellt. Dort wurden auch in allen Fällen die Hautbiopsien licht- und elektronenmikroskopisch untersucht und so die zur Diskussion stehende Hauterkrankung pränatal diagnostiziert oder ausgeschlossen.

Pränatale Diagnostik im ersten Trimenon – Trophoblastbiopsie

Die Grenzen der pränatalen Fruchtwasserdiagnostik sind einmal in einem Kapazitätsengpaß zu suchen, der sich aufgrund der personal- und zeitaufwendigen Betreuung von Zellkulturen ergibt, zum anderen setzen aber auch die mit einer Amniozentese verbundenen Risiken einer pränatalen Diagnostik Grenzen (nicht alle Frauen können und wollen eine Amniozentese haben). Nach einer 1984 von Frau Schröder-Kurth (Heidelberg) vorgenommenen Befragung wurden in der Bundesrepublik Deutschland insgesamt ca. 17000 pränatal gewonnene Fruchtwasserproben aus Altersgründen (Mutter 35 Jahre und älter) untersucht (persönliche Mitteilung). Im gleichen Jahr wurden von älteren Müttern ca. 44000 Kinder geboren, wobei sich 38% dieser Frauen einer Amniozentese unterzogen. Im Jahre 1982 waren es nur 26%. Insgesamt wurden 1984 in 42 deutschen zytogenetischen Labors mehr als 22000 Fruchtwasserproben bearbeitet; zahlenmäßig absolut im Vordergrund stehen hier pränatale Chromosomenanalysen wegen des Alters der Eltern, nämlich in rund 80% der Fälle.

Eine entscheidende Verbesserung der Laborkapazitäten gerade für die pränatale Chromosomenanalyse zeichnet sich durch die v.a. im Ausland energisch vorangetriebene pränatale Diagnostik von Trophoblastgewebe ab. An diesem fetalen Gewebsmaterial können – wie an Fruchtwasserzellen auch – zytogenetische und biochemische Untersuchungen vorgenommen werden. Auf diese Weise sind Chromosomenanalysen möglich, allerdings zu einem wesentlich früheren Zeitpunkt der Schwangerschaft. Die Analyse der fetalen Chromosomen ist bereits nach wenigen Tagen beendet, weil die Notwendigkeit einer Zellkultur entfällt. Daraus folgt auch, daß ggf. eine Abruptio schon vor Beendigung der 12. SSW vorgenommen werden

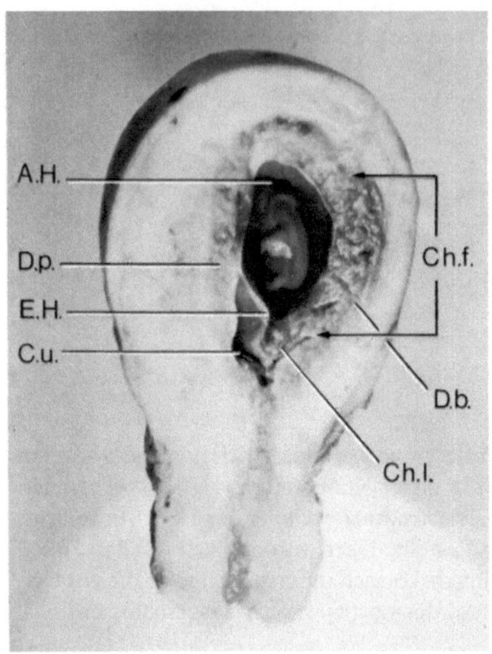

Abb. 1. Sagittalschnitt durch einen formalinfixierten, graviden Uterus in der 9./10. SSW. Deutlich erkennbar die Nidationsstelle *(Pfeile)* an der Uterushinterwand. *Ch.f.* Chorion frondosum; *Ch.l.* Chorion laeve; *D.b.* Decidua basali; *D.p.* Decidua parietalis; *C.u.* Cavum uteri; *E.H.* Eihäute; *A.H.* Amnionhöhle

kann. Darüber hinaus eröffnet die Untersuchung von Trophoblastgewebe der pränatalen Diagnostik von genetisch bedingten Defekten neue Möglichkeiten, v.a. durch die Anwendung von gentechnischen Methoden.

Die Technik der Trophoblastbiopsie

Trophoblastbiopsien werden bisher nahezu ausschließlich auf transzervikalem Wege unter Ultraschallsichtkontrolle vorgenommen. Nur wenige Arbeitsgruppen bevorzugen den transabdominalen Weg, so die dänische Arbeitsgruppe um Hahnemann (Smidt-Jensen u. Hahnemann 1984). Abbildung 1 zeigt einen formalinfixierten Uterus in der Frühschwangerschaft und läßt die anatomischen Verhältnisse zum Zeitpunkt der Trophoblastgewebsentnahme erkennen. Für den Eingriff hat sich der Zeitraum zwischen der 9. und 11. SSW als günstig erwiesen.

Für die transzervikale, ultraschallkontrollierte Gewebsentnahme wurden bisher verschiedene Instrumente, wie Plastikkatheter, Biopsiezangen, Zytologiebürsten und Spezialkanülen, verwendet, wobei die Kathetermethode am häufigsten in Gebrauch ist. Wir selbst verwenden für die Trophoblastbiopsie starre Biopsiezangen (die gleichen wie zur Hautbiopsie im Rahmen einer Fetoskopie) und Plastikkatheter (Abb. 2).

Die Plastikkatheter sind mit unterschiedlich biegsamen Führungsstäben aus Metall versehen, dadurch sind die Katheter sonographisch gut intrauterin darzustellen. Nachdem der Katheter unter Ultraschallsicht in den Bereich der Nidationsstelle mit dem Chorion frondosum dirigiert wurde, werden mit Hilfe einer Einmalspritze nach Entfernen des Führungsstabes über den Plastikkatheter Gewebspartikel aspi-

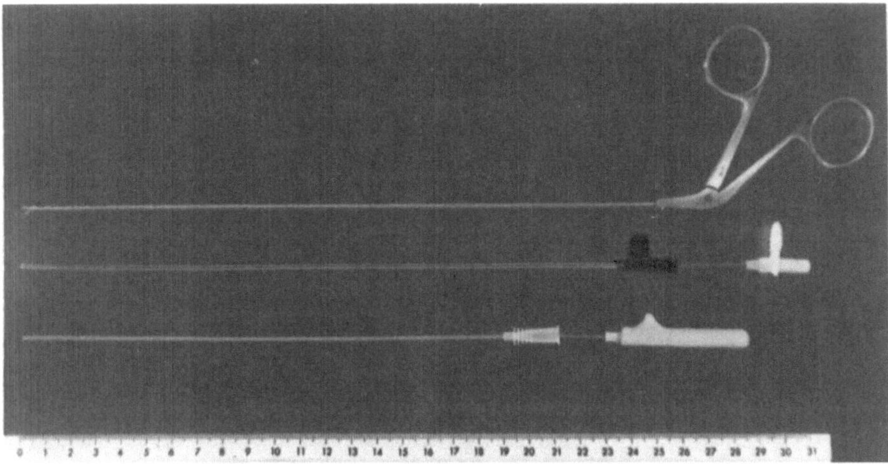

Abb. 2. Instrumentarium für die Trophoblastbiopsie. *Unten:* Plastikkatheter der Fa. Portex, Außendurchmesser 1,5 mm. *Mitte:* Plastikkatheter der Fa. Braun (Melsungen), Außendurchmesser 2,0 mm. *Oben:* starre Biopsiezange, Außendurchmesser 1,7 mm (Modell „Northeim", R. Wolff GmbH, Knittlingen)

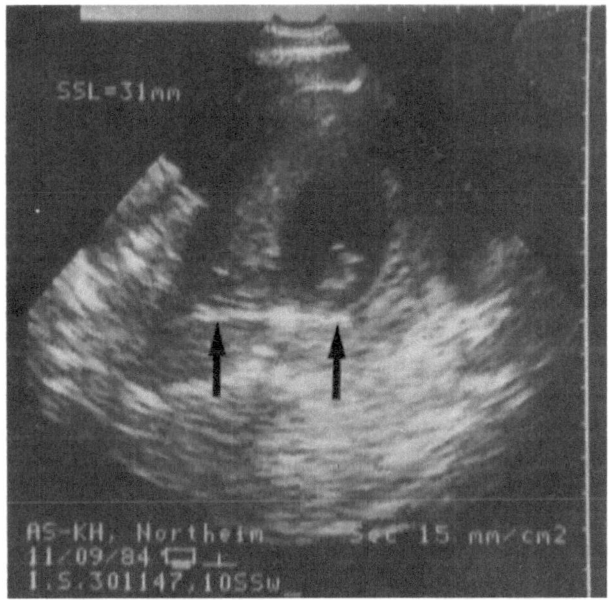

Abb. 3. Ultraschallbild des graviden Uterus im Längsschnitt, 10. SSW. Die eingeführte Biopsiezange ist deutlich erkennbar *(Pfeile)*. Plazenta an der Uterushinterwand

riert, wobei der von der Fa. Braun (Melsungen) hergestellte Plastikkatheter auch nach Entfernen des Führungsstabes sonographisch darstellbar bleibt. Die Handhabung der Biopsiezange ist denkbar einfach und ebenso problemlos sonographisch zu identifizieren (Abb. 3).

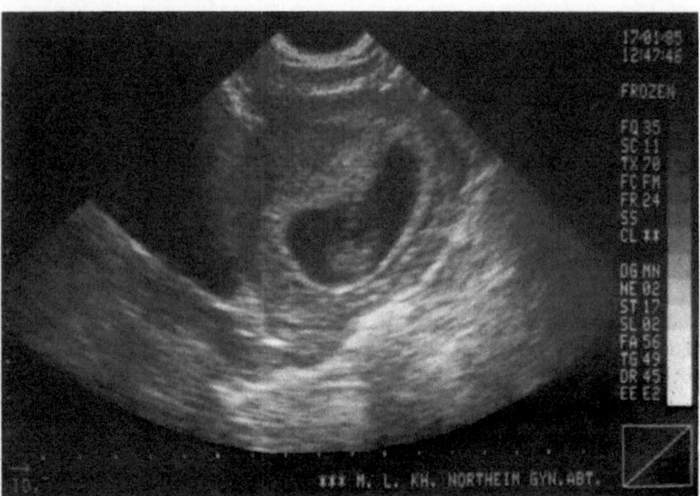

Abb. 4. Ultraschallbild einer Frühgravidität im Längsschnitt, 9. SSW. Die Nabelschnur ist erkennbar und zieht vom Fetus zu der an der Uterusvorderwand gelegenen Plazenta

Als Alternative zum ultraschallkontrollierten transzervikalen Vorgehen bedienen sich einige Arbeitsgruppen eines Endoskopes (Gustavii et al. 1984). Das endoskopische Vorgehen erscheint insgesamt aufwendiger und erfordert grundsätzlich dickere Instrumente. Unverzichtbar ist v.a. eine Ausstattung des Endoskops mit einer Spülvorrichtung, weil nur so eine ausreichend gute endoskopische Sicht intrauterin zu erzielen ist.

Für einen erfolgreichen Biopsieversuch ist die genaue sonographische Lokalisation der Nidationsstelle mit dem Chorion frondosum von ausschlaggebender Bedeutung. Eine sichere Orientierungshilfe stellt dabei die Nabelschnur dar, die bis zum plazentaren Ansatz verfolgt wird (Abb. 4). Der sonographisch ebenfalls häufig darstellbare Dottersack ist dagegen für die Lokalisation der Plazenta weit weniger hilfreich. Auch bei Mehrlingsschwangerschaften ist eine ausreichend zuverlässige Pränataldiagnostik an Trophoblastgewebe möglich, wenn die Biopsie in Höhe des jeweiligen plazentaren Nabelschnuransatzes erfolgt.

Die gewonnene Trophoblastbiopsie muß noch im Operationsraum sofort mikroskopisch auf Qualität und Quantität überprüft werden, damit ggf. gleich ein weiterer Biopsieversuch unternommen werden kann. Für eine Chromosomenanalyse reichen 10–15 mg Trophoblastgewebe in jedem Fall aus, für die Anwendung molekulargenetischer Techniken wird u. U. etwas mehr Gewebe (20–40 mg) benötigt.

Vor einer routinemäßigen Anwendung müssen die Biopsietechnik einerseits sowie die zytogenetische und biochemische Aufarbeitung von Trophoblastbiopsien andererseits trainiert werden. Nach den bisherigen Erfahrungen dürfte sowohl die Entnahmetechnik als auch die zytogenetische Aufarbeitung nach 50–70 erfolgreichen Übungsfällen soweit gesichert sein, daß mit einer diagnostischen Anwendung begonnen werden kann.

Risiken der Trophoblastbiopsie

Die mit einer Trophoblastbiopsie verbundenen möglichen Risiken sind mangels ausreichender klinischer Erfahrungen noch nicht sicher kalkulierbar. Aufgrund der im 1. Trimenon einer Schwangerschaft ohnehin sehr hohen Spontanabortrate ist im Anschluß an eine Trophoblastbiopsie von vornherein mit einer deutlich höheren Abortrate als bei der Amniozentese zu rechnen. Die neueste internationale Sammelstatistik (L. Jackson, Rundschreiben August 1985) erfaßt 72 Zentren und etwas mehr als 7000 nach Trophoblastbiopsie fortgesetzten Schwangerschaften. Die ermittelte Abortrate lag bei 4% und damit unverändert im Vergleich zu früheren Statistiken. Grundsätzlich ist nach einer Trophoblastbiopsie auf eine Reihe mütterlicher und fetaler Komplikationen zu achten, wobei der Zeitraum der ersten 24–48h und die ersten 4 Wochen von besonderem klinischen Interesse sind. An mütterlichen Komplikationen sind vorstellbar: Infektion mit Fieber, Blutungen, Schmerzen, Uterusperforation; an fetalen Komplikationen: Abort, Infektion des Fetus und der Fruchthöhle, Verletzungen der Eihäute, Fruchtwasserverlust, Ablösung der Plazenta).

Bei Frauen mit negativem Rhesusfaktor besteht trotz des frühen Zeitpunkts der Trophoblastbiopsie grundsätzlich das Risiko einer Sensibilisierung, weil die embryonale Blutbildung bereits in der 5. SSW beginnt und somit fetomaternale Transfusionen ab der 6. SSW beobachtet worden sind. Daraus ergibt sich die Notwendigkeit einer Anti-D-Prophylaxe bei rhesusnegativen Frauen, wobei allerdings eine Anti-D-Dosis von 50–100 µg ausreichend ist, weil fetomaternale Transfusionen in Anbetracht des sehr kleinen fetalen Blutvolumens nur in äußerst begrenztem Umfang möglich sind (Schneider u. Maas 1984).

Bei einer pränatalen Chromosomenanalyse an Trophoblastgewebe entfällt im Gegensatz zur Fruchtwasserdiagnostik die über die Bestimmung der AFP-Konzentration im Fruchtwasser und den ACHE-Test mögliche, sehr sichere Ausschlußdiagnostik für Neuralrohrdefekte. Dieser „Nachteil" kann aber nach erfolgter Trophoblastbiopsie durch die Überprüfung der mütterlichen AFP-Serumkonzentration zu einem späteren Zeitpunkt der Schwangerschaft (16.–20. SSW) ausgeglichen werden.

Indikationen zur Trophoblastbiopsie

Die Indikationen für eine Trophoblastbiopsie entsprechen denen für die Fruchtwasserdiagnostik, mit der Einschränkung, daß zumindest unsere Arbeitsgruppe derzeit die Altersgrenze bei einem mütterlichen Alter von mindestens 38 Jahren ansetzt. Diese Beschränkung ergibt sich nach unserer Meinung aus der Tatsache, daß die Trophoblastbiopsie eine neue Methode mit noch nicht eindeutig gesicherten mütterlichen und kindlichen Risiken darstellt. Daher ist es nach unserer Meinung notwendig, die Indikationen für eine Trophoblastbiopsie vorerst noch zu begrenzen und nur solchen Patientinnen anzubieten, für deren Kinder von vornherein ein relativ hohes genetisches Risiko erkennbar ist. Beim augenblicklichen Kenntnisstand über die Risiken einer Trophoblastbiopsie und die diagnostischen Möglichkeiten durch Untersuchungen an Trophoblastgewebe sehen wir folgende Indikationsbereiche, sofern sich aus der pränatalen Diagnostik klinische Konsequenzen ergeben:

— mütterliches Alter von mindestens 38 Jahren,
— vorangegangenes Kind mit einer Chromosomenanomalie,
— ein Elternteil Träger einer Chromosomenanomalie (balancierte Translokation),
— Geschlechtsbestimmung bei Risiko für X-chromosomale Erkrankungen (Muskeldystrophie, Typ Duchenne),
— Stoffwechseldefekte sowie alle derzeit mit Hilfe von gentechnologischen Methoden erkennbaren Krankheiten (Hämoglobinopathien, Hämophilie A und B).

Einer Trophoblastbiopsie sollte grundsätzlich eine umfassende genetische Beratung vorausgehen; dieser schließt sich selbstverständlich wie vor jedem anderen invasiven Eingriff auch eine Aufklärung durch den Gynäkologen über die Art des technischen Vorgehens und die damit verbundenen Risiken an.

Anmerkung: Nach jüngst erfolgter Absprache soll künftig die Bezeichnung Trophoblast(-gewebe/-biopsie) durch den Terminus *Chorionzotten*(-gewebe/-biopsie) ersetzt werden.

Literatur

Amniotic fluid acetylcholinesterase electrophoresis as a secondary test in the diagnosis of anencephaly and open spina bifida in early pregnancy. Report of the collaborative Acetylcholinesterase study. Lancet 2 (1981): 321–324

Brock DHH, Barlow RD, Wald NJ, Smith AD, Haddow JE, Goldfine C, Holman M (1982) Fetal calf serum as cause of false positive amniotic fluid acetylcholinesterase gel tests. Lancet 2: 1044

Chuckle HS, Wald NJ, Lindenbaum RH (1984) Maternal serum alpha-fetoprotein measurement: a screening test for Down-syndrome. Lancet 1: 926–929

Fuhrmann W, Weitzel HK (1984) Früherkennung und Prävention von Anenzephalie und Myelomeningozele. BPT-Bericht 1984/3

Fuhrmann W, Weitzel HK (1985) Maternal serum alpha-fetoprotein-screening for neural tube defects. Report of a combined study in Germany and short overview on screening in populations with low birth prevalence of neural tube defects. Hum Genet 69: 47–61

Fuhrmann W, Wendt P, Weitzel HK (1984) Maternal serum-AFP as screening test for Down-syndrome. Lancet 2: H 13

Gustavii B, Chester MA, Edvall H, Josef S, Kristoffersson U, Löfberg L, Mineur A, Mitzelmann F (1984) First trimester diagnosis on chorionic villi obtained by direct vision technique. Hum Genet 65: 373

Merkatz IK, Nitowsky HM, Macri JN, Johnson WE (1984) An association between low maternal serum alpha-fetoprotein (AFP) and fetal chromosomal abnormalities. Am J Obstet Gynnecol 148: 886–894

Schneider J, Maas DHA (1984) Morbus haemolyticus fetalis et neonatorum. In: Dudenhausen JW (Hrsg) Praxis der Perinatalmedizin. Thieme, Stuttgart, S 223

Smidt-Jensen S, Hahnemann N (1984) Transabdominal fine needle biopsy from chorionic villi in the first trimester. Prenat Diagn 4: 163

Special report (1985) Maternal serum alpha-fetoprotein screening for neural tube defects. Results of a consensus meeting. Prenat Diagn 5: 77–83

Toftger-Larson K, Wandrup J, Nørgaard-Pedersen B (1984) Amniotic fluid analysis in prenatal diagnosis of neural tube defects; a comparison between six biochemical tests supplementary to the measurement of amniotic fluid alpha-fetoprotein. Clin Genet 26: 406–413

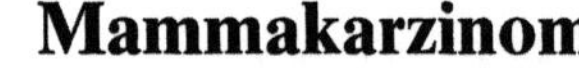

Mammakarzinom

Ist die Quadrantenresektion eine vertretbare Alternative in der Therapie des Mammakarzinoms?

F. Melchert

Fast 100 Jahre lang beherrschte das von Halsted und gleichzeitig von Rotter entwikkelte Prinzip der radikalen Mastektomie die Therapie des Mammakarzinoms. Diese Taktik beruht auf der Annahme, daß sich der Brustkrebs vom Primärherd aus über die Lymphbahnen zunächst in die regionären Lymphknoten und erst von hieraus zu anderen Organen hin ausbreitet. Die logische Therapie bestand somit in der Entfernung des Tumors mit dem erkrankten Organ, der angrenzenden Muskulatur sowie der wichtigsten regionären Lymphknotenstationen. Eine Brustamputation ist jedoch immer auch ein Einschnitt in einen zentralen Bereich der weiblichen Identifikation, in der Regel um so mehr, je jünger die Patientin ist. Rekonvaleszenz nach Mastektomie bedeutet eine erhebliche Arbeit: Trauerarbeit, Lernen, mit dem Defektzustand zu leben, Wiederaufbau des lädierten Selbstwertgefühls, Neugestaltung einer mehr oder weniger belasteten Partnerbeziehung.

Die kontroverse Diskussion der letzten zwei Jahrzehnte betraf v.a. die Frage, wie radikal die Operation sein müsse, ob eine Nachbestrahlung die Überlebenschancen der Kranken verbessern könne und wie hoch die notwendige Strahlendosis sein müsse. Die operativen Verfahren reichen von der „extended radical mastectomy" mit Entfernung der beiden Brustmuskeln, des axillären, infra- und supraklavikulären Lymphknotenfeldes sowie der Exstirpation der Mammaria-interna-Lymphknotenkette bis zur Quadrantenresektion mit Ausräumung der Axilla und Bestrahlung der erhaltenen Brust. Das konservativste Programm stellt die sog. „wide excision" oder Lumpektomie mit therapeutischer Bestrahlung der Mamma und des Lymphabflußgebiets dar.

Neuere Forschungsergebnisse über die Tumorbiologie, über die Tumorausbreitung, das Verhalten des Wirtsorganismus sowie die Erkenntnis, daß die bisherigen Behandlungsverfahren nur einer Minderheit von Kranken eine echte Heilung bringen können und die weitaus meisten Frauen, die an ihrer Krankheit sterben, nicht dem lokalen Progreß, sondern ihren Fernmetastasen erliegen, zwingen dazu, eine Gesamtstrategie für die Primärbehandlung des Mammakarzinoms zu entwickeln und die Rolle der Operation neu zu überdenken. Dabei ist auch die Frage der begrenzten operativen Radikalität Gegenstand aktueller Diskussion, aber auch der Kontroverse. Dieses Problem gewinnt noch dadurch an Aktualität, daß die Frequenz des Mammakarzinoms in vielen Ländern der Erde steigt und zunehmend auch jüngere Frauen betrifft.

Das zunehmende Gesundheitsbewußtsein der Bevölkerung, die Selbstuntersuchung der Frauen, die regelmäßigen ärztlichen Vorsorgeuntersuchungen, die apparativen Verfahren sowie Massen-Screening-Verfahren haben den bisher minimalen Anteil noch kleiner Karzinome am klinischen Krankengut ansteigen lassen und zu

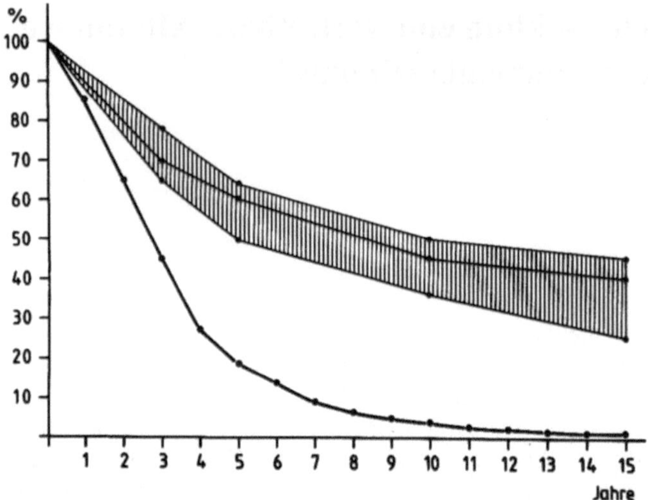

Abb. 1. Vergleichende Darstellung der Überlebensrate nichtbehandelter (·—·—·) und behandelter Mammakarzinome *(Schraffur)*. (Nach Bässler u. Katzer 1984)

einer zunehmenden Anzahl nur mit apparativen Verfahren entdeckter präklinischer Mammakarzinome geführt. So wurde z.B 1911 der „minimal cancer" mit einem Durchmesser von 11 cm beschrieben, während man etwa 1970 diesen mit 4 mm festgelegt hat. Weiterhin wurde festgestellt, daß in den letzten 18 Jahren der Tumordurchmesser in New York von 3,5 auf 2 cm zurückgegangen ist, was auch durch die Erlanger und die Kölner Klinik bestätigt werden konnte (Ober 1984).

Sicher wird kein Arzt zugunsten der Lebensqualität der Kranken eine Gefährdung ihres Lebens verantworten können, er wird aber auch eine verstümmelnde Operation mit ihren schweren psychischen Folgen nicht vertreten können, wenn sich dadurch am Verlauf der Erkrankung nichts ändert.

Die Kurvenverläufe der Überlebensraten behandelter gegenüber unbehandelter Patientinnen zeigen (Abb. 1), daß die Therapie des Mammakarzinoms zu einer Erhöhung dieser Raten von ca. 30% nach 5 Jahren und von ca. 35% nach 10 Jahren geführt hat. Nach 15 Jahren vermindern sich diese Unterschiede, und nach 20 Jahren entspricht die Mortalitätsrate weitgehend der einer tumorfreien Kontrollpopulation (Brinkley u. Haybittle 1975), allerdings mit dem Unterschied, daß von den Tumorkranken in den 20 Beobachtungsjahren quantitativ mehr verstorben sind als von den Kontrollfällen. Daher wird auch heute (Baum 1976) das therapeutisch beeinflußte Mammakarzinom als eine „letal verlaufende Systemkrankheit" aufgefaßt, die quoad vitam so gut wie nicht zu beeinflussen sei und der 90–95% der Erkrankten erliegen.

Voraussetzung für eine Abkehr von den radikalen Operationsverfahren:

1. Die Zahl von lokalen Metastasen und Fernmetastasen darf nach konservierendem Vorgehen nicht höher sein als nach den klassischen radikalen Operationsverfahren.
2. Die Früh- und Spätkomplikationen dieser Behandlung dürfen nicht höher liegen als nach der klassischen Standardtherapie (sie sollten geringer sein!).

Die heute weltweiten Versuche, mit weniger verstümmelnden Behandlungsverfahren das gleiche oder mehr als mit radikalen Operationsverfahren zu erreichen, beruhen auf einer völlig anderen Einschätzung des biologischen Verhaltens des Mammakarzinoms. Danach werden das Wachstum des Tumors und seine Ausbreitung im Organismus durch das Wechselspiel zwischen Tumor und Abwehrmechanismus des Wirtsorganismus bestimmt. In Konsequenz dieser Auffassung muß auch der sog. Frühfall in vielen Fällen bereits als eine disseminierte Erkrankung angesehen werden, die mit ausschließlich lokoregionären Therapieformen allein nicht heilbar ist. Die Tatsache, daß nicht alle Kranken mit einem Mammakarzinom später Fernmetastasen entwickeln, besagt nicht, daß eine Streuung nicht stattgefunden hat oder daß alle Krebszellen durch die Behandlung eliminiert worden sind. Die Erkenntnis, daß die meisten Brustkrebsarten zum Zeitpunkt der Diagnosestellung bereits gestreut haben, ist nicht überraschend, wenn man berücksichtigt, daß ein ½cm großer, nur mit physikalischen Methoden erkennbarer und allgemein als Frühfall angesehener Tumor bereits 30 von 40 tödlichen Zellverdopplungen durchlaufen hat. Der Erfolg der Operation dürfte daher weniger von der Technik und dem Grad der Radikalität der Operation abhängen, als von der Zahl und dem biologischen Verhalten der im Organismus zurückgebliebenen Krebszellen. Die Beobachtung, daß die Wahrscheinlichkeit späterer Fernmetastasen um so größer ist, je größer der Tumor und je mehr regionäre Lymphknoten befallen waren, muß demnach so gedeutet werden, daß die Größe des Mammatumors, das Ausmaß der Lymphknotenbeteiligung und die Fernmetastasen gemeinsamer Ausdruck des gestörten Gleichgewichts zwischen Tumor und Wirt ist (Thomsen 1984).

Hieraus ergibt sich, daß die Entfernung auch der letzten Krebszelle durch eine noch so radikale Operation nicht möglich und auch nicht erstrebenswert ist. Das heutige Konzept der onkologischen Chirurgie sollte es sein, das Tumorvolumen so weit wie möglich zu reduzieren, so daß der Patient mit einer möglichst kleinen residualen Tumorzellzahl aus eigener Abwehrkraft fertig werden kann oder daß die residualen Karzinomzellen durch systemische Chemotherapie, Hormontherapie oder deren Kombination eliminiert werden können.

Daraus ergibt sich aber auch, daß die Forderung an den Operateur, so viel Tumormasse wie möglich zu entfernen, bei kleinen, meist nur mit physikalischen Methoden aufdeckbaren Tumoren auch mit brusterhaltenden Operationsverfahren, wie der Quadrantenresektion oder der großzügigen Tumorexcision im Sinne der Lumpektomie oder „wide excision", zu erfüllen sein müßte. Auf die Bedeutung der dabei notwendigerweise durchzuführenden axillären Lymphadenektomie und die Strahlenbehandlung des verbliebenen Brustdrüsenanteils wird später eingegangen.

Daten einer Reihe von retrospektiven Untersuchungen lassen es als sehr wahrscheinlich erscheinen, daß die Erhaltung der Brust bei einer gewissen Anzahl von Patienten durchaus verantwortet werden kann (Tabelle 1). Mustakallio berichtete 1972 über eine große Serie finnischer Patientinnen mit frühem Mammakarzinom, welches chirurgisch eingeschränkt und bestrahlt worden war. Weitere Studien wurden aus dem angloamerikanischen und dem französischen Schrifttum vorgelegt. Leider wurde keine dieser Methoden bisher adäquat in entsprechenden *prospektiven* klinischen Studien geprüft.

Die einzige Studie, welche Langzeitergebnisse aufweist, wurde von Atkins et al. (1972) vorgestellt. Diese Autoren verglichen eine großzügige Exzision des Tumors

Tabelle 1. Ergebnisse der Behandlung des Mammakarzinoms durch Tumorektomie und Bestrahlung (retrospektive Studienauswertung)

Autoren	*n*	Klinisches Stadium	Fünfjahresüberlebensrate [%]	Zehnjahresüberlebensrate [%]	Lokalrezidive [%]
Mustakallio (1972)	702	I und II	83	58	
Peters (1977)	203	I und II	86	72	8
Montague (1980)	169	I und II	86		4
Pierquin (1980)	134	I und II	82		7
Prosnitz (1980)	293	I und II	85	64	8
Vilcoq (1981)	120	I	85+	75+	9
Amalric (1982)	1099	I und II	72	65	10

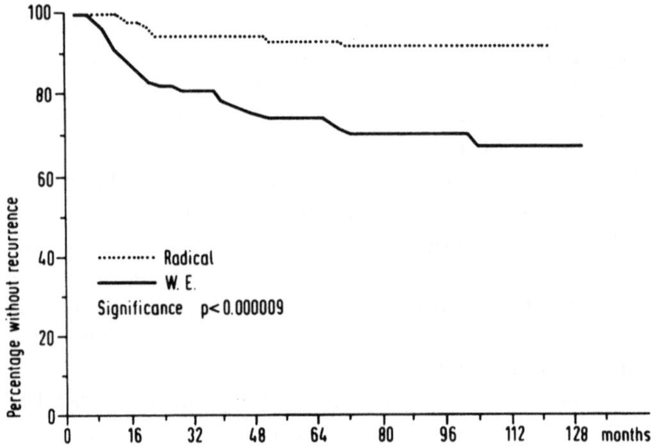

Abb. 2. Wahrscheinlichkeit der lokoregionären Rezidivfreiheit nach radikaler Mastektomie *(Radical)* und Teilresektion (*W. E.*, „wide excision") plus Bestrahlung bei Fällen mit klinisch negativer Axilla (N0). (Nach Amalric et al. 1983)

gefolgt von Strahlentherapie auf verbleibende Brust und Lymphknoten mit einer modifizierten radikalen Mastektomie mit Nachbestrahlung. Spätergebnisse dieser Studie (Hayward 1984) haben ergeben, daß sowohl die Überlebensrate in beiden Patientinnengruppen als auch die Fernmetastasierung beeinflußt werden. Besonders gravierend ist der Unterschied im Hinblick auf die lokale Rezidivfreiheit (Abb. 2). In dieser Studie wurden allerdings Strahlendosen verwendet, die heute nicht mehr als optimal angesehen werden. Die Schlußfolgerung aus diesen Untersuchungen muß sein, daß jedes eingeschränkte Verfahren zumindest eines erreichen sollte, nämlich eine genügende Kontrolle des Tumorwachstums am Ort. Weiterhin erwähnt werden sollen die Ergebnisse von Amalric et al. (1983). Hier wurden seit 1960 Patientinnen

Tabelle 2. Eingeschränkte operative Primärtherapie und Strahlentherapie: rezidivfreie Überlebensrate *(NED)* und Brusterhaltung *(PB)*. (Nach Amalric et al. 1983)

	5 Jahre			10 Jahre			15 Jahre		
	n[a]	NED [%]	PB[b] [%]	*n*	NED [%]	PB [%]	*n*	NED [%]	PB [%]
T1 N0	309	92	94	111	81	83	23	61	71
T1 N1	79	82	95	28	79	82	2	50	50
T2 N0	259	82	95	84	71	92	11	54	100
T2 N1	133	74	92	51	61	90	4	50	100
Overall	780	85	94	274	74	86	40	57	74

[a] Einschließlich 26 Patientinnen mit nicht palpablen Tumoren.
[b] Anteil von NED-Patientinnen mit erhaltenen Brüsten.

mit einem operablen Mammakarzinom einer brusterhaltenden Behandlung unterzogen. Die Behandlung bestand in einer Strahlentherapie *mit oder ohne* primäre Exzision des Tumors oder Lumpektomie. Seit 1970 wurde der Tumor mit einem nicht genauer beschriebenen Anteil des umgebenden sog. normalen Drüsengewebes entfernt. Eine weitere Therapieänderung wurde 1975 vorgenommen, indem zusätzlich eine begrenzte Dissektion der mittleren und unteren Axilla erfolgte. Schließlich wurde ein Teil der Patientinnen perioperativ mit Thiotepa behandelt, und ausgewählte prämenopausale Patientinnen mit ungünstigen prognostischen Faktoren wurden zusätzlich ovarektomiert. Kam es zu einem lokalen Rezidiv, so wurde gewöhnlich eine radikale oder modifiziert radikale Mastektomie durchgeführt. Wenn auch die Ergebnisse (Tabelle 2) bezüglich des rezidivfreien Überlebens nach 5 Jahren auf den ersten Blick günstig erscheinen, so muß doch hier festgestellt werden, daß

1. die Therapiemodalitäten uneinheitlich sind,
2. keine prospektive Randomisation vorgenommen wurde,
3. die Patientenkollektive bei der Nachuntersuchung nach 10 und insbesondere nach 15 Jahren außerordentlich klein sind.

Weiterhin muß festgestellt werden, daß der Lymphknotenstatus im Sinne der exakten Auszählung der entfernten Lymphknoten und die Ermittlung der von diesen metastatisch befallenen Noduli in dieser und allen anderen Studien überhaupt nicht oder nur anhand des klinischen Palpationsbefunds erhoben wurde.

Obwohl schon Halsted (1894) auf die ungünstigere Prognose von Patientinnen mit Axillabefall hingewiesen hatte, schuf erst Fisher (1973) Klarheit darüber, daß die Zahl der befallenen axillären Lymphknoten ein wichtiger prognostischer Faktor ist. Nach diesen Untersuchungen haben insbesondere Patientinnen mit 4 oder mehr befallenen axillären Lymphknoten eine signifikant schlechtere Prognose als Frauen mit 3 oder weniger positiven Lymphknoten. In der Folge berichteten Nemoto et al. (1980) (Tabelle 3) aufgrund ihrer Untersuchungen über gebräuchliche Verfahren in Amerika, so daß eine recht genaue Information über die Prognose einer Patientin gewonnen werden kann, wenn die genaue Anzahl der befallenen axillären Lymphknoten bekannt ist. Die Prognose, ausgedrückt in Überlebens- und Rezidivraten,

Tabelle 3. Prognose in Abhängigkeit von der Zahl der befallenen Lymphknoten. (Nach Nemoto et al. 1980)

Anzahl befallener axillärer Lymphknoten	*n* gesamt	Überlebensrate [%]	Geheilt [%]	Rezidive [%]
0	12299	71,8	59,7	19,4
1	2012	63,1	48,4	32,9
2	1338	62,2	45,4	39,9
3	842	58,8	39,3	43,0
4	615	51,9	38,4	43,9
5	478	46,9	29,1	54,2
6–10	1261	40,7	23,0	63,4
11–15	562	29,4	14,8	71,5
16–20	301	28,9	13,3	75,1
21 +	225	22,2	9,8	82,2
Alle oder einige Knoten befallen	614	40,4	26,9	58,6
Gesamt	8248	50,9	35,0	49,2

korreliert nahezu arithmetisch mit der Anzahl der befallenen Lymphknoten. Dies heißt nichts anderes, als daß der Operateur heute nicht mehr darum herumkommt, neben der Operation des Primärtumors auch eine sorgfältige axilläre Lymphadenektomie durchzuführen. Ohne eine vollständige Ausräumung der Axilla fehlt die Information über die Ausdehnung der Erkrankung, die Prognose, also der entscheidende Grundstein, auf den der postoperative Entscheid *Für oder Wider* eine adjuvante Therapiemaßnahme aufbaut.

Fußend auf den Erkenntnissen über die Bedeutung der Primärtumorgröße und des axillären Lymphknotenbefalls wurde von Veronesi 1973 (zit. nach Veronesi 1983) am Nationalen Krebsinstitut in Mailand eine randomisierte Studie begonnen, in der die radikale Mastektomie und die Quadrantenresektion mit Ausräumung der Axilla im Stadium T1 N0 M0 verglichen wurden. Hierbei wurden Patientinnen mit einem klinisch oder mammographisch festgestellten Mammakarzinom mit einem Durchmesser von <2 cm und ohne palpable Lymphknoten in die Studie aufgenommen. Die Randomisation erfolgte, nachdem der Tumor entfernt, im Schnellschnittverfahren untersucht und ausgemessen worden war. Patientinnen der einen Gruppe wurden mit einer Halsted-Mastektomie behandelt, d.h. Entfernung des Drüsenkörpers, vollständige Entfernung des M. pectoralis minor und vollständige axilläre Lymphadenektomie bis zum Apex der Axilla.

Bei der anderen Patientinnengruppe wurde der tumortragende Quadrant einschließlich der Haut und des Anteils der Mamille sowie die Entfernung des M. pectoralis minor vorgenommen. Auch hier erfolgte eine vollständige Dissektion der Axilla. Während in der Mastektomiegruppe keine Nachbestrahlung erfolgte, wurde bei den Quadrantektomiepatientinnen die erhaltene Brust mit 60 Gy belastet. Bis

Tabelle 4. Menopausenstatus, Tumorgröße, axilläre Metastasierung, vorherige Biopsie und Alter der Patientinnen, die einer Halsted-Radikaloperation oder einer Quadrantektomie unterzogen wurden. (Nach Veronesi et al. 1983)

Variable	Behandlung	
	Halsted	Quadrantektomie
n	349	352
Prämenopausal [%]	53,9	56,8
Durchmesser [%]	44,4	46
Axilläre Metastasen <1 cm [%]	24,6	27
Vorangegangene Biopsie [%]	13,7	14,8
Alter (Jahre, Durchschnitt ± SE)	50,9 ± 0,546	50,1 ± 0,550

1975 wurden die nodal-positiven Patientinnen in 2 Gruppen randomisiert, von denen die eine eine adjuvante Radiotherapie in Form einer Bestrahlung der supraklavikulären und der Mammaria-interna-Lymphknoten mit einer Dosis von 40–50 Gy erhielten, während die anderen bestrahlungsfrei blieben. Seit 1976 erhielten alle nodalpositiven Patientinnen eine adjuvante Chemotherapie nach dem CMF-Schema über 12 Zyklen.

Tabelle 4 verdeutlicht die beiden Ausgangskollektive, zwischen denen bezüglich Menopausenstatus, Tumorgröße, Lymphknotenstatus und Alter der Patientinnen kein Unterschied bestand. Auch die Lokalisation der Primärtumoren in den einzelnen Quadranten war gleich.

Die Abbildungen 3 und 4 zeigen die Ergebnisse der letzten Auswertung der Veronesi-Studie von 1983. Weder bei der rezidivfreien Überlebensrate noch in der Gesamtüberlebensrate gibt es bisher Unterschiede zwischen den beiden Therapiegruppen. Eine Patientin in der Quart-Gruppe und 4 in der Halsted-Gruppe entwikkelten ein Lokalrezidiv. 44 Patientinnen der Halsted-Gruppe erlitten Fernmetastasen im Vergleich zu 33 Patientinnen in der Quart-Gruppe.

Die mittlere Beobachtungszeit der Patientinnen beträgt 5,4 Jahre. 1980 wurden weitere 336 Patientinnen außerhalb der randomisierten Studie mit einer Quadrantenresektion behandelt. Die mittlere Beobachtungszeit dieser Gruppe beträgt 3,5 Jahre. Die bisherigen Ergebnisse entsprechen denen der Studiengruppe. Insgesamt kann hierzu festgestellt werden, daß diese Ergebnisse außerordentlich vielversprechend sind. Dem Einwand, daß die Beobachtungszeit noch zu kurz sei, begegnet Veronesi mit dem Argument, daß die meisten der lokalen und regionalen Rezidive innerhalb der ersten 3 Jahre nach Behandlung auftreten.

Eine weitere Studie zur Prüfung der Quadranten- bzw. Segmentresektion wurde 1977 von der NSABP (National Surgical Adjuvant Breast Project, Abb. 5) begonnen. Hierbei wird beim Stadium T1 die totale Mastektomie mit Axillaausräumung verglichen mit der Segmentmastektomie plus Axillaausräumung und der Segmentmastektomie plus Axillaausräumung plus Bestrahlung der verbliebenen Brust. In diese Studie wurden insgesamt 1800 Fälle aus über 40 am Programm beteiligten Kliniken aufgenommen. Die Ergebnisse werden nicht nur Aufschlüsse darüber geben,

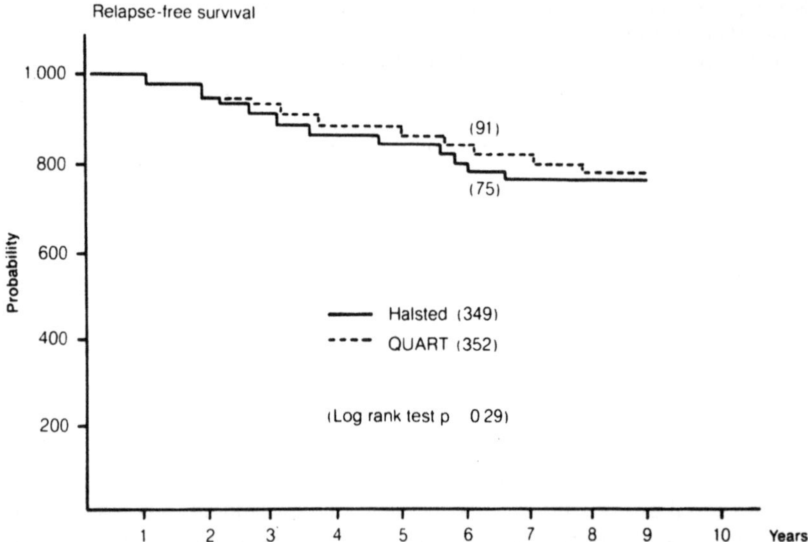

Abb. 3. Rezidivfreie Überlebensrate von Patientinnen nach Halsted-Mastektomie ($n = 349$) oder Quadrantektomie, Axilladissektion und Radiotherapie (Quart: $n = 352$). (Nach Veronesi et al. 1983)

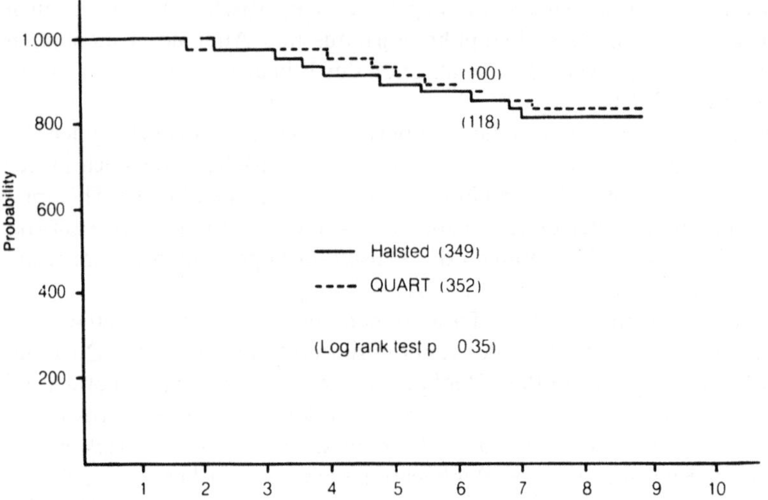

Abb. 4. Gesamtüberlebensrate von Patientinnen nach Halsted-Mastektomie ($n = 349$) oder nach Quart ($n = 352$). (Nach Veronesi et al. 1983)

ob die Segmentresektion beim Stadium T1 gleiche Ergebnisse bringt wie die modifizierte Radikaloperation, sondern auch darüber, ob nach Segmentresektion die Bestrahlung der erhalten gebliebenen Brust notwendig ist, d.h. zu einer Reduktion lokaler Rezidive führt. Die Zwischenauswertung nach 5 Jahren ergab keine Differenz zwischen den drei Studien.

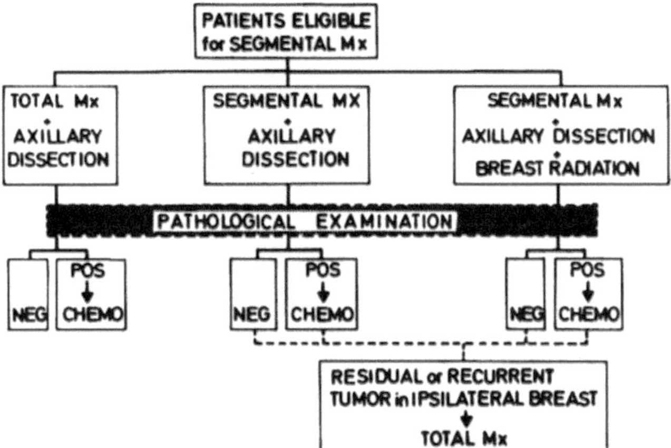

Abb. 5. Therapieprotokoll zur Evaluation der Segmentmastektomie (*NSABP*, National Surgical Adjuvant Breast Project 1977)

Zur Methode der Quadrantenresektion im Rahmen der Behandlung des Mammakarzinoms sollen noch einige kritische Anmerkungen gemacht werden:

1. In der Studie von Veronesi wurde der Tumordurchmesser anhand der Ausmessung des Schnellschnitts festgelegt. Hierbei ist jedoch folgendes zu bedenken: Primärtumoren mit scharfer Begrenzung, zumeist zirkumskripte und rundlich geformte Geschwülste, sind in ihrer 2- oder 3dimensionalen Größenordnung ohne weiteres zu bestimmen. Dagegen entstehen Schwierigkeiten bei den häufigen polygonalen invasiven Karzinomen mit den zahlreichen peripheren Tumorausläufern, die häufig intraduktale Tumorkomponenten enthalten und die sich als bandförmige Infiltrate bis in die Cooper-Bänder kontinuierlich fortsetzen (Bässler u. Katzer 1984). Diese peripheren Tumorausläufer sind bei der Messung der Tumorgröße bei der Exzisionsbiopsie nicht sicher zu beurteilen, so daß die in Abb. 6 schematisch dargestellten Unterschiede in der Größenbeurteilung resultieren können. Weitere, aber zu vernachlässigende Differenzen entstehen nach der Formalinfixierung. Auffällige Unterschiede beim Gebrauch verschiedener Mikrotommesser: Bei Verwendung von Einmalmessern fand Bässler Größendifferenzen von ca. 30% gegenüber Präparaten aus Schnitten mit konventionellen Messern.

2. Das Problem der Multizentrizität
Hierzu haben Rosen et al. 1975 eine Studie unternommen, um festzustellen, wie häufig bei einer *simulierten* Quadrantenresektion Tumorgewebe im Restdrüsenkörper verbleibt. Nachdem das Karzinom durch eine Nadel- oder Exzisionsbiopsie gesichert war, wurde die Mastektomie durchgeführt. Anschließend wurde eine Quadrantenresektion simuliert, indem der vollständige, den Tumor tragende Quadrant exzidiert und separat vom übrigen Drüsenkörper histologisch untersucht wurde.

Folgende Ergebnisse wurden gefunden:

— Bei 100 Patientinnen mit einem Tumordurchmesser <2 cm fand sich bei 44 ein Resttumor, wobei 11 Patientinnen ein nichtinvasives und 9 Patientinnen ein invasives Karzinom in den verbliebenen 3 Quadranten, d.h. in der simulierten Restmamma aufwiesen.

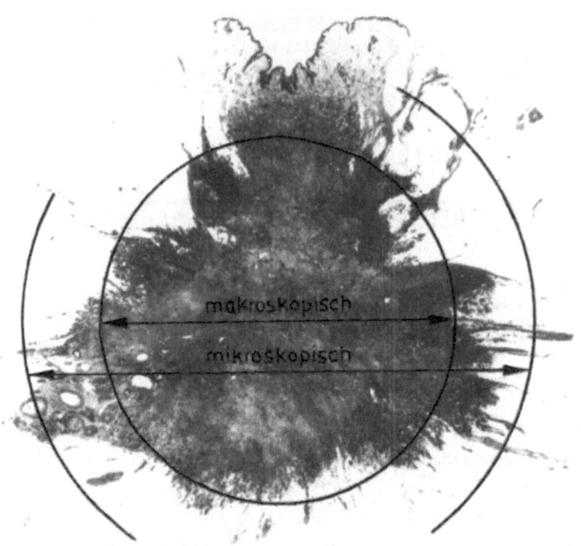

Abb. 6. Invasives duktales Karzinom von polygonaler Form mit zentraler Fibroelastose und zahlreichen radiären Tumorausläufern im angrenzenden Fettgewebe. Der innere Kreis kennzeichnet die makroskopisch erfaßbare Tumorgröße, die äußeren Kreissegmente die nur histologisch erkennbaren Fortsätze und Ausläufer des Karzinoms mit einer Zunahme des Durchmessers der maximalen Entfernungen von ca. 40–50%. (Nach Bässler u. Katzer 1984)

— Bezieht man die Rate an Residualtumoren auf die Größe des Primärtumors, so findet sich eine eindeutige Abhängigkeit (Abb. 7).

— Interessant und erwähnenswert erscheinen auch die Ergebnisse von Rosen et al. in Hinblick auf die Untersuchungen von Amalric et al. bezüglich der falsch-negativen und falsch-positiven Axillabefunde lediglich aufgrund der klinischen Untersuchung (Tabelle 5).

Andere Autoren, z.B. Egan u. Sweeney (zit. nach Thomsen 1984b), haben in einer 1984 veröffentlichten Studie an 161 Mammaamputationspräparaten sogar in 60% der Fälle Multizentrizität gefunden. Die Gründe für die sehr unterschiedlichen Zahlenangaben über die Frequenz multizentrischer Herde in der ipsilateralen Brust – sie reichen von 9 bis 75% – dürften in der unterschiedlichen Definition liegen, aber auch in der Untersuchungstechnik, insbesondere in der Zahl untersuchter Schnitte aus jedem Quadranten. Beim Studium der diesbezüglichen Arbeiten zeigt sich, daß, je sorgfältiger und umfangreicher untersucht wurde, desto höher der Prozentsatz multizentrischer Herde in den übrigen Quadranten der Brust war. Bei klinisch okkulten, nur durch die Mammographie entdeckten Karzinomen fanden Schwarz et al. in 44% Multizentrizität, bei mikroinvasiven Karzinomen sogar in 57%. Da kein Pathologe in der Lage sein wird, die ganze Mamma in Serienschnitten total zu untersuchen, könnte es durchaus sein, daß das Mammakarzinom *immer* ein multizentrischer Prozeß ist. Dies bedeutet aber, daß auch bei kleinen Karzinomen entweder die ganze Brust entfernt werden muß oder bei brusterhaltenden Verfahren eine zusätzliche therapeutische Bestrahlung der Brust erforderlich ist (Thomsen 1984).

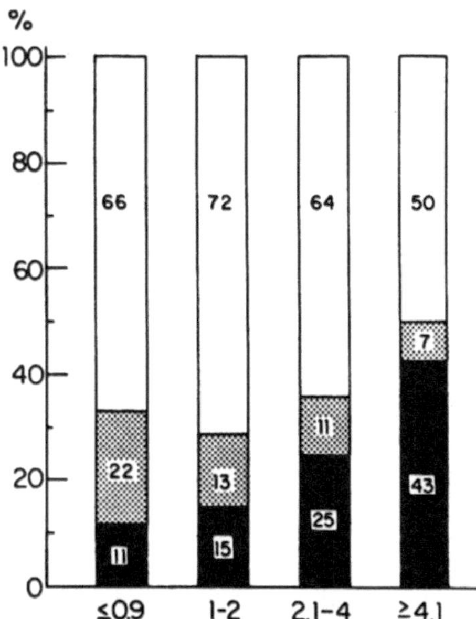

Abb. 7. Beziehung zwischen der Größe des Primärbefunds (Schnellschnitt) und dem endgültigen Tumorbefund nach simulierter partieller Mastektomie (Quadrantenresektion). □ Kein „residuales" Karzinom, ▩ „residual"-nichtinvasiv, ■ „residual"-invasiv. (Nach Rosen et al. 1975)

Tabelle 5. Treffsicherheit bei der klinischen Untersuchung der axillären Lymphknoten. (Nach Rosen et al. 1975)

Klinisches Staging	*n*	Negativ	Pathologisches Staging			Fehlerqote [%]
			positiv I	II	III	
Primär 2 cm						
negativ	83	57	18	7	1	31 falsch-negativ
positiv	17	7	5	3	2	41 falsch-positiv
						(33 gesamt)
Primär 2 cm						
negativ	61	32	21	6	2	
positiv	42	10	12	12	8	

3. Kosmetische Ergebnisse

Wenn auch Veronesi die kosmetischen Ergebnisse zu 70% als zufriedenstellend bezeichnet, so müssen wir doch feststellen, daß es insbesondere bei kleineren Mammae häufig zu einer erheblichen Seitendifferenz kommt. Die Angleichung der Gegenseite oder die Einlage eines Inlays auf der operierten Seite kann jedoch die kosmetischen Ergebnisse häufig wesentlich verbessern. Trotzdem erscheint die Quadrantenresektion noch nicht als allgemein zufriedenstellende Methode der brusterhaltenden Operationsverfahren, wenngleich das Ergebnis häufig von den Patientinnen eher akzeptiert wird als vom Operateur selbst.

Diskussion und Zusammenfassung

Kann man die brusterhaltende Therapie in Form einer Quadrantenresektion bereits für die allgemeine Anwendung empfehlen? Sicherlich liegt der eigentliche Fortschritt der letzten Jahre in der Abwendung von der früheren „Einheitstherapie" und in dem Bemühen, statt dessen zu einem differenzierten, individualisierten Vorgehen zu kommen. Letzteres basiert auf der Einsicht, daß das biologisch-klinische Verhalten des Tumors und damit Art und Umfang des Risikos von Fall zu Fall ganz unterschiedlich sind. Voraussetzung für ein individualisiertes Vorgehen im Sinne einer brusterhaltenden Primärtherapie ist ein sorgfältiges Staging inklusive der subtilen Ermittlung der sog. Risikofaktoren des Einzelfalls.

Wie aus den Ausführungen hervorgehen sollte, ist von den bedeutsamen klinischen Kriterien an erster Stelle die histopathologisch zu bestimmende Tumorgröße sowie der axilläre, ebenfalls histopathologisch bewiesene Lymphknotenstatus zu nennen. Es scheint nicht mehr vertretbar zu sein, bewußt nur einen Teil der leicht zugänglichen Lymphknoten zu entfernen und untersuchen zu lassen, da diese Unvollständigkeit den Lymphknotenstatus als hartes Kriterium unzuverlässig macht.

Von großer Bedeutung sind ferner einige histopathologische Kriterien, die bisher nur wenig berücksichtigt wurden: die Abgrenzung des Tumors von seiner Umgebung (scharf, unscharf), das histozytologische Grading (I–III), Nekrosen, Stromareaktion sowie eventuelle Einbrüche in Lymph- oder Blutgefäße (Millis 1983). Schließlich ist auch der inzwischen international standardisierte Tumortypus prognostisch aufschlußreich – ebenso wie die für das operative Vorgehen bedeutsame Multizentrizität.

Aus den verschiedenen Parametern läßt sich mit gewissem Vorbehalt im Einzelfall ein Low-risk- oder High-risk-Verhalten postulieren. Diese Einstufung kann durch weitere Ermittlungen noch zuverlässiger werden, so z.B. durch die heutzutage unerläßliche Analyse des Tumorgehalts an Steroidrezeptoren.

Je nach Risikomerkmalen und anderem mehr werden Bedeutung und Ausmaß der operativen Maßnahmen variieren. Die Komplexität der modernen, individualisierten Therapie stellt hohe Ansprüche an das diagnostisch-therapeutische Knowhow. Die Voraussetzungen dürften in der Regel nur in Schwerpunktkliniken gegeben sein, die u.a. auch eine interdisziplinäre Kooperationsmöglichkeit vorweisen können. Es geht schließlich um die individuelle Auswahl und Gewichtung der verschiedenen Therapiemodalitäten. Die Entscheidung zum reduzierten operativen Vorgehen ist äußerst verantwortungsvoll. Letzteres sollte zunächst auf Studien beschränkt bleiben. Es ist zwar unwahrscheinlich, daß die Zehn- und Fünfzehnjahresergebnisse der laufenden randomisierten Untersuchungsserien gegenüber den vorläufigen Ergebnissen noch wesentliche Änderungen erwarten lassen, jedoch empfehle ich, vor allgemeiner Anwendung konservierender Operationsverfahren die definitiven Ergebnisse abzuwarten. Die Auswertung der laufenden Studien (wie z.B. auch die vom BMFT geförderte Studie unter der Leitung von Rauschecker, Göttingen, zur „Behandlung des kleinen Mammakarzinoms") wird die Grenzen brusterhaltender Behandlungsmethoden des Mammakarzinoms deutlich machen und vermutlich die Voraussetzungen präziser und enger definieren, d.h. die Zuverlässigkeit vielleicht an strengere Kriterien koppeln. Nur durch ein abgewogenes Vorgehen kann ein Optimum an kurativer Effizienz bei einem Minimum an psychischer und somatischer Belastung der betroffenen Patientin erreicht werden.

Literatur

Amalric R, Santamaria F, Robert F et al. (1983) Conservation therapy of operable breast cancer-results of five, ten, and fifteen years in 2216 conservative cases. In: Harris JR, Hellmann S, Silen W (eds) Conservative management of breast cancer. Lippincott, Philadelphia

Atkins H, Hayward JL, Kurgman DJ, Wayte AB (1972) Treatment of early breast cancer — a report after ten years of a clinical trial. Br Med J 2:423

Bässler R, Katzer B (1984) Pathologische Anatomie unter dem Gesichtspunkt von Kriterien der Malignität. Verh Dtsch Krebs Ges 5:503

Baum M (1976) The curability of breast cancer. Br Med J 1:439–442

Brinkley D, Haybittle JL (1975) The curability of breast cancer. Lancet II:95–97

Fisher B (1973) Cooperative clinical trials in primary breast cancer: A critical appraisal. The 7th National Cancer Conference

Halsted WS (1894) The results of radical operations for cure of cancer of the breast performed at the Johns Hopkins Hospital. Ann Surg 20:497

Hayward J (1984) Chirurgische Verfahren beim primären Mammacarcinom. Aktuel Onkol 8:109

Millis R (1984) Histopathologische prognostische Faktoren beim Mammakarzinom. Aktuel Onkol 8:79

Mustakallio S (1972) Conservative treatment of breast carcinoma. — Review of 25 years follow up. Clin Radiol 23:110

Nemoto T, Vana J, Bedwani RN, Baker HW, McGregor FH, Murphy GP (1980) Management and survival of female breast cancer. Results of a national survey by the American college of surgeons. Cancer 45:2917

Ober KG (1984) Diskussionsbeitrag. In: Stark G (Hrsg) Nürnberger Symposion 1984. Demeter, Gräfelfing

Rosen PP, Francchia AA, Urban JA (1975) "Residual" mammary carcinoma following simulated partial mastectomy. Cancer 35:739

Thomsen K (1984a) Operative Behandlungsmöglichkeiten der Carcinome der Brust. Verh Dtsch Krebs Ges 5:555–560

Thomsen K (1984b) Wie radikal sollte ein Mammacarcinom operiert werden? In: Stark G (Hrsg) Nürnberger Symposion. Demeter, Graefelfing

Veronesi U, del Vecchio M, Greco M et al. (1983) Rsults of quadrantectomy, axillary dissections and radiotherapy (QUART) in T_1N_0 patients. In: Harris JR, Hellman S, Silen W (eds) Conservative management of breast cancer. Lippincott, Philadelphia

Erfolge der adjuvanten Chemotherapie beim Mammakarzinom

H. Caffier

Angesichts einer Vielzahl von Studien zur Adjuvanstherapie des Mammakarzinoms mit z.T. widersprüchlichen Aussagen ist die Situation äußerst unübersichtlich geworden. Dies liegt v.a. daran, daß die einzelnen Studien hinsichtlich Patientenzusammensetzung oder Therapieverfahren untereinander kaum vergleichbar sind, ganz abgesehen von häufig zu kurzen Beobachtungszeiten. Gerade beim Mammakarzinom ist eine Beobachtungsdauer von mindestens 5, besser 10–15 Jahre zu fordern, eine Bedingung, die nur wenige Adjuvansstudien bislang erfüllen. Die Bewertung adjuvanter Therapieverfahren ist daher nach wie vor problematisch, als Ausdruck der bestehenden Unsicherheit werden Nutzen und Schaden wieder zunehmend kontrovers diskutiert.

Unverändert besteht jedoch ein enormes Bedürfnis nach einer wirksamen Zusatzbehandlung des Mammakarzinoms. Die klinischen Erfahrungen der letzten Jahrzehnte haben gezeigt, daß trotz vielfacher operativer Modifikationen und Einbeziehung der Strahlentherapie als prä- oder postoperative Zusatzbehandlung keine nennenswerte Verbesserung der Heilungsziffern erzielt werden konnte. Das Schicksal der Patientinnen hängt von der Manifestation von Fernmetastasen ab, an denen mehr als die Hälfte der Erkrankten innerhalb von 10 Jahren nach „kurativer" lokoregionärer Primärtherapie versterben. Da offensichtlich in der Mehrzahl der Fälle schon bei Diagnosestellung von einer generalisierten Erkrankung mit Vorliegen klinisch okkulter Fernmetastasen auszugehen ist, sind zumindest theoretisch verbesserte Heilungschancen von adjuvanten systemischen Maßnahmen zu erwarten (Fisher et al. 1980). Wenn auch dieses einleuchtende Konzept der frühzeitigen Eliminierung vorhandener Metastasen nach wie vor Gültigkeit hat, so haben doch die darauf aufbauenden Therapiestudien nur teilweise den Effekt einer adjuvanten Systemtherapie belegen können.

Es ist daher nur verständlich, daß dieses Konzept nach anfänglicher Euphorie derzeit einer wachsenden Kritik begegnet. Diese sollte aber weitgehend frei von einer emotionalen Argumentation sein, die der Sache kaum dienlich ist. Die jetzt vorliegenden langfristigen Studienergebnisse, die auf einer Beobachtungsdauer von nahezu 10 Jahren beruhen, haben im Prinzip die Wirksamkeit postoperativer adjuvanter Systemtherapien bestätigt, aber auch die Grenzen aufgezeigt. So wissen wir heute, daß ihre pauschale Anwendung auf alle Mammakarzinome nicht gerechtfertigt ist. Bekanntermaßen ist das Mammakarzinom eine äußerst heterogene Erkrankung, deren Prognose von einer Vielzahl unterschiedlicher und nur zum Teil bekannter Faktoren abhängt. Die Charakterisierung von Subgruppen, die am ehesten von einer Adjuvanstherapie profitieren, bzw. solche mit nur geringer oder fehlender Erfolgswahrscheinlichkeit, ist zwar noch völlig unzureichend, dennoch ist eine gewisse Abgrenzung auch heute schon möglich. Darüber hinaus haben die bisherigen Studien zumindest im Ansatz wichtige Erkenntnisse über den Einsatz der unterschiedlichen Therapieverfahren, über Zusammensetzung der Schemata, Therapiedauer, Durchführung und Dosierung geliefert.

Die derzeitige Problematik und die im Vordergrund der heutigen Diskussion stehenden Fragen sind in der folgenden Aufstellung zusammengefaßt, auf die einzelnen Punkte wird im folgenden eingegangen.

Problematik der adjuvanten Systemtherapie

1. *Subgruppen und Prognosefaktoren (Menopausestatus, Nodalstatus, Rezeptoren, Grading etc.);*
2. *Beginn, Dauer und Durchführung;*
3. *Aggressivität und Intensität;*
4. *endokrine Therapie* (± Chemotherapie);
5. Toxizität;
6. Therapienutzen.

Therapieerfolge in Abhängigkeit von Prognosekriterien

Alter und Menopausestatus

Patientinnen unter 50 Jahren bzw. solche in der Prä- und Perimenopause – die Angaben variieren von Studie zu Studie, außerdem wird der exakte Menopausestatus nicht einheitlich definiert – haben offensichtlich einen größeren Therapiegewinn von einer adjuvanten Chemotherapie als ältere bzw. postmenopausale Patientinnen. Dies zeigen zumindest mehrere renommierte Studien, so auch die 1. Mailänder Studie, deren Ergebnisse in Tabelle 1 wiedergegeben sind. Eine signifikante Verbesserung der Rezidivfreiheit und des Gesamtüberlebens durch die adjuvante CMF-Therapie weisen nur pramenopausale, nicht aber postmenopausale Patientinnen auf. Wie ist diese menopausale oder altersbedingte Diskordanz zu erklären, und sind tatsächlich postmenopausale Frauen ungeeignete Kandidatinnen für eine adjuvante Chemotherapie?

Die anfängliche Annahme, die Chemotherapie bewirke eine „chemische Kastration“ und positive Effekte seien daher nur bei vorhandener Ovarialfunktion zu erzie-

Tabelle 1. 1. Mailänder Studie (12 Monate CMF-Therapie); Ergebnisse 9 Jahre nach Mastektomie. (Nach Bonadonna et al. 1984)

		Kontroll-gruppe	CMF-Therapie	Statistik (Signifikanz)
Rezidivfreiheit [%]	Gesamt	32	43	<0,001
	Prämenopausal	31	48	0,0005
	Postmenopausal	32	37	0,26
Überleben [%]	Gesamt	48	59	0,14
	Prämenopausal	43	66	0,02
	Postmenopausal	52	51	0,87

Tabelle 2. Wirksame Schemata in der Postmenopause. (Mod. nach Cavalli 1983)

Studiengruppen	Schema
NSABP	PFT
Milano	CMF ≥85% CMFP→AV
Houston	FAC
Ludwig	CMFpT
OSAKO	LMF
GABG	ACT

len, ist inzwischen weitgehend widerlegt. Im Vordergrund dürfte eine Dosisabhängigkeit stehen. Gerade am Beispiel der 1. Mailänder Studie hat sich aufgrund retrospektiver Dosierungsanalysen gezeigt, daß für den Wirkungsverlust bei Postmenopausepatientinnen eine relative Unterdosierung ursächlich anzusehen ist. Nur ein geringer Anteil wurde mit der vollen Dosis therapiert, aber diese profitierten ebenso wie prämenopausale Patientinnen von der CMF-Therapie (Bonadonna u. Valagussa 1981).

Studien mit positiven Ergebnissen auch in der Postmenopause sind in Tabelle 2 zusammengestellt. Danach scheinen gerade die älteren Patientinnen, bei denen ohnehin häufig Dosisreduktionen notwendig sind, eine ausreichend dosierte und intensive Therapie zu benötigen. Die Problematik liegt in der Durchführung dieser Therapien, ihr Einsatz bei älteren Patientinnen sollte deshalb auch weiterhin nur innerhalb kontrollierter Studien erfolgen.

Nodalstatus

Die Anzahl befallener axillärer Lymphknoten ist das wichtigste Prognosekriterium beim Mammakarzinom. Deshalb ist die Notwendigkeit der Axillaausräumung bei jeglicher Mastektomievariante heute keine Frage mehr. Als Minimalforderung ist die Mitnahme bzw. die Beurteilung von mindestens 8 Lymphknoten anzusehen, Operateur und Pathologe sind dabei gleichermaßen angesprochen.

Die bisherigen Erfahrungen mit adjuvanten Therapieverfahren weisen auf die enge Beziehung zwischen dem Nodalstatus und erzielbaren Chemotherapieeffekten hin. Mit zunehmendem axillärem Befall – das bedeutet auch Zunahme der Ausgangstumormenge – werden die Behandlungsergebnisse schlechter. Die Langzeitergebnisse der NSABP- (Fisher et al. 1984) und der Mailänder Studien (Bonadonna et al. 1984) zeigen einen deutlichen Therapieprofit bei Patientinnen mit 1–3 befallenen Lymphknoten, insbesondere bei solchen unter 50 Jahren (prämenopausal), während Hochrisikopatientinnen mit 4 und mehr tumorpositiven Lymphknoten nur eine geringe bis keine Verbesserung des rezidivfreien und des Gesamtüberlebens aufweisen. Unter Berücksichtigung der Durchführungsproblematik ist deshalb die Anwendung adjuvanter Chemotherapieverfahren v.a. bei älteren (postmenopausalen)

Hochrisikopatientinnen als äußerst kritisch anzusehen. Ob eine Intensivierung der Therapie bei den stark rezidivgefährdeten Patientinnen zu besseren Erfolgen führt, läßt sich bislang nicht sicher abschätzen. Zumindest weisen einige Studien mit intensiveren Chemotherapiekombinationen – ähnlich den in Tabelle 2 aufgeführten – in diese Richtung (Senn 1985).

Bei nodal-negativen Patientinnen sind adjuvante Chemotherapieverfahren nach wie vor äußerst umstritten. Bei etwa 70% dieser Patientinnen stellen adjuvante Verfahren eine nicht notwendige Maßnahme dar, denn in diesem Umfang führen die lokalen Primärbehandlungsverfahren zur Heilung. Die Problematik liegt in der Selektionierung der verbleibenden 30%, die letztlich doch eine Reaktivierung entwickeln und möglicherweise von einer Adjuvanstherapie profitieren würden. Die Daten der OSAKO- (Senn u. Jungi 1984) und unsere eigenen Untersuchungen (Caffier et al. 1984b) sprechen für eine signifikante Verbesserung der Behandlungschancen nodal-negativer Patientinnen bei Anwendung systemischer Adjuvansverfahren. Eine Verallgemeinerung wäre jedoch verfrüht, denn diese an begrenzten Fallzahlen erhobenen Daten bedürfen noch der weiteren Absicherung durch zahlenmäßig umfangreichere Untersuchungen. Inwieweit die Erfassung zusätzlicher Risikofaktoren – beispielsweise biochemischer (Rezeptoren, Tumormarker) oder morphologischer Art (Differenzierungsgrad) – zur Definition der stark rezidivgefährdeten Patientinnen innerhalb der Gruppe der nodal-negativen beitragen kann, ist ebenso fraglich wie die Verbesserung ihrer Heilungsziffer durch adjuvante Maßnahmen. Derartige Konzepte werden z.Z. in Studien überprüft.

Andere Prognosekriterien

Im Rahmen der Primärtherapie sollte heute bei jedem Mammakarzinom eine Bestimmung des Rezeptorstatus angestrebt werden. Die Kenntnis des Rezeptorverhaltens ermöglicht nicht nur eine genauere Abschätzung der Prognose, sondern ist v.a. auch eine wichtige Entscheidungshilfe im Hinblick auf eine adjuvante Hormontherapie (s. Abschn. „Endokrine Verfahren“). Hinsichtlich der Wirksamkeit einer adjuvanten Zytostatikatherapie besteht jedoch keine eindeutige Abhängigkeit vom Rezeptorstatus. Dies trifft zumindest auf nodal-positive Patientinnen zu. Nodalnegative hingegen zeigen eine gewisse Abhängigkeit, hier scheinen rezeptornegative Patientinnen eher von einer adjuvanten Zytostatikatherapie zu profitieren.

Auf Beziehungen zwischen dem morphologischen Differenzierungsgrad und der Effizienz einer adjuvanten Chemotherapie weisen die NSABP-Studien hin (Fisher et al. 1984). Patientinnen mit einem ungünstigen (hohen) Tumorgrading zeigen einen größeren Therapiegewinn. Ferner bestehen auch Zusammenhänge zwischen dem Differenzierungsgrad und dem Rezeptorverhalten. Dies ist besonders auffällig bei nodal-negativen Patientinnen und äußert sich in einer negativen Korrelation (Valagussa et al. 1984). Folglich müßten auch rezeptornegative Fälle eher von einer adjuvanten Chemotherapie profitieren. Wie bereits oben ausgeführt, ist dies offensichtlich bei nodal-negativen Patientinnen der Fall.

Als weitere Parameter zur risikogerechten Selektion von Patientinnen für adjuvante Therapieverfahren kommen möglicherweise Tumormarker und das Proliferationsverhalten von Tumoren in vitro in Betracht (Kaufmann 1983). Diese sind jedoch nur relevant in Kombination mit dem Lymphknotenstatus. Eine ungünstige Prognose korreliert mit schneller Proliferation in vitro oder beispielsweise erhöhtem CEA zum Zeitpunkt der Primärtherapie. Insofern sind möglicherweise erhöhte CEA-Spiegel ein biochemischer Hinweis auf eine klinisch okkulte Metastasierung (Caffier et al. 1984a). Patientinnen mit derartigen Kriterien wären demzufolge geeignete Kandidatinnen für eine adjuvante Systemtherapie.

Beginn, Dauer und Durchführung der adjuvanten Chemotherapie

Sowohl theoretische Erwägungen als auch die bisherigen praktischen Erfahrungen sprechen für einen möglichst frühzeitigen Beginn. Allgemein wird ein Beginn innerhalb von 14 Tagen post operationem, z.B. nach Abschluß der Wundheilung, als ausreichend angesehen. Bei späterem Beginn nehmen die Erfolgschancen ab. Abgesehen von dieser Frist ist jedoch letztlich unklar, wie nahe der Beginn an den Operationszeitpunkt herangelegt werden sollte und kann. Je frühzeitiger, desto mehr postoperative Komplikationen sind aufgrund der Nebenwirkungen der Zytostatika zu erwarten. Diskutiert und in neuaufgelegten Studien überprüft werden derzeit kurzfristige intra- und perioperative Polychemotherapiestrategien (Ludwig-Studie, BMFT-Studien), deren Bedeutung sich aufgrund fehlender Langzeitergebnisse noch nicht abschätzen läßt. Problematisch dabei ist, daß alle Patientinnen unabhängig vom Nodalstatus adjuvant behandelt werden, da zum Operationszeitpunkt noch keine Information über den axillären Lymphknotenbefall vorliegt.

Zur Dauer einer adjuvanten Therapie liegen inzwischen recht zuverlässige Daten vor. Während anfänglich 1 Jahr und länger therapiert wurde, ist in den letzten Jahren eine Tendenz zur Zurücknahme der Dauer auf maximal 6 Monate unverkennbar. Dieser allgemeine Trend ist auch berechtigt, denn eine Reihe von Vergleichsstudien (s. Tabelle 3) zeigen keinen Vorteil zugunsten der länger dauernden Therapie. Im Gegenteil, die kürzere Dauer ist teilweise sogar mit einem Trend zu höherer Effektivität verbunden. Bei kurzer Dauer ist davon auszugehen, daß weniger häufig Dosisreduktionen notwendig sind, seltener eine Resistenzbildung auftritt und v.a. die Frauen leichter zu motivieren sind. Insofern sollte heute von einer länger als 6 Monate dauernden adjuvanten Chemotherapie Abstand genommen werden. Weitere Verkürzungen scheinen möglich zu sein, gesicherte Langzeitergebnisse aus Studien liegen aber noch nicht vor.

Tabelle 3. Dauer der adjuvanten Chemotherapie und statistischer Vergleich der Ergebnisse. (Mod. nach Senn 1985)

Studiengruppen	Schema	Vergleich (kurze/lange Therapiedauer)	Statistik (Signifikanz)
Milano	CMF	(6:12 Monate)	n.s.
SECSG	CMF	(6:12 Monate)	n.s.
Henderson	AC	(15:30 Wochen)	n.s.
SAKK	LMF	(6:24 Monate)	n.s.

Anzuwenden sind grundsätzlich nur gängige und erprobte Schemata, die sich in der Therapie des metastasierten Mammakarzinoms bewährt haben. Einschlägige Erfahrungen des Therapeuten im Umgang mit derartigen Schemata sind ebenso zu fordern wie die Kenntnis der möglichen Nebenwirkungen und deren Prophylaxe und Behandlung. Abstriche von der primär veranschlagten Dosis sind möglichst zu vermeiden, bei Depression der Kontrollparameter ist eine Intervallverlängerung besser als eine Dosisreduktion. Als Standardtherapie gilt nach wie vor das CMF-Schema, das in vielfachen Modifikationen angewendet wird und zu dem die meisten Erfahrungen aus Adjuvansstudien vorliegen. Zur Gewährleistung der Volldosierung ziehen wir die intravenöse Applikation vor, außerdem scheinen subjektiv unangenehme Nebenwirkungen weniger intensiv und nur von kurzer Dauer zu sein.

Aggressivität und Intensität

Unzweifelhaft ist auch in der Adjuvanstherapie eine Polychemotherapie der Monotherapie überlegen. Da offensichtlich Zusammenhänge zwischen der Aggressivität der Polychemotherapieschemata und den erzielten Therapieeffekten bestehen, stellt sich heute vorrangig die Frage nach einer möglichen Intensivierung der Therapie. Der Trend geht dabei eindeutig in Richtung „kurz, aber intensiv". In Betracht kommen Vielfachkombinationen mit verschiedenen, nichtkreuzresistenten Zytostatika, Dosiseskalationen oder zumindest die konsequente Applikation der Volldosis. Wie bereits ausgeführt (s. Abschnitte „Alter und Menopausestatus" und „Nodalstatus"), gibt es Hinweise darauf, daß einige Subgruppen eine intensivere Therapie als die bisher übliche benötigen. Ob jedoch im Hinblick auf die Zumutbarkeit gangbare Wege gefunden werden können, bleibt abzuwarten. Unter Berücksichtigung der bisher durchgeführten Therapien sind v.a. das Alter, der Allgemeinzustand sowie die Einstellung der Patientin zur Therapie limitierende Faktoren. Von daher sind auch einer Therapieintensivierung Grenzen gesetzt. Mit zunehmendem Alter müssen häufige Dosiskompromisse eingegangen werden, die sich nachteilig auf den erwünschten Therapieeffekt auswirken. Allgemein wird deshalb empfohlen, eine adjuvante Chemotherapie höchstens bis zum 60., allenfalls bis zum 65. Lebensjahr einer Patientin in Betracht zu ziehen, in höherem Alter ist eine konsequente Durchführung kaum noch gewährleistet.

Endokrine Verfahren, allein oder in Kombination mit Chemotherapie

Hormontherapeutische Maßnahmen, meist in Form der prophylaktischen Kastration, wurden schon vor der Ära der adjuvanten Zytostatikatherapie zur postoperativen Metastasenprophylaxe eingesetzt (Nissen-Meyer 1967; Meakin et al. 1977). Lediglich ein marginaler Therapiegewinn konnte erzielt werden, so daß unter Abwägung der Belastung durch die Kastration dieses Verfahren nicht vertretbar erschien. Erst die Entdeckung der Steroidhormonrezeptoren und die Verfügbarkeit wenig toxischer endokriner Verfahren – zusammen mit der Erkenntnis, daß mit der adjuvanten Zytostatikatherapie auch nur Teilerfolge zu erzielen sind – führten zu einer Rückbesinnung auf die Hormontherapie, die heute in großem Umfang Bestandteil

Tabelle 4. Adjuvante Tamoxifentherapie (*TAM*) beim Mammakarzinom, Studien mit randomisiertem chirurgischem Kontrollarm und Rezidivfreiheit. (Mod. nach Senn 1985)

Studiengruppen	Mediane Beobachtungszeit [Jahre]	Menopausestatus	TAM [%]	Kontrollgruppe [%]
NATO	2	Prä- und postmenopausal	85	79
Kopenhagen	3	Prämenopausal	79	65
Kopenhagen	3	Postmenopausal	76	63
LBCS III + IV	3	Postmenopausal	58	44
Toronto	3	Postmenopausal	62	49

laufender Adjuvansstudien ist. Im Mittelpunkt steht dabei die adjuvante Behandlung mit dem Antiöstrogen Tamoxifen.

Randomisierte Studien mit einer alleinigen Tamoxifentherapie und einem chirurgischen Kontrollarm sind in Tabelle 4 wiedergegeben. Die vorläufigen Ergebnisse weisen bei noch kurzen Beobachtungszeiten auf eine Erhöhung der rezidivfreien Überlebensrate nach Tamoxifen hin, Langzeitergebnisse müssen aber auch hier abgewartet werden. Beziehungen zum Rezeptorverhalten sind erkennbar, mit Zunahme des Rezeptorgehalts wird der Therapiegewinn größer. Nach allen bisherigen Erfahrungen ist die adjuvante Tamoxifentherapie eine überprüfenswerte Alternative zur adjuvanten Zytostatikatherapie bei rezeptorpositiven postmenopausalen Patientinnen. Vorbehalte sind gegenüber rezeptornegativen Patientinnen angebracht. Diese zeigen entweder nur einen marginalen oder keinen Therapiegewinn, außerdem liegen auch ernstzunehmende Hinweise auf einen prognoseverschlechternden Effekt vor (Gelber u. Ludwig Breast Cancer Study Group 1984). Gerade deshalb sollte von einer adjuvanten Tamoxifenbehandlung außerhalb von kontrollierten Studien und ohne Kenntnis des Rezeptorstatus derzeit noch Abstand genommen werden.

Bezüglich der Kombination von adjuvanter Chemotherapie und Hormontherapie laufen derzeit eine Reihe von Studien, bei denen in der Regel eine Chemotherapie mit der Kombination von Chemotherapie und Tamoxifen verglichen wird. Die bisherigen Erfahrungen aus längerfristigen Untersuchungen sprechen für einen Vorteil zugunsten der Kombinationsbehandlung nur dann, wenn ein positiver Rezeptorstatus vorliegt (Fisher 1983; Pearson et al. 1983). Der therapeutische Gewinn – gemessen an der Differenz der rezidivfreien Überlebensrate nach alleiniger Chemotherapie und nach der Kombination mit Tamoxifen – ist bei Postmenopausepatientinnen am ausgeprägtesten und wird mit Zunahme des Östrogenrezeptorgehalts deutlicher. Bei Prämenopausepatientinnen verschwindet dieser Unterschied, bei rezeptornegativen ebenfalls. Rezeptornegative Patientinnen in der Prämenopause weisen sogar in der NSABP-Studie (Fisher 1983) einen umgekehrten, negativen Effekt auf. Diese Befunde verdeutlichen erneut die besondere Wertigkeit des Rezeptorstatus, ohne dessen Kenntnis erhebliche Vorbehalte auch gegenüber kombinierten endokrin-zytotoxischen Adjuvansverfahren angebracht sind.

Eine rezeptororientierte Strategie wird in der seit 1981 laufenden GABG-Studie überprüft. Das Studienkonzept und die Behandlungsgruppen sind in Tabelle 5 dar-

Tabelle 5. Risikogruppen und adjuvante Behandlungsstrategie der GABG (Gynäkologische adjuvante Brustkrebsgruppe) – Studie beim nodal-positiven Mammakarzinom

Risikogruppen	Adjuvante Therapie
„Low-risk"-Gruppe	2 Jahre TAM
(1–3 positive Lymphknoten und ER oder PR positiv[a])	6mal CMF i.v.
„High-risk"-Gruppe	
(≥ 4 positive Lymphknoten oder	8mal AC i.v.
1–3 positive Lymphknoten und ER und PR negativ)	AC + 2 Jahre TAM

[a] ≥ 20fmol/mg Zytosolprotein

gestellt. Entsprechend dem Nodal- und Rezeptorstatus erfolgt eine Einteilung in Niedrigrisiko- und Hochrisikopatientinnen. Als Niedrigrisikopatientinnen werden rezeptorpositive mit 1–3 befallenen Lymphknoten geführt, die randomisiert entweder mit Tamoxifen über 2 Jahre oder mit 6 Zyklen CMF therapiert werden. Die Hochrisikogruppe schließt alle rezeptornegativen Patientinnen, unabhängig von der Anzahl der befallenen Lymphknoten, sowie solche mit mehr als 4 befallenen Lymphknoten ein. Diese Gruppe wird mit AC oder AC + Tamoxifen randomisiert behandelt. Die ersten Ergebnisse bei einer Überwachungsdauer von 3 Jahren wurden kürzlich publiziert (Kaufmann et al. 1984) und stellen sich wie folgt dar: Bezüglich des rezidivfreien Überlebens findet sich in der Niedrigrisikogruppe kein Unterschied zwischen der CMF- und der Tamoxifentherapie. Beide Behandlungsarten führen zu vergleichbaren Resultaten, eine Überlegenheit der CMF-Therapie ist nicht gegeben. In der Hochrisikogruppe schneiden die zusätzlich mit Tamoxifen behandelten Patientinnen besser ab. Der Unterschied ist besonders bei rezeptorpositiven Patientinnen ausgeprägt, v.a. bei solchen über 50 Jahren (postmenopausal).

Sowohl diese als auch die anderen Tamoxifen-Studien erlauben zum jetzigen Zeitpunkt lediglich eine Trendaussage, da Langzeitergebnisse an großen Fallzahlen fehlen. Insofern ist die Situation im Vergleich mit der adjuvanten Chemotherapie noch unsicherer, denn für letztere liegen schon längerfristige Erfahrungen vor. Daß Tamoxifen bei bestimmten Patientengruppen eine wirksame Alternativ- oder Zusatztherapie zur adjuvanten Zytostatikatherapie darstellt, deutet sich zumindest trendmäßig an. Diese Trendaussagen beziehen sich in der Regel auf eine 2jährige Dauertherapie mit einer Tagesdosis von 30mg. Bisher läßt sich jedoch nicht aussagen, ob tatsächlich eine Verbesserung der Überlebensrate erzielt werden kann oder nur das Auftreten von Rezidiven bei hormonabhängigen Tumoren auf einen späteren Zeitpunkt verschoben wird. So lange dies nicht geklärt ist, ist eine Beschränkung der Tamoxifentherapie auf kontrollierte Studien unverändert zu fordern.

Toxizität

Kurzzeitnebenwirkungen unter der adjuvanten Therapie können in beträchtlichem Umfang auftreten und zu einer erheblichen körperlichen und seelischen Belastung

Tabelle 6. Zweitmalignome nach Mastektomie und adjuvanter Chemotherapie; nur randomisierte Studien, ohne kontralaterale Mammakarzinome. (Mod. nach Maass 1984)

Studien-gruppen	Mediane Beobachtungs-zeit (Jahre)	Zweitmalignome						
		Kontrollgruppe			Chemotherapie			
		Therapie	2. Mali-gnom/*n*	[%]	Sche-ma	Dauer	2. Mali-gnom/*n*	[%]
SAC-SG	14	Chirurgisch	22/577	(3,8)	CTX	6 Tage	17/559	(3,0)
Milano	8	Chirurgisch	4/179	(2,2)	CMF	12 Monate	5/207	(2,4)
Osako	8	Chirurgisch	7/123	(5,7)	LMF	6 Monate	6/117	(5,1)
Würzburg	5	Radiologisch	3/102	(2,9)	CMF	12 Monate	2/ 73	(2,7)
Gesamt			36/981	(3,7)			30/956	(3,1)
Davon Leukämien			3				0	

der Patientin führen. Diese Tatsache zwingt zu einer Abwägung der Nutzen und Risiken dieser Behandlung. Da offensichtlich die Akuttoxizität von der Aggressivität des benutzten Schemas abhängt, stellt sich die Frage, ob tatsächlich allen Patientinnen im Interesse einer maximalen Antitumorwirkung massive Nebenwirkungen zugemutet werden müssen. Die Frage: „Wie aggressiv in welcher Situation?" steht daher ganz im Mittelpunkt der heutigen Diskussion. Die bisherigen Untersuchungen haben zumindest gezeigt, daß unerträgliche Nebenwirkungen, verbunden mit der Gefahr von Dosiskompromissen oder Therapieverweigerung v.a. bei längerdauernder Chemotherapie auftreten. Eine intensive, aber kurzdauernde Chemotherapie wird dagegen besser akzeptiert und scheint zu gleichen Erfolgsziffern zu führen.

Befürchtungen im Hinblick auf Zweitmalignome, ausgelöst durch die zytostatische Immunsuppression, wurden wiederholt geäußert und basieren auf Mitteilungen über erhöhte Leukämieraten nach jahrelanger Alkylanziendauertherapie. Auf eine intermittierende, zeitlich befristete Chemotherapie, wie sie im Rahmen der adjuvanten Nachbehandlung durchgeführt wird, scheint dies nicht zuzutreffen. In Tabelle 6 sind diesbezügliche Daten zur Langzeittoxizität von einigen Studien mit bis zu 14jähriger Kontrolldauer zusammengefaßt. Weder eine erhöhte Zweitmalignomrate noch Leukämien wurden bisher im Zusammenhang mit der adjuvanten Chemotherapie beobachtet.

Bezüglich Tamoxifen ist dessen geringe Soforttoxizität bestechend, die Langzeittoxizität läßt sich aber noch nicht abschätzen. Tamoxifen kommt generell als Risikofaktor für das Auftreten von Zweitneoplasien (z.B. Endometriumkarzinomen), für vermehrtes Auftreten von Osteoporose und Hyperplasien der Ovarien in Betracht. Derartigen Risiken wurde bisher bei noch kurzen Studienkontrollzeiten nur unvollständig nachgegangen.

Therapienutzen

Hier konzentriert sich die Frage darauf, ob aus der bisher in vielen Studien nachweisbaren Verbesserung der rezidivfreien Überlebensrate letztlich auch eine Erhöhung der Gesamtüberlebensrate resultiert. Daß eine Verbesserung der Überlebensrate erzielt werden kann, ist für Prämenopausepatientinnen gesichert. Für die Gesamtheit aller adjuvant behandelten Patientinnen steht aber der Beweis noch aus. Eine endgültige Klärung der Problematik wird erst dann möglich sein, wenn längere Beobachtungszeiten erreicht sind.

Einflüsse der Rezidivtherapie auf das Überleben nach Reaktivierung sind ebenfalls zu berücksichtigen. Gerade hier herrscht große Unsicherheit, da bisher nur wenige Daten zum Ansprechen systemischer Maßnahmen bei Reaktivierung nach adjuvanter Chemotherapie vorliegen. Soweit beurteilbar, sind die mit herkömmlichen Systemtherapien erzielten Remissionsraten bei adjuvant vorbehandelten Patientinnen ähnlich wie die bei nicht adjuvant behandelten. Von daher sollte bei adjuvant vorbehandelten Patientinnen im Reaktivierungsfall genauso vorgegangen werden wie beim metastasierten Mammakarzinom allgemein üblich.

Ein relativ neuartiges Vorgehen zur Abschätzung des Nutzeffekts adjuvanter Therapieverfahren wurde kürzlich unter der Leitung des Statistikers Peto (University of Oxford, England) inauguriert. Im Mittelpunkt stand dabei die Frage nach der Kurzzeitmortalität mit Wahrscheinlichkeitsberechnungen im Hinblick auf eine relative Verringerung des Mortalitätsrisikos. Insgesamt wurden die Daten von 80 weltweit bekannten randomisierten Studien mit mehr als 25000 Patientinnen einheitlich ausgewertet. Diese Analyse hat zu teilweise überraschenden Ergebnissen geführt (Editorial Lancet 1984; Kaufmann et al. im Druck), die folgende Aussagen zulassen:

Sowohl die zytotoxische Chemotherapie als auch Tamoxifen führen zu einer signifikanten Verringerung der Kurzzeitmortalität, ohne daß Unterschiede zwischen nodal-positiven und -negativen Patientinnen bestehen. Patientinnen, die jünger sind als 50 Jahre, haben einen hochsignifikanten Nutzen von einer zytotoxischen Chemotherapie, profitieren aber offensichtlich nicht von einer Tamoxifenbehandlung. Bei Patientinnen, die älter sind als 50 Jahre (postmenopausal), ist die Verringerung der Kurzzeitmortalität durch eine zytotoxische Chemotherapie weniger ausgeprägt. Tamoxifen reduziert die Zahl der frühen Todesfälle um ca. ⅙. Unklar bleibt der Einfluß der zusätzlichen Tamoxifengabe zur zytotoxischen Chemotherapie. In keiner Altersgruppe war ein eindeutiger additiver Nutzeffekt ersichtlich. Obwohl bei dieser Analyse viele der offenen Fragen nicht angegangen werden konnten, ist doch aufgrund dieser Ergebnisse heute im Hinblick auf eine adjuvante Systemtherapie eher vorsichtiger Optimismus als übertriebener Pessimismus angebracht.

Schlußfolgerungen

Die adjuvante Systemtherapie befindet sich in einem Entwicklungsprozeß, der noch nicht abgeschlossen ist. Unterschiedliche oder gleichsinnige Teilerfolge weisen alle Einzelstudien auf, so daß von einem fehlenden Nutzen nicht gesprochen werden kann. Insgesamt gesehen sind jedoch die Resultate nicht überwältigend und noch viele Fragen ungeklärt. Dennoch haben die unzähligen Adjuvansstudien zu einem besseren Therapieverständnis beim Mammakarzinom beigetragen. So wissen wir heute, daß auch im Hinblick auf systemische Adjuvansverfahren eine risikogerechte Anwendung zu fordern und von einer pauschalen Anwendung Abstand zu nehmen ist. Die Charakterisierung derjenigen Patientinnen, die am ehesten von einer adjuvanten Therapie profitieren, ist aber noch äußerst unbefriedigend. Gleiches gilt im Hinblick auf die unterschiedlichen Therapiemodalitäten. Demzufolge ist die heutige Situation immer noch dadurch gekennzeichnet, daß viele Patientinnen umsonst behandelt werden, damit nur wenigen geholfen wird. Umsonst deshalb, weil entweder die lokalen Behandlungsverfahren bereits zum Heilungserfolg führen oder die angewendeten Adjuvanstherapien bezüglich der Metastasenprophylaxe versagen. Von Langzeitbeobachtungen der laufenden Studien als auch von Folgestudien sind wesentliche Fortschritte im Hinblick auf das Selektionsproblem zu erwarten. Daß durch systemische Adjuvansverfahren die Heilungschancen verbessert werden können, zeigen die Resultate bei Prämenopausepatientinnen. Hier ist eine Übernahme der Studienergebnisse in den klinischen Alltag bereits heute gerechtfertigt, während alle anderen Indikationen noch als überwiegend experimentall anzusehen sind.

Literatur

Bonadonna G, Valagussa P (1981) Dose-response effect of adjuvant chemotherapy in breast cancer. N Engl J Med 304:10–15

Bonadonna G, Rossi A, Tancini G, Brambilla C, Valagussa P (1984) Adjuvant chemotherapy trials in resectable breast cancer with positive axillary nodes — The experience of the Milan Cancer Institute. In: Jones SE, Salmon SE (eds) Adjuvant therapy of cancer IV. Grune & Stratton, New York London, pp 195–207

Caffier H, Paulick R, Brandau H (1984a) Serum tumor markers in patients with primary breast cancer and during the follow-up. In: Peeters H (ed) Protides of the biological fluids, vol XXXI. Pergamon, Oxford New York, pp 575–578

Caffier H, Rotte K, Haeggqwist O (1984b) Adjuvant chemotherapy versus postoperative irradiation in node negative breast cancer. In: Jones SE, Salmon SE (eds) Adjuvant therapy of cancer IV. Grune & Stratton, New York London, pp 417–424

Cavalli F (1983) Die adjuvante Chemotherapie beim Mammakarzinom: Ist eine Schlußbeurteilung schon möglich? In: Kubli F, Nagel GA, Kadach U, Kaufmann M (Hrsg) Neue Wege in der Brustkrebsbehandlung. Zuckschwerdt, München, S 168–178 (Aktuelle Onkologie 8)

Editorial (1984) Review of mortality results in randomized trials in early breast cancer. Lancet II:1205

Fisher B (1983) 4-Jahres-Resultate des NSABP-Protokolls B-09: Adjuvante Chemotherapie des Mammakarzinoms mit Chemotherapie und Tamoxifen. In: Kubli F, Nagel GA, Kadach U, Kaufmann M (Hrsg) Neue Wege in der Brustkrebsbehandlung. Zuckschwerdt, München, S 152–167 (Aktuelle Onkologie 8)

Fisher B, Redmond C, Fisher ER (1980) The contribution of recent NSABP clinical trials of primary breast cancer therapy to an understanding of tumor biology — An overview of findings. Cancer 46:1009–1025

Fisher B, Redmond C, Fisher ER (1984) A summary of findings from NSABP trials of adjuvant therapy. In: Jones SE, Salmon SE (eds) Adjuvant therapy of cancer IV. Grune & Stratton, New York London, pp 185–194

Gelber RD, Ludwig Breast Cancer Study Group (1984) Adjuvant therapy for postmenopausal women with operable breast cancer: Part II — Randomized trials comparing endocrine therapy with surgery alone. In: Jones SE, Salmon SE (eds) Adjuvant therapy of cancer IV. Grune & Stratton, New York London, pp 393–404

Kaufmann M (1983) Biochemische prognostische Faktoren beim Mammakarzinom. In: Kubli F, Nagel GA, Kadach U, Kaufmann M (Hrsg) Neue Wege in der Brustkrebsbehandlung. Zuckschwerdt, München, S 46–61 (Aktuelle Onkologie 8)

Kaufmann M, Maass H, Kubli F, Jonat W, Caffier H, Melchert F, Hilfrich J, Mahlke M, Stosiek U, Brunnert K, Kleine W, Schorscher H, Hohlweg-Majert P, Stiglmayer R, Wander HF (1984) Risk adapted adjuvant chemo-hormonotherapy in operable nodal positive breast cancer. In: Jones SE, Salmon SE (eds) Adjuvant therapy of cancer IV. Grune & Stratton, New York London, pp 369–378

Kaufmann M, Kubli F, Caffier H, Jonat W, Maass H (im Druck) Adjuvante Chemo-Hormontherapie des Mammakarzinoms — Neue Ergebnisse zur Mortalität. Dtsch Med Wochenschr

Maass H (1984) Adjuvante Chemotherapie — ja/nein. In: Stark G (Hrsg) Nürnberger Symposion: Umstrittene Probleme in der Geburtshilfe und Gynäkologie. Demeter, Gräfelfing, S 106–116

Meakin JW, Allt WEC, Beale FA, Brown TC, Bush RS, Clark RM, Fitzpatrick PJ, Hawkins NV, Jenkins RDT, Pringle JF, Rider WD, Hayward JL, Bulbrook RD (1977) Ovarian irradiation and prednisone following surgery for carcinoma of the breast. In: Salmon SE, Jones SE (eds) Adjuvant therapy of cancer I. North-Holland, Amsterdam, pp 95–99

Nissen-Meyer R (1967) The role of prophylactic castration in the therapy of human mammary cancer. Eur J Cancer 3:395–401

Pearson OH, Hubay CA, Marshall JS, Gordon NH, McGuire WL (1983) Adjuvante Hormontherapie des Mammakarzinoms. In: Kubli F, Nagel GA, Kadach U, Kaufmann M (Hrsg) Neue Wege in der Brustkrebsbehandlung. Zuckschwerdt, München, S 179–194 (Aktuelle Onkologie 8)

Senn HJ (1985) Adjuvante Chemotherapie beim operablen Mammakarzinom. In: Büchner T, Urbanitz D, van de Loo J (Hrsg) Therapie des Mammakarzinoms. Springer, Berlin Heidelberg New York Tokyo, S 27–44

Senn HJ, Jungi WE (1984) Swiss adjuvant trials with LMF (plus BCG) in N− and N+ breast cancer patients. In: Jones SE, Salmon SE (eds) Adjuvant therapy of cancer IV. Grune & Stratton, New York London, pp 261–270

Valagussa P, Bignami P, Buzzoni R, DiFronzo G, Andreola S, Rilke F, Bonadonna G, Veronesi U (1984) Are estrogen receptors alone a reliable prognostic factor in node negative breast cancer? In: Jones SE, Salmon SE (eds) Adjuvant therapy of cancer IV. Grune & Stratton, New York London, pp 407–415

Erfahrungen mit der Rekonstruktion der Brust nach Ablatio

S. von Ritter

Zweifellos gehört die Entwicklung von Methoden zur Rekonstruktion der weiblichen Brust nach Mammaamputation zu den aufregendsten Neuerungen in der modernen plastischen Chirurgie. Noch vor weniger als 20 Jahren war dies unvorstellbar, behandelte man doch die Verletzung der abgeheilten Mastektomienarbe als ein Sakrileg. Man war der Meinung, daß jeder Eingriff ein Rezidiv verursachen und damit die Überlebenschance mindern könne. Wenn man sich überhaupt zu einer Rekonstruktion entschloß, dann nur bei den wenigen Patientinnen, die ihre Erstoperation wegen eines Karzinoms im Stadium I ohne axilläre Metastasen zumindest 5 Jahre überlebt hatten (Cocke 1977).

Da die Aufbauplastik nach radikaler Mastektomie ein ganz neues Verfahren ist, gibt es auch noch keinen historischen Hintergrund. Noch sind die Pioniere auf diesem Gebiet dabei, Modifikationen und Verbesserungen ihres eigenen Verfahrens anzugeben.

Etwa 7% oder jede 15. Frau erkrankt heute an Brustkrebs, und die Tendenz ist bei uns wie in der übrigen westlichen Welt ansteigend. Wie Blomberg et al. (1981) zeigen konnten, ist das Mammakarzinom unter den 35- bis 54jährigen Frauen bereits die häufigste Todesursache.

Die Mastektomie bedeutet eine große psychische Belastung für das weitere Leben. Es werden deshalb immer wieder Vorschläge gemacht und Diskussionen über nichtradikale chirurgische Behandlungsmethoden beim Mammakarzinom geführt werden. Der Wunsch zur Rekonstruktion sollte immer von der Patientin, nicht vom Arzt ausgehen.

Snydermann (1980) nimmt an, daß von den 90000 mastektomierten Frauen pro Jahr in den USA 80% mit dieser Situation gut zurecht kommen. Für 20% der Frauen sei aber die Verstümmelung nach einer solchen Krebsoperation physisch wie auch psychisch schwierig. Aus ihren Reihen kommen die Frauen, die sich um eine rekonstruktive Chirurgie bemühen.

Schwartz (1981) konnte zeigen, daß mit dem Abstand zum primären Trauma der Ablatio mammae auch die Verarbeitung des Grundleidens mehr und mehr gelingt und der Zwang zur Aufbauplastik ganz seine Attraktivität verlieren mag.

Wie aus anderen Untersuchungen bekannt ist, hat die Mamille eine große psychische Bedeutung. Um dieser Situation gerecht zu werden, erhielten wir, wenn medizinisch vertretbar, die Mamille in situ und konnten eine eventuelle Rekonstruktion nach einem Intervall anschließen.

Material und Methodik

Die zur Behandlung des Mammakarzinoms zur Verfügung stehenden operativen Verfahren zeigt die folgende Übersicht.

Operative Möglichkeiten zur Behandlung des Mammakarzinoms

- Erweiterte radikale Mastektomie,
- radikale Mastektomie,
- modifizierte radikale Mastektomie,
- totale Mastektomie mit axillärer Lymphonodektomie,
- totale Mastektomie unter Erhaltung der Mamille in situ mit axillärer Lymphonodektomie,
- totale Mastektomie,
- partielle Mastektomie,
- Tumorektomie.

An der Universitätsfrauenklinik Gießen führten wir seit 1980 die totale Mastektomie mit axillärer Lymphonodektomie sowie die totale Mastektomie unter Erhaltung der Mamille mit axillärer Lymphonodektomie durch.

In den vorausgegangenen 4 Jahren haben wir bei 108 Patientinnen die totale Mastektomie mit axillärer Lymphonodektomie vorgenommen. Im Stadium T1 bis T3 N0 M0 befanden sich 53, im Stadium T1 bis T3 N1 M0 39 und im Stadium T1 bis T3 N2 M0 16 Patientinnen. Der Altersgipfel der Erkrankung lag zwischen 40 und 59 Jahren.

Aus diesem Kollektiv äußerten 35 Patientinnen den Wunsch, die Mamille, wenn möglich, in situ zu belassen.

Um diesem Wunsch zu entsprechen, wurde je nach Tumorsitz eine entsprechende Umschneidungsfigur gewählt (Abb. 1). Auf dieser schematischen Darstellung befindet sich der angenommene Tumorsitz in den oberen Quadranten.

Die obligaten Voraussetzungen für dieses operative Vorgehen zeigt die folgende Aufstellung.

Voraussetzung für die totale Mastektomie unter Erhaltung der Mamille

- Klinisch überschreitet der Tumor T1 nicht, und die axillären Lymphknoten sind nicht palpabel.
- Der Tumorsitz ist 3 cm von der Mamille entfernt.
- Der Eingriff wird nach eingehender Aufklärung gewünscht.
- Der Schnellschnitt des retromamillären Gewebes zeigt keine Absiedlung des Karzinoms.
- Die Patientin ist bereit, ein vermutlich kleines, wenn auch nicht genau kalkulierbares Risiko einzugehen und
- sich einer intensiven Nachkontrolle zu unterziehen.

Um die Häufigkeit und die Art und Weise des histologischen Befalls der Mamille beim Mammakarzinom festzustellen, wurden bei den 108 Mastektomiepräparaten in unserer Klinik folgende Punkte untersucht:
die Beziehung zum Karzinomtyp, die Beziehung zur Tumorgröße, die Beziehung zum Abstand zwischen Tumor und Mamille, die Betroffenheit von Axilla und Lymphknoten, die Beteiligung der Mamille und die Verteilung des Karzinomtyps beim retromamillären Schnellschnitt.

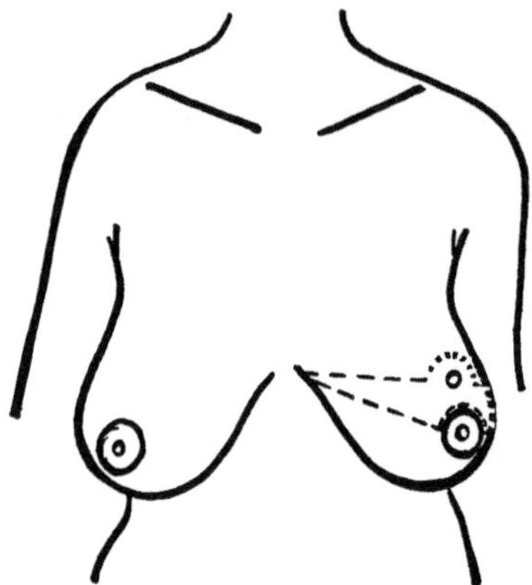

Abb. 1. Schnittführung bei der Ablatio mammae mit Ausräumung der Axilla unter Erhaltung der Mamille in situ

Nach erfolgter adjuvanter Chemotherapie und je nach Tumorsitz und Nodalstatus durchgeführter Strahlentherapie wird auf Wunsch der Patientin etwa 2 Jahre nach Mastektomie die Rekonstruktion durchgeführt.

Der Zugangsweg zur Rekonstruktion wird in Abhängigkeit von der durchgeführten Nachbehandlung bestimmt. Nach erfolgter Chemotherapie eröffnen wir den alten Horizontalschnitt, während nach Strahlentherapie ein Zugang 3 cm unterhalb der neuen Submammärfalte gewählt wird.

Die Rekonstruktion wird in der von Lemperle u. Jäger (1980) beschriebenen Art und Weise durchgeführt (s. folgende Übersicht).

Rekonstruktion der weiblichen Brust nach Ablatio mammae (Schnittführung nach Steward)

- Exzision der alten Narbe,
- Haut und Subkutangewebe werden bis in den Unterbauch auf der Muskelfaszie unterminiert;
- die Unterminierung erfolgt medial bis zum Sternum und kranial bis zur Klavikula;
- die unterminierte Haut im Bauchraum wird kranialwärts verschoben und die Dermis mit dem Periost der 6. Rippe bogenförmig fixiert;
- Einlegen der Prothese;
- zweischichtiger Verschluß der Wunde.

Nach erfolgter Bestrahlung oder nach Schnittführung nach Rotter-Halsted wird ein bogenförmiger Schnitt 3 cm unterhalb der Neosubmammärfalte gewählt (s. folgende Übersicht), um Nekrosen an der vorgeschädigten Haut zu vermeiden.

Rekonstruktion der weiblichen Brust nach Ablatio mammae nach erfolgter Radiatio oder Schnittführung nach Rotter-Halsted

- Markierung der Inzisionslinie 3 cm unterhalb der ursprünglichen Submammärfalte;
- Unterminierung der Hautweichteildecke bis zu Klavikula, Sternum und Bauchregion zur Gewinnung von Hautüberschuß für die Brustregion;
- die im Überschuß gewonnene Haut wird nach kranial verschoben, der Wundrand der Bauchdecke an das Periost der 6. Rippe fixiert, um die Submammärfalte nachzubilden;
- Einlegen der Prothese;
- zweischichtiger Wundverschluß.

2 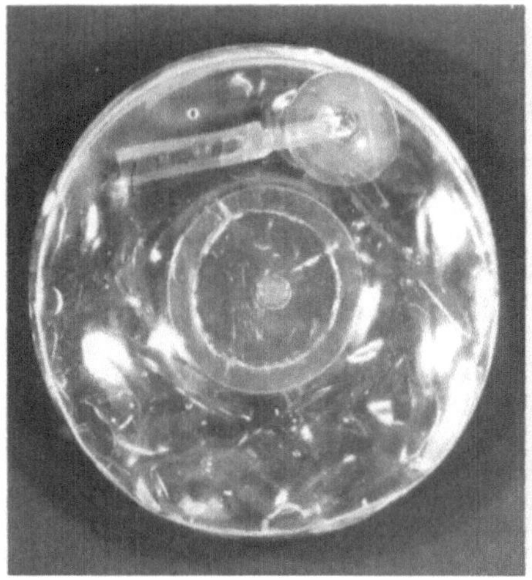

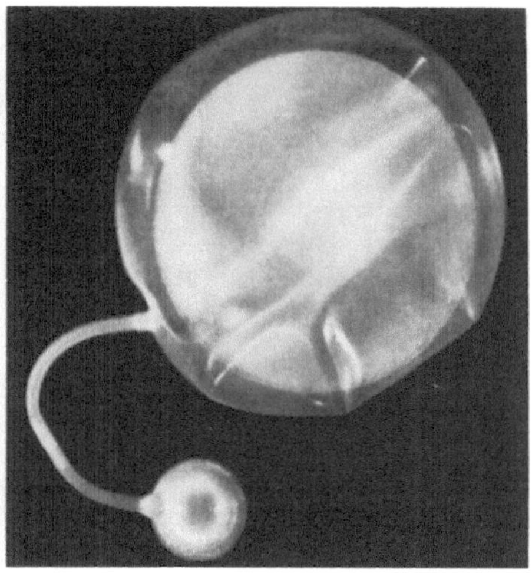 3

Abb. 2. Bei der doppellumigen Prothese ist das innere Volumen vorgegeben. In die äußere Hülle können durch ein Lippenventil 25–30 ml einer physiologischen Kochsalzlösung sowie 20 mg lösliches Prednisolon instilliert werden

Abb. 3. Hautexpander mit Ventil, welches subkutan in der Medioaxillarlinie implantiert wird

Die Neosubmammärfalte muß 1–2 cm unterhalb der kontralateralen Seite angelegt werden, da diese in einem Zeitraum von 3–6 Monaten nach oben steigt und es so zu einer Angleichung zur kontralateralen Seite kommt.

Welche Prothese wählt man zur Rekonstruktion?

Seit 1977 ist die doppelwandige Prothese (Abb. 2) im Handel erhältlich, in deren äußeren Hülle 20 mg lösliches Prednisolon gegeben wird. Durch dieses Vorgehen konnte Lemperle (1982) die Kapselfibrose von 57% auf 16% der nicht nachbestrahlten Patientinnen senken.

Seit einigen Jahren wird auch der Hautexpander zur Rekonstruktion verwendet (Abb. 3). Chedomier (1982) beobachtete bei 68 Patientinnen seit 5 Jahren keine Kapselfibrose, lediglich eine leichte Kontraktur in 12%. Postoperativ werden etwa 100–150 ml einer physiologischen Kochsalzlösung eingebracht; in 3- bis 5tägigen Abständen werden dann 50 ml transkutan mit einer dünnen Kanüle installiert. Dieser Vorgang wird 10- bis 15mal wiederholt, bis das Brustvolumen sich der kontralateralen Seite angeglichen hat.

Um objektive Meßwerte zur Volumenbestimmung der Mammae bei plastischen Eingriffen zu erhalten, wurden im Rahmen einer noch nicht abgeschlossenen Dissertation von Frau Meudt bei 500 Patientinnen das gemessene Brustvolumen mit der Körpergröße, dem Gewicht, dem Alter, der Parität sowie der Kraniokaudal- und der Mediolaterallinie der Mammae korreliert. Es handelt sich hier nur um einige Parameter.

Tabelle 1. Verteilung der Karzinomtypen auf 108 Fälle von Brustkrebs

Karzinomtyp	*n*	[%]	Mamillen-beteiligung	
			n	[%]
Solide	57	(52,8)	9	(50)
Adenoid	23	(21,3)	3	(16,8)
Medullär	10	(9,3)	2	(11)
Komedo-Ca.	7	(6,5)	2	(11)
Lobulär	5	(4,6)	1	(5,6)
Sonstige	6	(5,5)	1	(5,6)
Gesamt	108	100	18	100

Ergebnisse

Bei 108 Fällen von Mammakarzinom fanden wir 18mal eine Beteiligung der Mamille, das sind 16,6%. 90mal war die Mamille frei. Um festzustellen, ob der Karzinomtyp eine Vorhersage über die Einbeziehung der Mamille zuläßt, wurden die verschiedenen Tumortypen analysiert (Tabelle 1). Die größte Gruppe (52,8%) bestand aus dem soliden Karzinom, sonst entsprach der Prozentsatz der Verteilung der Karzinome auf alle Fälle etwa dem Prozentsatz der Beteiligung der Mamille. In der letzten Gruppe sind das Paget-Karzinom, das kribriforme Karzinom und das Cytosarcoma phylloides enthalten.

Die Tumorgröße ist ebenfalls wichtig für die Prognose der Einbeziehung der Mamille in das Karzinomgeschehen. 3 cm scheinen eine Grenzgröße darzustellen. Von 61 Fällen, in denen der Durchmesser unter 3 cm lag, zeigten nur 6 (9,8%) eine Beteiligung der Mamille. Von 47 Fällen, in denen das Karzinom größer als 3 cm im Durchmesser war, kam es in 25,5% zu einem Tumorbefall der Mamille.

Für die Wahrscheinlichkeit einer Mamillenbeteiligung ist der Abstand zwischen Tumor und Mamille entscheidend. Eine Lokalisation hinter der Mamille bedeutet in 83,7% eine Einbeziehung dieses Organs, nur 13,5% der Fälle, bei denen der Tumor bis zu 3 cm entfernt und 9,8%, bei denen er mehr als 3 cm entfernt war, zeigten eine Einbeziehung der Mamille.

Der Vergleich der vom Karzinom betroffenen und der nicht betroffenen Mamille in Beziehung zum Anteil der befallenen Lymphknoten in der Axilla ergibt folgendes Ergebnis:

Von den 18 Fällen einer Einbeziehung der Mamille (16,6% aller Fälle) zeigten 12 ein Karzinom in den Lymphknoten der homolateralen Seite. Das sind 66,7%. Die 90 Fälle, bei denen die Mamille frei vom Karzinom war, zeigten in 43 Fällen (47,8%) positive Lymphknoten.

Bei den 108 Patientinnen mit Mammakarzinom führten wir – jeweils auf Wunsch der Patientin – in 35 Fällen einen retromamillären Schnellschnitt durch. 7mal (20%) war der retromamilläre Schnellschnitt positiv, vowiegend bei Patientinnen mit positiven axillären Lymphknoten.

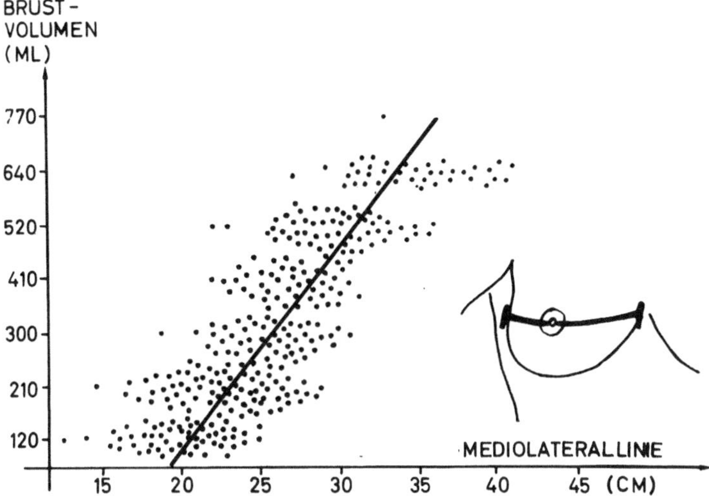

Abb. 4. Es besteht eine signifikante Korrelation zwischen dem gemessenen Brustvolumen und der Mediolaterallinie ($n = 450$). (Nach v. Ritter u. Mendt 1984)

In 28 Fällen konnte die Mamille in situ erhalten werden. Histologisch handelte es sich bei positivem retromamillärem Schnellschnitt in 57,1% um ein solides und in 28,6% um ein adenoides Karzinom.

Zur Volumenbestimmung der plastisch zu korrigierenden Mamma besteht eine Korrelation zwischen Brustvolumen und der gemessenen Kraniokaudallinie sowie der Mediolaterallinie (Abb. 4).

Über weitere Einzelheiten dieser Untersuchungen wird zu einem späteren Zeitpunkt berichtet werden.

Kasuistik

Bei einer 26jährigen Patientin mit einem Tumorstadium T1 N0 M0 und negativem retromamillärem Schnellschnitt führten wir nach erfolgter Chemotherapie und 2jähriger Rezidivfreiheit auf Wunsch der Patientin die Rekonstruktion durch. Abbildung 5 zeigt die Patientin vor dem Eingriff bei Belassung der Mamille in situ. Die Mamille zeigt keine Nekrose und ist spannungsfrei eingeheilt. Die Rekonstruktion wurde in der in obenstehender Übersicht („Schnittführung nach Steward") beschriebenen Reihenfolge durchgeführt. Nach Unterminierung der Haut bis zum Becken, Fixierung der Hautdermis bogenförmig am Periost der 6. Rippe und dem Einlegen einer doppellumigen Prothese erfolgte der zweischichtige Wundverschluß. In Abb. 6 ist die Patientin 2 Jahre nach der Rekonstruktion dargestellt. Es findet sich eine Symmetrie der Mamillen sowie der Submammärfalten.

Eine 33jährige Patientin wurde außerhalb wegen eines Karzinoms im Tumorstadium T1 N0 M0 operiert. Nach erfolgter Chemotherapie wurde bei uns die Rekonstruktion angeschlossen. Zur Brustangleichung der kontralateralen Seite erfolgte ein

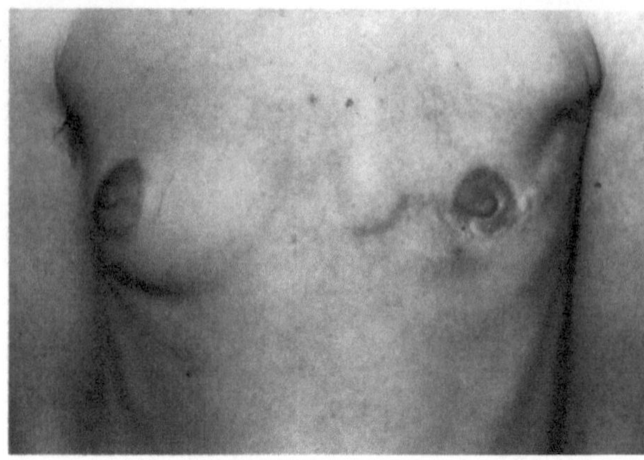

Abb. 5. 26jährige Patientin mit einem Tumorstadium T1 N1 M0 nach erfolgter Ablatio mammae mit axillärer Lymphonodektomie unter Belassung der Mamille in situ, nach erfolgter Chemotherapie und 2jähriger Rezidivfreiheit

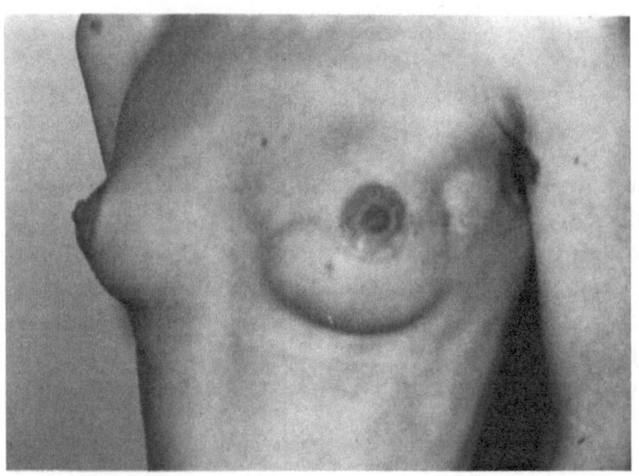

Abb. 6 zeigt die Patientin (s. Abb. 5) 2 Jahre nach erfolgter Rekonstruktion. Es findet sich eine Symmetrie der Mamillen sowie der Submammärfalten

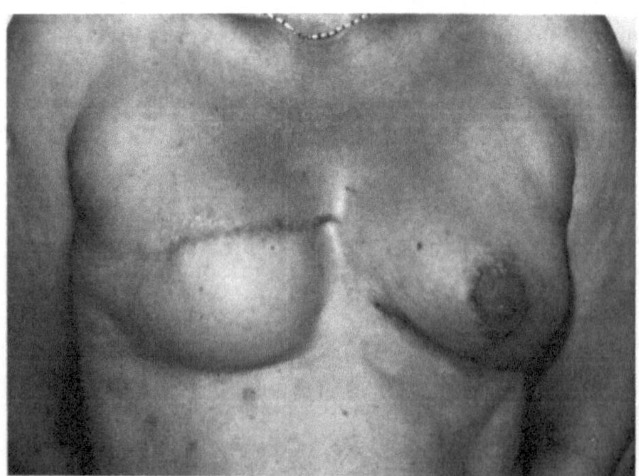

Abb. 7. Bei der 33jährigen Patientin mit einem Tumorstadium T1 N0 M0 wurde nach erfolgter adjuvanter Chemotherapie und 2jähriger Rezidivfreiheit die Rekonstruktion und nach einem halben Jahr zur Brustangleichung der kontralateralen Seite die Reduktionsplastik durchgeführt

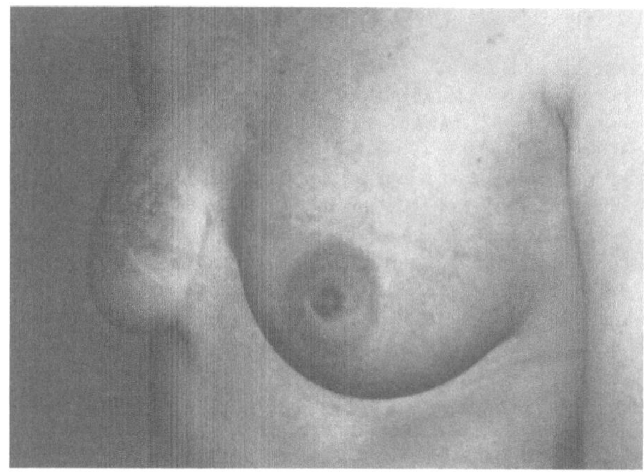

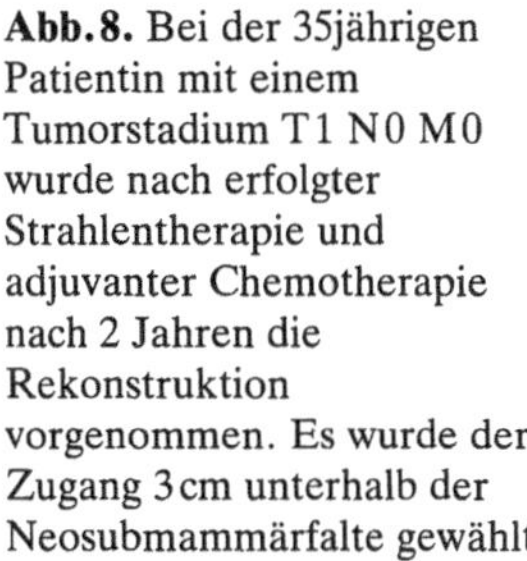

Abb. 8. Bei der 35jährigen Patientin mit einem Tumorstadium T1 N0 M0 wurde nach erfolgter Strahlentherapie und adjuvanter Chemotherapie nach 2 Jahren die Rekonstruktion vorgenommen. Es wurde der Zugang 3 cm unterhalb der Neosubmammärfalte gewählt

halbes Jahr später die Reduktionsplastik (Abb. 7). Die Patientin zeigte sich sehr zufrieden mit dem plastischen Ergebnis.

Bei einer 35jährigen Patientin, ebenfalls außerhalb operiert und nachbestrahlt, führten wir 2 Jahre später die Rekonstruktion in der beschriebenen Reihenfolge durch (s. Übersicht „Schnittführung nach Rotter-Halsted"). Es wurde der Zugang 3 cm unterhalb der Submammärfalte gewählt. Trotz Strahlenreaktion kam es zu einem spannungsfreien Einheilen der Prothese mit einem zufriedenstellenden kosmetischen Ergebnis (Abb. 8).

Komplikationen bei der Rekonstruktion können die Wundrandnekrosen, die Prothesenperforation und die Kapselfibrose sein. Ein Lokalrezidiv der Mamille konnte im Beobachtungszeitraum nicht festgestellt werden.

Schlußfolgerung

Zur Wahl des Zeitpunkts der Rekonstruktion sollten vorerst onkologische Gesichtspunkte dominieren (Kindermann 1983). Für die Patientin soll der Abstand zur Primärtherapie eine Zeit bedeuten, in der sie sich der notwendigen Auseinandersetzung mit ihrer Krankheit stellt und den Organverlust verarbeiten kann. Nach etwa 2 Jahren ist das Risiko eines Lokalrezidivs zu 80% gebannt, ein hohes Maß an Sicherheit für die Krankheit erreicht und der beste Zeitpunkt für eine eventuelle plastische Operation gekommen. Faßt man die pathologisch-anatomisch durchgeführten Untersuchungen zusammen, wie oft und in welcher Weise die Mamille beteiligt ist, so muß man zu folgender Aussage kommen:

Junge Patientinnen – bei älteren Frauen nimmt die Mamillenbeteiligung zu (Kapellmann 1983) – mit einem Mammatumor von weniger als 3 cm Durchmesser, der scharf angegrenzt ist, in der Peripherie liegt und den adenoiden Tumortyp repräsentiert, haben die günstigsten Voraussetzungen, daß bei einer Ablatio mammae die Mamille in situ erhalten werden kann.

Literatur

Blomberg A, Kleider M, Weber F (1981) Analyse der Möglichkeiten zur systematischen Früherkennung von Krebserkrankungen, Bd 1/46. IABG, Ottobrunn (im Auftrag der DFVLR)

Chedomir R (1982) Breast reconstruction after mastectomy using the temporay expander. Plast Reconstr Surg 69/2: 195–205

Cocke W (1977) Breast reconstruction following mastectomy for carcinoma. Little, Brown, Boston

Kapellmann W, Hickel E-J, Karim J, Stegner HE (1983) Zur Frage der Beteiligung der Mamille beim Mammakarzinom. Geburtshilfe Frauenheilkd 43: 30–32

Kindermann G (1983) Brustrekonstruktion nach Mastektomie: Nicht nur ein operationstechnisches Problem. Sonderheft Geburtshilfe Frauenheilkd 43: 33–35

Lemperle G (1982) Verschiedene Schwenk- und Verschiebeplastiken in der rekonstruktiven Brustchirurgie. In: Bohmert H (Hrsg) Brustkrebs und Brustrekonstruktion. Thieme, Stuttgart New York

Lemperle G, Jäger K (1980) Die Indikation zum Wiederaufbau der weiblichen Brust nach radikaler Mastektomie. Zentralbl Chir 105: 220–226

Ritter S von, Link G (im Druck) Rekonstruktion der weiblichen Brust nach Ablatio mammae unter Belassung der Mamille in situ. Springer, Berlin Heidelberg New York

Ritter S von, Mendt G (im Druck) Meßmethoden zur Volumenbestimmung der Mammae

Schwartz GF (1981) Breast reconstruction following mastectomy for malignant disease: A surgical oncologist's point of view. In: Schwartz GF, Marchant D (eds) Breast disease. Elsevia, Amsterdam

Snyderman RK (1980) Alternative in reconstructive surgery after mastectomy. Cancer 46: 1053

Neue Gesichtspunkte in der Therapie des metastasierenden Mammakarzinoms*, **

K.-D. Schulz, P. Schmidt-Rhode, G. Sturm, R. Hackenberg, F. Hölzel, P. J. Klein, H. H. Zippel

Mammakarzinome mit klinisch manifester Fernmetastasierung sind, trotz Verbesserung der Behandlungsmöglichkeiten, immer noch unheilbar. Durch eine geeignete Auswahl medikamentöser Therapieverfahren können allenfalls langdauernde Remissionen mit hoher Lebensqualität induziert werden. Zytostatische und endokrine Maßnahmen sind gleichberechtigte Partner der gegenwärtigen Behandlungskonzepte. Die Indikationsstellung für den Einsatz der einen oder anderen Methode erfolgt auf der Basis inzwischen etablierter Risiko- und Prognosefaktoren.

Chemotherapie

Die *Monochemotherapie* bedarf gegenwärtig keiner detaillierten Darstellung, da sie wegen ihrer geringen Effizienz in der Klinik kaum noch gebräuchlich ist. Nur das Anthrazyklinderivat Adriamycin soll hier kurz hervorgehoben werden, da es als Monotherapeutikum immerhin 40% Remissionen zu induzieren vermag. Sogar bei zytostatisch vorbehandelten Patientinnen führt die konsekutive alleinige Behandlung mit Adriamycin immerhin noch zu 30% Remissionen (Übersicht bei [47]). Die Adriamycinmonotherapie als „low-dose"-Regime sollte insbesondere bei älteren Patientinnen bzw. Patientinnen mit reduziertem Allgemeinzustand erwogen werden.

Die gebräuchlichsten Zytostatika entfalten ihre tumorhemmende Effizienz über teilweise sehr divergierende Wirkungsmechanismen. Die einzelnen Substanzen besitzen vielfach in den verschiedenen Phasen des Zellteilungszyklus unterschiedliche Angriffspunkte. Basierend auf diesen Kenntnissen, erfolgte die Entwicklung des Prinzips der *Polychemotherapie*. Es war das Ziel, zytostatisch wirksame Substanzen mit additiven Tumorwirkungen bei gleichen oder gar geringeren Nebenwirkungen miteinander zu kombinieren [11]. Wie aus einer Zusammenstellung ersichtlich (Tabelle 1), wurden zunächst alkylierende Substanzen, meist Cyclophosphamid, mit Methotrexat und 5-Fluoruracil kombiniert [6, 47]. Aus dieser Grundkomposition entwickelten sich im Laufe der Jahre eine Vielzahl anderer Schemata, die jedoch hinsichtlich Remissionsrate und Remissionsdauer keine zusätzlichen Vorteile boten. Bei dieser Form der Polychemotherapie bewegen sich die Remissionsraten zwischen 50 und 60%, die Remissionsdauer zwischen 7 und 9 Monaten. Eine weitere

* Herrn Prof. Dr. med. Rolf Kaiser, Direktor der Universitäts-Frauenklinik Köln, in Dankbarkeit zum 65. Geburtstag gewidmet.

** Die eigenen Untersuchungen wurden in dankenswerter Weise durch die Kempkes-Stiftung, Marburg, sowie durch die Pharmafirmen ICI, Plankstadt, und Upjohn, Heppenheim, unterstützt.

Tabelle 1. Klinische Wirksamkeit verschiedener Polychemotherapiekombinationen *ohne Adriamycin* beim metastasierenden Mammakarzinom [47]. *C* Cyclophosphamid, *F* Fluorouracil, *M* Methotrexat, *V* Vincristin, *P* Prednison

Kombination	*n*	Remission [%]		Mittlere Remissionsdauer [Monate]	Mittlere Überlebenszeit [Monate]
		> 50%	Gesamt		
CMF	186	51	10	7	14
CMF	366	50	–	–	–
CMFV	118	53	–	–	–
CMFVP	666	52	4–11	7–13	15–20
CMFP	176	61	25	8,5	18
CMFP					

Tabelle 2. Klinische Effizienz Adriamycin enthaltender Polychemotherapieschemata beim metastasierenden Mammakarzinom [47]. *A* Adriamycin, *C* Cyclophosphamid, *F* Fluorouracil, *M* Methotrexat, *P* Prednison, *V* Vincristin

Kombination	*n*	Remission [%]		Mittlere Remissionsdauer [Monate]	Mittlere Überlebenszeit [Monate]
		> 50%	Gesamt		
AC	51	78	20	12	17
ACF	619	68	16	17	21
ACV	32	72	28	22	24
ACV	31	68	23	27	–
AC-Melphalan	20	65	30	8	–
AV AV	243	54	18	8–10,5	13–22
AF	105	42	10	5,5	16
AM	24	37	–	–	–
A-Melphalan	20	45	15	10	–
ACMF	105	49	11	9	16
ACMF	51	55	2	–	13
ACFVP	76	58	13	16	33
ACFMVP	23	56	–	–	–

Verbesserung der therapeutischen Chancen ergab sich nach Einführung von Adriamycin in die Polychemotherapie (Übersicht bei [6, 47]). Nunmehr konnten Remissionsraten von knapp 80% erreicht werden (Tabelle 2). Die alleinige Kombination von Adriamycin mit Cyclophosphamid [15] induziert bereits Remissionen in einer Häufigkeit, die auch nach Ergänzung dieser Kombination durch zusätzliche Zytostatika nicht verbessert werden kann. Ob der Zusatz von Vincristin oder 5-Fluoruracil

Tabelle 3. Remissionsrate und Remissionsdauer einer intermittierenden Adriamycin-Cyclophosphamid-Behandlung beim metastasierenden Mammakarzinom [15, 33]

Behandlungserfolg	*n*	[%]
Vollremission	16/111	14
Partialremission	70/111	63
Primäre Versager	19/111	17
	Monate	
Remissionsbeginn nach Monaten	1,5–3	
Mittlere Remissionsdauer	11	

die Remissionsdauer verlängert, ist bis heute nicht sicher entschieden. Gegenwärtig müssen wir davon ausgehen, daß im Vergleich zur alleinigen Adriamycin-Cyclophosphamid-Kombination 3 und mehr Zytostatika enthaltende Behandlungsschemata allenfalls die Nebenwirkungsrate erhöhen, ohne die Behandlungschancen wirklich zu verbessern. Wir selbst haben an 111 Patientinnen mit metastasiertem Mammakarzinom die Wirksamkeit des AC-Schemas überprüft (Tabelle 3) und hierbei 77% Remissionen bei einer mittleren Remissionsdauer von 11 Monaten nachweisen können [33]. Die Wirkung war bei prä- und postmenopausalen Patientinnen nahezu identisch. Auch hinsichtlich der Metastasenlokalisation ergaben sich keine wesentlichen Wirkungsunterschiede. Die Nebenwirkungen hielten sich in vertretbaren Grenzen. Ein zentrales Problem stellt jedoch die Kardiotoxizität von Adriamycin dar, das grundsätzlich zu einem Behandlungsabbruch nach Erreichen einer Gesamtdosis von 550 mg/m^2 Körperoberfläche zwingt. Auch dann, wenn in zahlreichen Fällen zu diesem Zeitpunkt noch eine optimale Remission der Tumorerkrankung vorhanden ist und durch den Behandlungsabbruch eine Tumorprogression riskiert werden muß.

Wegen der Kardiotoxizität bestand in den letzten Jahren das Bemühen, Anthrazyklinderivate zu entwickeln, die im Vergleich zum Adriamycin gleiche oder bessere Wirksamkeit besitzen, aber deutlich geringere, insbesondere geringere kardiale Nebenwirkungen aufweisen. Eine dieser Neuentwicklungen ist das 4-Epiadriamycin, kurz Epirubicin genannt. Im Tierexperiment sind die tumorinhibierenden Effekte von Epirubicin mit denen von Adriamycin vollauf vergleichbar. Die Toxizität dagegen, v.a. die Kardiotoxizität, ist deutlich geringer. Erste klinische Erfahrungen mit Epirubicin in der Monochemotherapie scheinen die tierexperimentell erhobenen Befunde zu bestätigen (Übersicht bei [3]).

Wir selbst haben zunächst begonnen, das neue Zytostatikum in vitro zu testen [38]. Hierfür wurden Zellinien individueller menschlicher Tumoren verwendet. Die Kulturen von verschiedenen Mammakarzinomen wurden 3 Tage lang mit Epirubicin in unterschiedlicher Dosierung inkubiert und dann die Proliferationsrate über eine Zellzählung gemessen. Die erhobenen Befunde wurden, wie Abb. 1 zeigt, in ein Diagramm eingetragen. Anschließend erfolgte die graphische Ermittlung der Dosis, die die Proliferationsrate um 50% zu reduzieren vermag. Bereits an diesem Beispiel läßt sich nachweisen, daß Adriamycin und Epirubicin nahezu identische Wirksamkeit haben. Tabelle 4 zeigt die 50%ige Hemmdosis für Adriamycin und Epirubicin bei

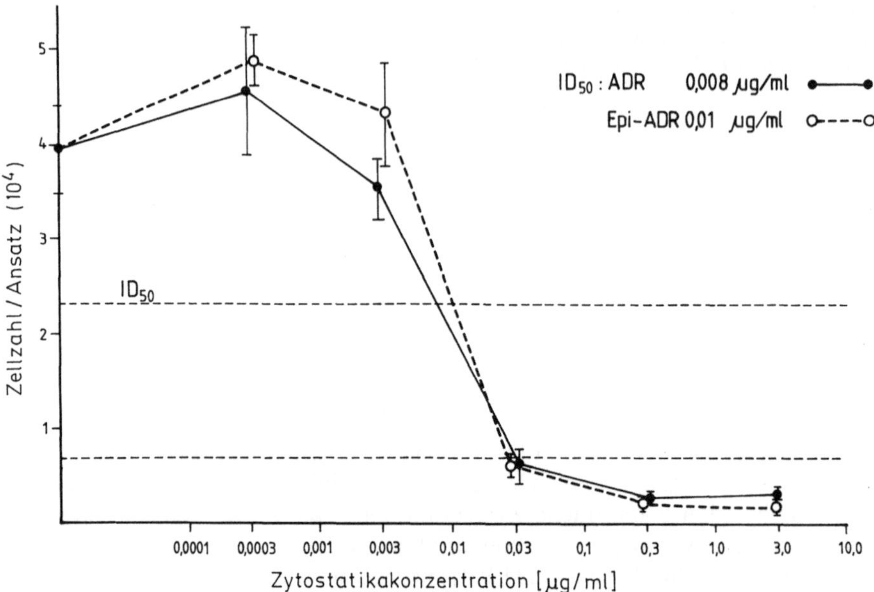

Abb. 1. Der Einfluß verschiedener Konzentrationen von Adriamycin *(ADR)* und Epirubicin *(Epi-ADR)* auf die Proliferation menschlicher Mammakarzinomzellen in vitro. Kalkulation der 50-%-Hemmdosis *(ID_{50})*. (Nach [38])

Tabelle 4. Vergleichende Untersuchungen und Ermittlung der ID 50 für Adriamycin und Epirubicin bei individuellen menschlichen Mammakarzinomzellinien in vitro. (Nach [38])

Zellinie	Anzahl Zell-passagen	Adriamycin [μg/ml]	Epirubicin [μg/ml]
EFM 149	30	0,06	0,02
	38	0,05	0,01
EFM 19	87	0,008	0,011
MA 21	20	0,02	0,01
MA 32	12	0,009	0,008

weiteren Mammakarzinomzellinien. Auch hier sind keine signifikanten Unterschiede hinsichtlich der 50-%-Hemmdosis beider Zytostatika erkennbar. Bei Endometrium- und Ovarialkarzinomzellinien wurden ähnliche Beobachtungen gemacht [38].

In Kenntnis der experimentellen und klinischen Daten lag es nahe, Epirubicin auch als Bestandteil einer Polychemotherapie zu testen. Da uns die Substanz erst seit wenigen Monaten zur Verfügung steht, lassen sich gegenwärtig keine großen Fallzahlen demonstrieren. Die bisherige Ergebnisse dürfen nur als Trendmeldung verstanden werden. Die folgende Aufstellung demonstriert, daß in der derzeit gebräuchlichen Modifikation des Adriamycin-Cyclophosphamid-Schemas (AC) das Adriamycin in gleicher Dosis durch Epirubicin ersetzt wurde. Die gleiche Aufstellung enthält auch die z.Z. angewandte Modifikation des ursprünglich von Bonadonna et al. [4] entwickelten CMF-Schemas. Die früher gebräuchliche Behandlungskombination erstreckte sich, im Gegensatz zur jetzigen Form, über 14 Tage und besaß keine höhere Effizienz für die Patientinnen, lediglich eine höhere Belastung.

Zusammensetzung und Applikationsform der derzeit gebräuchlichen Polychemotherapieschemata beim metastasierenden Mammakarzinom (*KOF* Körperoberfläche)

AC		EC	
Adriamycin i.v.:	40 mg/m² KOF, Tag 1	Epirubicin i.v.:	40 mg/m² KOF, Tag 1
Cyclophosphamid i.v.:	600 mg/m² KOF, Tag 1	Cyclophosphamid i.v.:	600 mg/m² KOF, Tag 1

CMF	
Cyclophosphamid i.v.:	600 mg/m² KOF, Tag 1
Methotrexat i.v.:	40 mg/m² KOF, Tag 1
5-Fluoruracil i.v.:	600 mg/m² KOF, Tag 1

Therapiefreies Intervall: 3 Wochen

Palliativbehandlung des metastasierten Mammakarzinoms mit Epirubicin und Cyclophosphamid. (Nach [38])

Eingeleitete Behandlungen: 26
Teilweise auswertbare Fälle: 14
Responder (CR + PR)[a]: 11 (79%)
Non-responder: 3 (21%)

[a] *CR* komplette, *PR* partielle Remission.

Von den in unserem Haus inzwischen eingeleiteten 26 Behandlungen (s. obenstehende Übersicht) sind hinsichtlich der Remissionsrate nur 14 Fälle auswertbar. 11 Patientinnen, d.h. 79%, wiesen einen Response auf. Damit läßt sich zumindest erkennen, daß die Wirkung des EC-Schemas gegenüber dem AC-Schema keineswegs geringer ist. Bei der Kürze der Beobachtungsdauer läßt sich eine Aussage zur Remissionsdauer jedoch noch nicht machen. Das gleiche gilt für die Beurteilung der Toxizität. Sie scheint jedoch deutlich unter dem des AC-Schemas zu liegen und muß abschließend durch eine prospektiv-randomisierte Studie analysiert werden. Ähnlich gute Erfahrungen mit Epirubicin im Rahmen der Polychemotherapie hat zwischenzeitlich auch eine französische Arbeitsgruppe publiziert [1]. Hier wurde die Kombination von 5-Fluoruracil, Epirubicin und Cyclophosphamid (FEC) an einem etwa 200 Fälle umfassenden Kollektiv im Vergleich zur FAC-Kombination untersucht. Die tumorinhibierende Effizienz war in beiden Untersuchungsarmen identisch, lag aber mit Remissionsraten um 50% relativ niedrig. Die Toxizität der FEC-Kombination war geringer. Die Gesamtheit der Befunde scheint darauf hinzuweisen, daß künftig in der zytostatischen Behandlung des Mammakarzinoms Epirubicin das Adriamycin ersetzen wird. Gegenwärtig befinden sich noch weitere Anthrazyklinderivate in der klinischen Erprobung, die in ihrer klinischen Wirksamkeit und Toxizität ähnlich zu beurteilen sind. Hierzu gehört das Aclacinomycin [46] und das Mitoxanthron [27]. Die weitere Entwicklung auf diesem Sektor bleibt abzuwarten. *Für die zytostatische Behandlung des Mammakarzinoms ist nach dem derzeitigen Stand der Dinge das AC- oder EC-Schema sowie die CMF-Kombination in der bereits erwähnten Zusammensetzung zu empfehlen.*

Endokrine Therapie

Das menschliche Brustdrüsengewebe gehört zu den Geweben des menschlichen Organismus, die die kompliziertesten und vielschichtigsten hormonalen Regulationsmechanismen aufweisen (Übersicht bei [16]). Sowohl *Steroidhormone,* wie Östrogene, Progesteron, Kortikosteroide und Androgene, als auch *Proteohormone,* wie Prolaktin, Insulin und das Wachstumshormon, gehören zu den regulativen Elementen. Die Situation wird noch komplizierter dadurch, daß zwischen den einzelnen hormonellen Effektoren intrazelluläre Wechselbeziehungen existieren, die bis heute nur partiell aufgeklärt sind. Im Rahmen der malignen Transformation der gesunden Brustdrüsenzelle können die multifaktoriellen Regulationsmechanismen komplett erhalten bleiben. Als Folge einer weiteren funktionellen Entdifferenzierung der Tumorzelle, die keineswegs immer mit einer morphologischen Entdifferenzierung einhergehen muß, können sowohl einzelne Teile als auch die Gesamtheit des hormonal-regulativen Mosaiks verlorengehen. Es ist ein entscheidender Fortschritt für die endokrine Behandlung des Mammakarzinoms, daß mit der Nachweismöglichkeit von Steroidhormonrezeptoren [13, 25] eine Voraussage zur Hormonabhängigkeit des jeweiligen Tumors gemacht werden kann (Übersicht bei [14, 20]). Die Aussage ist um so sicherer, wenn gleichzeitig Östrogen- und Progesteronrezeptoren bestimmt werden. Damit konnte die Empirie der endokrinen Behandlung mit den daraus resultierenden geringen Remissionsraten abgelöst werden durch eine gezielte Behandlungsform mit ungleich höherer Effizienz. Nachdem verschiedene Arbeitsgruppen die Steroidhormonrezeptorbestimmung als Bestandteil therapeutischer Konzepte in die Klinikroutine eingeführt hatten, fand 1979 ein Meeting in Bethesda (USA) statt, auf dem anhand größerer Fallzahlen die Validität der Steroidhormonrezeptorbestimmung als „prediction test" bestätigt wurde [24]. Die Daten sind in Tabelle 5 zusammengefaßt. Demnach ist bei Patientinnen mit östrogen- und progesteronrezeptorpositiven Tumoren in knapp 80% aller Fälle mit einer Remission zu rechnen, wenn eine hormonale Therapie eingesetzt wird. In diesem speziellen

Tabelle 5. Wirksamkeit endokriner Behandlungsverfahren beim metastasierenden Mammakarzinom in Abhängigkeit vom Rezeptorbefund (*ER* Östrogenrezeptor, *PR* Progesteronrezeptor; Bethesda-Meeting, USA 1979). (Nach [24])

Remissionen	Rezeptorbefund			
	ER+/PR+	ER+/PR−	ER−/PR+	ER−/PR−
Rate	87/113	33/121	6/13	12/111
[%]	77	27	46	11

Patientenkollektiv übertraf die relativ nebenwirkungsarme endokrine Behandlung sogar die mit erheblichen Nebenwirkungen behaftete Polychemotherapie. Hieraus ergab sich eine Renaissance der endokrinen Therapie beim metastasierten Mammakarzinom.

Dennoch sind mit der Möglichkeit der Rezeptorbestimmung die anstehenden therapeutischen Probleme bei weitem nicht beseitigt. Im Stadium der Metastasierung steht häufig kein oder zu wenig Gewebe für die Untersuchung zur Verfügung. Demnach muß vielfach auf den Befund des Primärtumors zurückgegriffen werden, der sich jedoch im Einzelfall im Verlauf der Tumorprogression verändert haben mag. Bei Patientinnen mit lange zurückliegender Primärbehandlung ist u.U. nicht einmal die Möglichkeit der Rezeptorbestimmung im Primärtumor gegeben. Die inzwischen von 2 Arbeitsgruppen publizierte Verwendung monoklonaler Antikörper zur Rezeptorbestimmung im Gewebsschnitt mag einen Ausweg aus diesem Dilemma bieten [9, 10, 18]. Es zeichnet sich die Möglichkeit ab, biochemische und histochemische Analysen miteinander zu kombinieren, Nachuntersuchungen an alten Gewebsblöcken durchzuführen und damit die Voraussage der Hormonabhängigkeit zu präzisieren.

Zwischenzeitlich besteht eine Ersatzlösung im histochemischen Nachweis von Lektinbindungsstellen in hormonabhängigen Mammatumoren. Funktionell gutdifferenzierte Tumorzellen vermögen unter dem Einfluß von Östrogenen und Prolaktin Milchproteine zu synthetisieren [19]. Abb. 2 zeigt schematisch die zelluläre Situation. Bei diesen Milchproteinen handelt es sich um Glykoproteine; sie enthalten bestimmte Disaccharide, die eine hohe Affinität zu markierten Lektinen der Erdnuß (Peanut-Agglutinin, PNA) besitzen und damit eine histochemische Darstellung der Glykoproteine ermöglichen. Diese Untersuchungen sind nicht an Frischgewebe gebunden. Sie können noch am fixierten Gewebsschnitt durchgeführt werden. Damit können auch noch ältere Gewebeblöcke im nachhinein zu der Untersuchung herangezogen werden. Erste Erfahrungen mit dieser Methode zeigen, daß Patientinnen mit positiver Lektinbindung im Tumor sehr gut auf eine endokrine Therapie

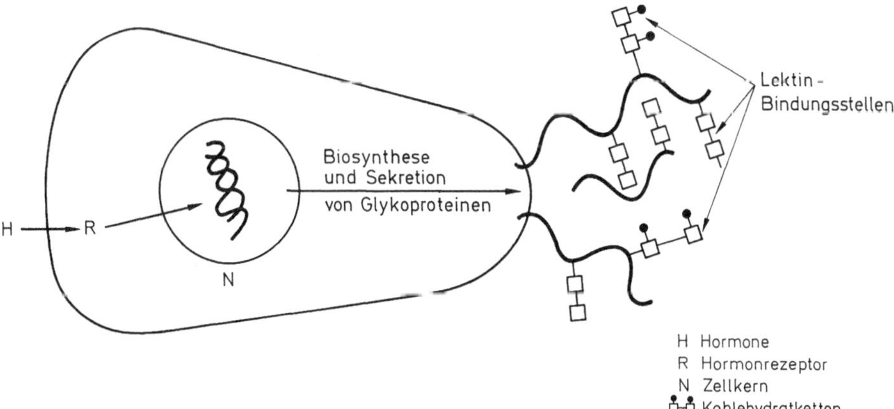

Abb. 2. Schematische Darstellung der Synthese lektinbindender Glykoproteine in hormonabhängigen Mammatumorzellen [19]

Tabelle 6. Wirksamkeit endokriner und zytostatischer Behandlungsverfahren beim metastasierenden Mammakarzinom in Abhängigkeit von der Lektin- (PNA-)Bindung. (Nach [19])

Lektin-rezeptoren	Responder			
	Endokrine Therapie		Chemotherapie	
	n	[%]	*n*	[%]
Positiv	20/24	(83)	8/22	(36)
Negativ	8/34	(26)	12/24	(50)

ansprechen (Tabelle 6). Die Situation scheint noch günstiger zu sein, wenn Steroidhormonbindung und Lektinbindung gleichermaßen positiv sind. Der Nachweis der Lektinbindung gestattet keine Voraussage zur Chemosensitivität eines Mammatumors.

Nachdem in der Vergangenheit eine breite Palette unterschiedlicher endokriner Behandlungsverfahren empfohlen wurde, stellt sich gegenwärtig die Frage, welchem Verfahren der Vorzug zu geben ist. Unter den *operativ-ablativen Methoden* besitzt die *Ovarektomie* nach wie vor den höchsten Stellenwert. Die radiologische Ovarialausschaltung ist nur zweitrangig einzusetzen. Adrenalektomie und Hypophysektomie sind wegen der hohen Morbidität und Mortalität inzwischen weitgehend verlassen. Dies um so mehr, als sich gegenwärtig relativ problemlos medikamentöse Behandlungsverfahren ersatzweise anbieten. Unter den *ablativ wirksamen medikamentösen Behandlungsverfahren* nehmen die Antiöstrogene derzeit den ersten Platz ein. Die klinische Effizienz von Antiandrogenen ist bisher noch nicht ausreichend geprüft [37]. Der alleinige Einsatz von Prolaktininhibitoren kann derzeit nicht empfohlen werden, da bei insgesamt 107 publizierten Fällen lediglich eine Remissionsrate von 6,5% gefunden wurde [41]. Die Kombination von Prolaktininhibitoren mit einer Chemotherapie mag hier neue Aspekte ergeben [28]. Eine zunehmende Bedeutung gewinnen Nebennierenrindeninhibitoren wie das Aminogluthetimid [32]. Gegenwärtig ist jedoch noch nicht abzusehen, ob diese Behandlungsmethode gegenüber den Antiöstrogenen zusätzliche Vorteile bietet. Hier müssen ebenfalls weitere Untersuchungen abgewartet werden. Unter den *additiv wirksamen medikamentösen Behandlungsmöglichkeiten* steht die hochdosierte Gestagenbehandlung an erster Stelle. Die niedrig dosierte Gestagentherapie ist wegen der zu geringen Effizienz inzwischen aufgegeben worden. Östrogene und Androgene werden kaum noch eingesetzt, da sie nicht immer den Tumor hemmen, sondern ihn im Einzelfall auch stimulieren können. Darüber hinaus sind diese Therapieformen mit einer unvertretbar hohen Nebenwirkungsrate verbunden.

Antiöstrogene

Unter dem Aspekt der Fertilitätshemmung wurden während der später 50er Jahre nichtsteroidale Antiöstrogene entwickelt, die neben ihren stark antiöstrogenen Eigenschaften zusätzlich schwach östrogenähnliche Wirkungen besaßen. Die fertilitätshemmende Wirkung erwies sich dann im Tierexperiment als ausgesprochen

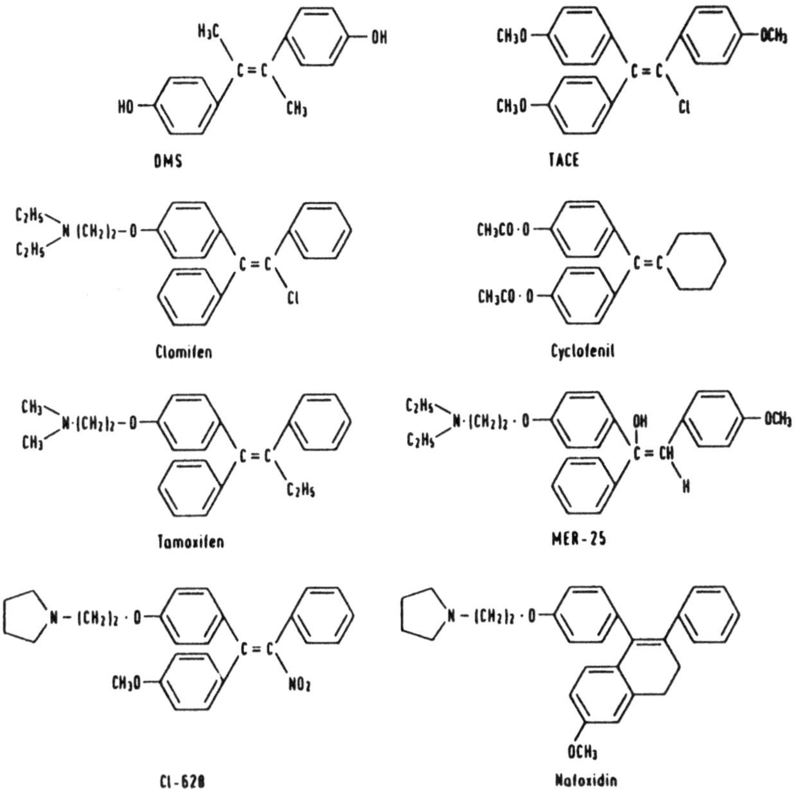

Abb. 3. Strukturformeln nichtsteroidaler synthetischer Antiöstrogene. (Nach [40])

gering. In bestimmten Dosisbereichen zeigten sich eher ovulationsinduzierende Eigenschaften. Abb. 3 zeigt die Palette der bekanntesten Antiöstrogene. In der Klinik wurden Clomifen, Tamoxifen und Zyclofenyl zunächst überaus erfolgreich zur Ovulationsauslösung bei gonadaler Insuffizienz eingesetzt. Ende der 60er, Anfang der 70er Jahre entstand das Konzept, durch Blockierung der Östrogenwirkung auf Rezeptorebene hormonabhängiges Mammatumorwachstum zu hemmen [34, 35, 42, 45]. Tamoxifen wurde diesbezüglich in der Klinik zum Antiöstrogen erster Wahl. Der Wirkungsmechanismus endokriner Behandlungsmaßnahmen ist grundsätzlich durch zwei Gesichtspunkte bestimmt. Zunächst entfalten entsprechende Medikamente eine direkte Wirkung im Tumorgewebe auf zellulärer Ebene. Außerdem ergibt sich unter der Therapie eine mehr oder weniger ausgeprägte Änderung im Gesamtendokrinium. Hieraus resultiert häufig eine Alteration der Tumor-Wirtsorganismus Beziehungen, die im Einzelfall durchaus einen gewünschten therapeutischen Zusatzeffekt darstellen können.

Unter den *direkten Tumorzellwirkungen* von Tamoxifen steht die Wechselwirkung mit den natürlichen Östrogenen auf Zytosolrezeptorebene im Vordergrund. Im oberen Anteil von Abb. 4 sind grobschematisch die derzeit bekannten Fakten des Östrogenwirkungsmechanismus in den Erfolgsorganen wiedergegeben [17]. Im unteren Anteil ist die Situation für die Antiöstrogene dargestellt. Demnach wird Tamoxi-

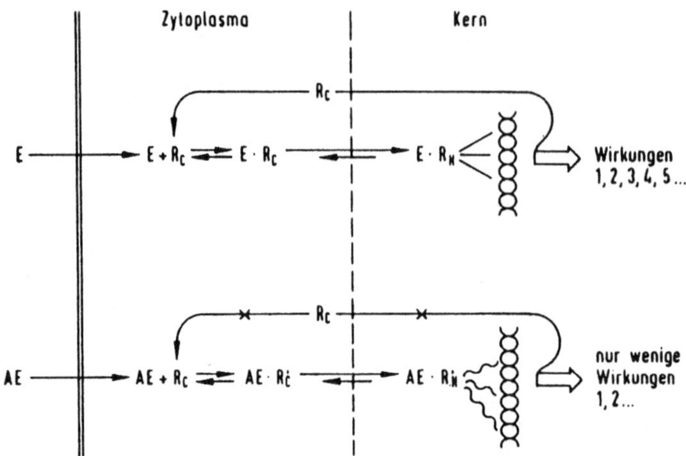

Abb. 4. Schematische Darstellung der Antiöstrogenwirkung in östrogenabhängigen Geweben [17]. *E*, Östrogene, *AE*, Antiöstrogene, R_C, Rezeptor im Zytoplasma; R_N, Rezeptor im Kern. Erläuterungen s. Text

fen anstelle der natürlichen Östrogene an den Östradiolrezeptor im Zytosol gebunden und in den Zellkern transferiert. Dieser Vorgang vollzieht sich im Vergleich zu den natürlichen Östrogenen allerdings sehr viel langsamer. Im Zellkern selbst wird das nukleär gebundene Antiöstrogen über einen sehr langen Zeitraum retiniert. Die Neusynthese, d.h. das Replenishment von Östradiolrezeptoren im Zytosol, wird unterbrochen. Nach Bindung im Zellkern sind Antiöstrogene in einem bestimmten Dosisbereich auch in der Lage, östrogenähnliche Effekte zu simulieren. Sie sind jedoch nicht völlig identisch mit Wirkungen, die unter dem Einfluß natürlicher Östrogene zu beobachten sind. Diese östrogenähnlichen Eigenschaften der Antiöstrogene werden besonders deutlich sichtbar, wenn sie in einer Zelle ablaufen, die zuvor nicht durch Östradiol stimuliert wurde [8, 36, 44]. Bestand jedoch vorher eine östradiolinduzierte Steigerung des Zellmetabolismus, dann überwiegen auf zellulärer Ebene die antagonisierenden Effekte der Antiöstrogene. Abb. 5 weist noch auf ein weiteres Phänomen der Antiöstrogenwirkung hin. Offensichtlich existieren in verschiedenen Mammatumoren separate, antiöstrogenspezifische Rezeptoren, die nicht mit den Östrogenrezeptoren identisch sind (Übersicht bei [31]). Über diesen Weg können Stoffwechselvorgänge induziert werden, die die durch natürliche Östrogene stimulierten Syntheseleistungen der Zelle hemmen. Im Rahmen der komplexen Wirkung von Antiöstrogenen in Tumorzellen sind zwischenzeitlich weitere Beobachtungen bekannt geworden, in denen das Tamoxifen unter Umgehung der hormonalen Regulation eine direkt zytotoxische Wirkung in der Zelle hervorzurufen vermag. Inwieweit eine inzwischen ebenfalls bekannte zusätzliche Hemmwirkung von Tamoxifen auf die Prostaglandinsynthetase eine therapeutische Relevanz besitzt, ist gegenwärtig ungeklärt.

Die *systemischen endokrinen Effekte der Antiöstrogene* sind in Prä- und Postmenopause sehr unterschiedlich. In der *Prämenopause* vollziehen sich ganz erhebliche Veränderungen im Gesamtendokrinium, die bis heute noch nicht im Detail geklärt sind. Man muß jedoch davon ausgehen, daß die Antiöstrogene eine starke Stimula-

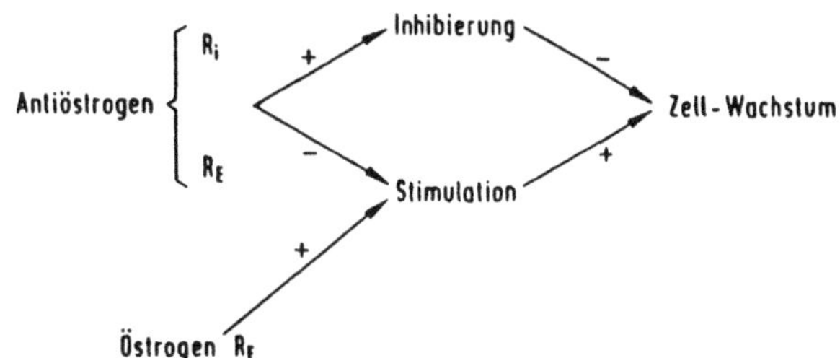

Abb. 5. Antiöstrogene und Antiöstrogenrezeptoren *(R_i, R_E)* in Mammatumoren. Mögliche biochemische Reaktionswege. (Nach [31])

tion, sogar Überstimulation der Ovarien mit massivem Anstieg der Östradiolplasmakonzentrationen hervorrufen können [40]. Gleichzeitig ergibt sich eine erhebliche Steigerung der hypophysären Gonadotropinsekretion [40]. Die Wechselwirkungen zwischen diesen hormonalen Veränderungen einerseits und der lokalen Tumorreaktion auf Tamoxifen andererseits läßt sich gegenwärtig nur schwer einschätzen. Daher sollte momentan Tamoxifen niemals ohne gleichzeitige oder vorausgegangene Ovarialausschaltung gegeben werden. In der *Postmenopause* sind die systemischen Effekte von Tamoxifen ausgesprochen gering. Kurzfristig kommt es zu einer Verminderung der Nebennierenrindenmetabolite, die nach Fortdauer der Therapie rasch wieder verschwindet [40]. Hierzu gehört auch ein paralleles Verhalten des Östrons im Serum. Langfristig findet sich eine Verminderung der postmenopausal erhöhten Gonadotropinsekretion. Dies ist auch für die primär bereits niedrigen Östradiolwerte erkennbar. In der Postmenopause steht daher die direkte Tumorzellwirkung der Antiöstrogene wahrscheinlich ganz im Vordergrund. *Bei der klinischen Anwendung* führt der Einsatz von Antiöstrogenen, unabhängig vom Rezeptorbefund, allenfalls zu Remissionsraten zwischen 30 und 40%. Bei Patientinnen mit positivem Östrogen- und Progesteronrezeptorbefund dagegen ist mit 70–80% Remissionen zu rechnen [23]. Die gebräuchliche Dosierung beträgt *in der Postmenopause 30 mg oral/Tag*. Die *gleiche Dosis* gilt auch für *prämenopausale Patientinnen,* wenn gleichzeitig oder vorher eine Ovarektomie vorgenommen wurde. Es gibt jedoch Arbeitsgruppen, die in der Prämenopause bei voll erhaltener Ovarialfunktion auch eine Behandlung mit 80–90 mg/Tag durchführen. Die Remissionsraten scheinen deutlich unter der in der Postmenopause beobachteten Rate zu liegen. Wegen der derzeit ungeklärten Situation kann es sich gegenwärtig nur um eine experimentelle Therapieform handeln. Die *Nebenwirkungen* sind ausgesprochen gering. Übelkeit findet sich in 24% der Fälle. Allerdings ist sie meist minimal und beeinträchtigt die Patientin nur mäßig. Hitzewallungen werden insbesondere in der Perimenopause in 20% aller Fälle angegeben. Thrombozytopenien finden sich bei 11% der Patientinnen beschrieben. Sie sind jedoch meist nicht sehr gravierend und verschwinden spontan trotz Fortführung der Behandlung. Andere Nebenwirkungen wie vaginale Blutungen, Hyperkalzämie, Sehstörungen und Leukopenie liegen insgesamt unter 4%.

Hochdosierte Gestagentherapie

Die Gestagentherapie ist seit Jahrzehnten etablierter Bestandteil der Behandlung fortgeschrittener Mammakarzinome (Übersicht bei [16]). Die früher gebräuchlichen

Dosierungen ergaben jedoch allenfalls Remissionsraten zwischen 10 und 20%. Die Gestagenbehandlung gewann erst wieder an Bedeutung, als sich durch die Steroidhormonrezeptorbestimmung hormonabhängige Mammakarzinome besser definieren ließen. Neue therapeutische Ansätze ergaben sich jedoch v.a. durch die Einführung der hochdosierten Gestagentherapie Anfang der 70er Jahre durch Pannuti et al. [29]. Inzwischen hat sich herausgestellt, daß die hochdosierte Applikation von Gestagenen eine multimodale endokrine Therapie darstellt, die die hormonelle Regulation des Mammakarzinoms auf den unterschiedlichsten Ebenen stört. Derzeit liegen die meisten klinischen Erfahrungen über die Behandlung mit Methroxyprogesteronazetat (MPA) vor. Hier müssen wiederum *direkte Tumorzellwirkungen und indirekte systemische Hormoneffekte* unterschieden werden.

Direkte Tumorzellwirkungen werden zunächst einmal weitgehend durch die gestagenen Eigenschaften von MPA bestimmt. Hierbei kommt es zu einer Bindung der Substanz an die Progesteronrezeptoren des jeweiligen Tumors. Dabei werden Stoffwechselprozesse in Gang gesetzt, die die östrogeninduzierten Proliferationsvorgänge hemmen (Übersicht bei [5]). In diesem Zusammenhang spielt die gestageninduzierte Hemmung der Östrogenrezeptorsynthese sicherlich eine ganz wesentliche Rolle. Darüber hinaus werden enzymatische Vorgänge stimuliert, die eine Umwandlung des biologisch hochwirksamen Östradiols in das weniger wirksame Östron bewirken. Zusätzlich wird auch die Inaktivierung der Östrogene durch Konjugatbildung angeregt. MPA ist außerdem in der Lage, Androgenrezeptoren im Tumorgewebe zu blockieren [26]. Dies sollte vor dem Hintergrund gesehen werden, daß physiologische Androgenplasmakonzentrationen möglicherweise einen stimulierenden Effekt auf das Wachstum einzelner Mammakarzinome besitzen [22]. Weiterhin entfaltet MPA glukokortikoide Effekte über eine Bindung an Kortikosteroidrezeptoren [12]. Eine therapeutische Bedeutung kommt dieser Tatsache wahrscheinlich nicht zu. Am ehesten ist diese spezielle Wirkung für eine breite Palette von Nebenwirkungen verantwortlich. Schließlich muß in diesem hohen Dosisbereich auch eine rezeptorunabhängige zytotoxische Wirkung diskutiert werden. Nur so ist erklärbar, daß eine nicht ganz unerhebliche Zahl von rezeptornegativen Tumoren auf eine hochdosierte Gestagenbehandlung reagiert.

Im Gegensatz zu den Antiöstrogenen ruft die hochdosierte MPA-Therapie eine große Zahl *indirekter systemischer Hormonwirkungen* im weiblichen Organismus hervor. Sie bestimmen sicherlich ganz wesentlich die Effizienz der hochdosierten Gestagenbehandlung beim Mammakarzinom. Pharmakokinetik und Pharmakodynamik sind in besonderem Maß für diesen zentralen Teil der MPA-Wirkung bedeutsam. Zum Verständnis der *pharmakokinetischen Probleme* muß zunächst darauf hingewiesen werden, daß die hochdosierte MPA-Therapie sowohl intramuskulär als auch oral erfolgen kann. Die intramuskuläre Dauerbehandlung ist verbunden mit einem kontinuierlichen und kumulativen Anstieg der MPA-Plasmakonzentration [7]. Der zunehmende Depoteffekt muß auch für die überdurchschnittlich hohe Frequenz von Nebenwirkungen unter intramuskulärer Behandlung verantwortlich gemacht werden. Nach Beendigung der Therapie wird die Substanz nur allmählich über einen Zeitraum von Monaten eliminiert. Verschiedene Untersuchungen konnten zeigen, daß sogar 1 Jahr nach Therapieende MPA im Blutplasma nachweisbar ist. Die intramuskuläre Verabreichung der Substanz erschwert daher in großem Maß bei Progredienz des Mammakarzinoms bzw. Auftreten intolerabler Nebenwirkun-

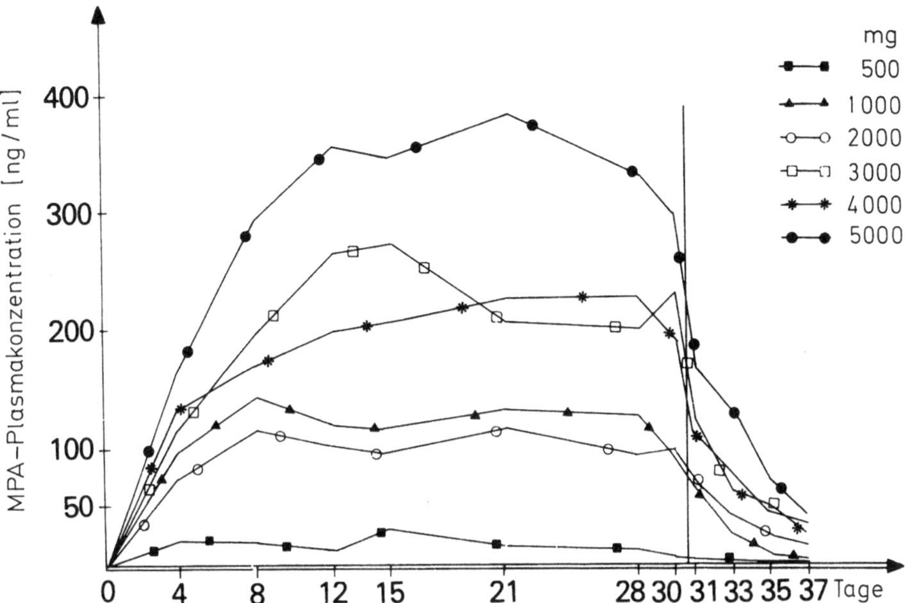

Abb. 6. MPA-Plasmakonzentrationen bei Mammakarzinompatientinnen unter oraler Dauerbehandlung mit MPA in unterschiedlicher Dosierung. (Nach [7])

gen die notwendige Umstellung der Behandlung. Die orale Behandlungsform ist hier sicherlich günstiger (Abb. 6). Man erkennt einen dosisabhängigen Anstieg der MPA-Plasmakonzentrationen. Dieser Anstieg erfolgt sehr schnell und erreicht nach etwa 8 Tagen ein Plateau. Mit Beendigung der Therapie wird die Substanz innerhalb weniger Tage aus dem Organismus vollständig eliminiert. Es ergibt sich hier die Möglichkeit, die Therapie sehr viel sorgfältiger, dem Einzelfall angepaßt, zu steuern.

Die in der Literatur angegebenen MPA-Plasmakonzentrationen variieren erheblich. Es lag auf der Hand, daß es sich hier zum größten Teil um methodische Probleme handelt. Wir sind in unserer Arbeitsgruppe diesen Fragen nachgegangen [43]. Vergleichende Untersuchungen im Rahmen eines Langzeitverlaufs sind Abb. 7 zu entnehmen. Bei radioimmunologischer MPA-Bestimmung in ungereinigten Plasmaproben ergaben sich unter täglicher Applikation von 1000 mg MPA oral im Durchschnitt Werte von 800 ng/ml. Wurde jedoch die radioimmunologische Analyse nach Petrolätherextraktion der Plasmaproben vorgenommen, fanden sich nur noch 10–20% der ursprünglichen Meßwerte. Bei gaschromatographischen bzw. massenspektrometrischen MPA-Analysen wurden Plasmakonzentrationen gemessen, die mit den radioimmunologisch nach vorheriger Petrolätherextraktion festgestellten Daten nahezu identisch sind. Diese Beobachtungen lassen den Schluß zu, daß MPA nach der Resorption zum größeren Teil in konjugierte Metabolite umgewandelt wird, die im Radioimmunoassay mit dem MPA selbst kreuzreagieren können. Die definitive Struktur und die biologische Wirksamkeit dieser Metabolite sind bisher ungeklärt. Zur Bestimmung der Bioverfügbarkeit von MPA ergibt sich daher gegenwärtig die

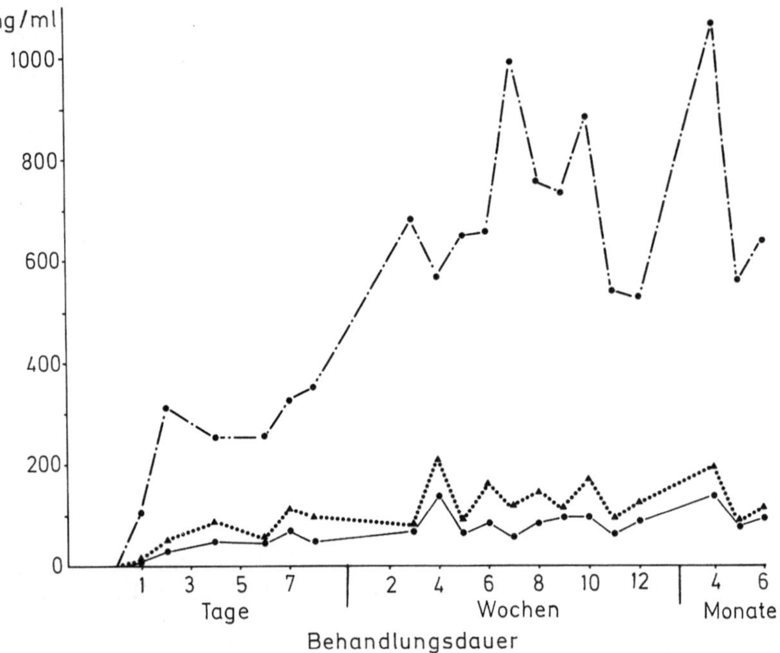

Abb. 7. MPA-Plasmakonzentrationen bei einer Mammakarzinompatientin unter täglicher oraler Behandlung mit 1000 mg MPA. (Nach [43]). ●–·–·–● Radioimmunassay ohne vorherige Extraktion der Plasmaproben, ▲------▲ Radioimmunassay nach Petrolätherextraktion, ●——● gaschromatographische und massenspektrometrische MPA-Bestimmung im Plasma

Empfehlung, die Plasmaproben erst mit Petroläther zu extrahieren und dann die radioimmunologische Bestimmung durchzuführen.

Bei der Untersuchung der *Pharmakodynamik* [39] ergaben sich unter der hochdosierten MPA-Wirkung bei postmenopausalen Patientinnen eine Senkung der hypophysären FSH- und LH-Sekretion. Neben dieser antigonadotropen Wirkung konnte ein Anstieg der Prolaktinsekretion beobachtet werden. Ferner fand sich als Zeichen für eine Beeinträchtigung der Nebennierenrindenfunktion ein deutlicher Abfall der Kortisolplasmakonzentration und eine verminderte Stimulierbarkeit der hypophysären ACTH-Sekretion. Diese Befunde wurden auch von anderen Arbeitsgruppen erhoben [2, 21]. Zusätzlich konnte, parallel zum MPA-Anstieg im Plasma, eine Verminderung der Östrogenfraktion nachgewiesen werden [39]. Abbildung 8 zeigt, daß dies für Östronsulfat, Östron und Östradiol gleichermaßen zutrifft.

Weiterhin wurde versucht, *Korrelationen zwischen oral applizierter MPA-Dosis, MPA-Plasmakonzentration und endokriner Antwort* des Organismus zu untersuchen [39]. In einem Dosisbereich unter 1000 mg täglich sind deutlich dosisabhängige Unterschiede der MPA-Plasmakonzentration zu finden (Abb. 9). Oberhalb dieser Grenze geht die Dosiserhöhung bis zu 1500 mg täglich mit keiner weiteren signifikanten Zunahme der MPA-Plasmaspiegel einher. Eine maximale Hemmung der Kortisolsekretion ist schon unter dem Einfluß von 600 mg MPA täglich nachweisbar. Sie läßt sich auch durch eine Erhöhung der Tagesdosis bis 1500 mg nicht verstärken.

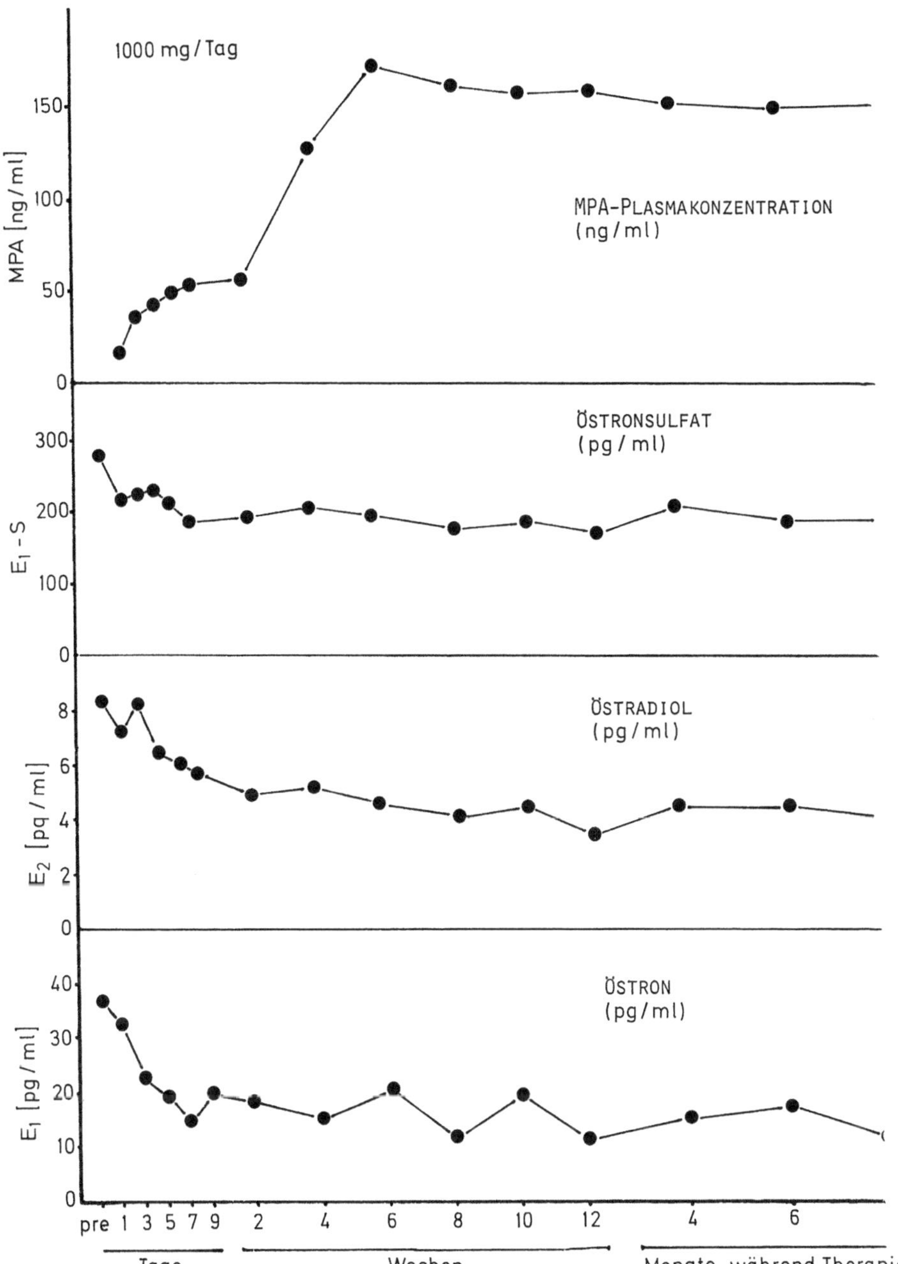

Abb. 8. Bestimmung der Östronsulfat-, Östron- und Östradiolplasmakonzentrationen bei postmenopausalen Mammakarzinompatientinnen unter MPA-Dauerbehandlung mit 1000 mg oral täglich. (Nach [39])

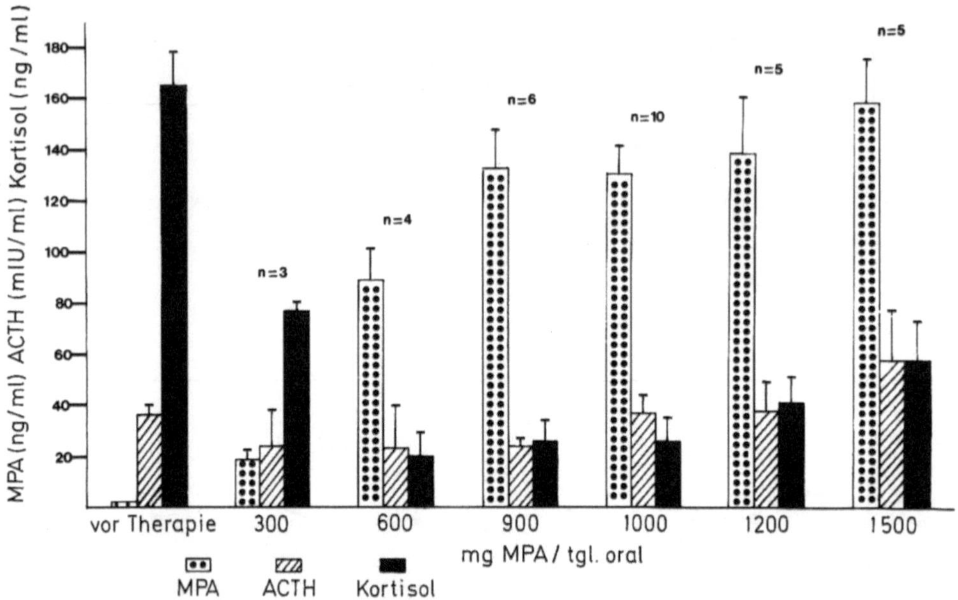

Abb. 9. Korrelation zwischen MPA-Plasmakonzentration, Kortisol und ACTH unter oraler Dauerbehandlung mit *MPA in unterschiedlicher Dosierung.* (Nach [39])

ACTH bleibt in den getesteten Dosisbereichen annähernd unverändert, obwohl, analog zur Kortisolsenkung, ein Anstieg zu erwarten gewesen wäre.

Für FSH, LH, Östradiol und Prolaktin ergibt sich die in Abb. 10 dargestellte Situation. Bereits unter der relativ niedrigen Dosis von 300 mg täglich ist eine deutliche Hemmung von FSH und LH sowie eine Stimulation von Prolaktin erkennbar. Eine Verminderung des Östradiols ist, ähnlich wie beim Kortisol, erst in einem Dosisbereich oberhalb 600 mg nachweisbar. Die beschriebenen Effekte auf FSH, LH, Östradiol und Prolaktin lassen sich durch eine weitere Dosiserhöhung bis 1500 mg nicht verstärken.

Es war ein weiteres Anliegen, den *klinischen Verlauf mit den pharmakokinetischen und pharmakodynamischen Daten* zu korrelieren. Tabelle 7 zeigt, daß postmenopausale Patientinnen, die unter der hochdosierten MPA-Therapie eine Remission entwickelten, mittlere MPA-Plasmakonzentrationen von 133 ng/ml aufweisen. Für die Metabolitfraktion ergaben sich mittlere Plasmakonzentrationen von 682 ng/ml. Die Kortisolwerte sind auf Mittelwerte von 27 ng/ml supprimiert. Bei Patientinnen mit primärer Tumorprogression, d.h. primärem Versagen der MPA-Therapie, fand sich im Vergleich zu den Respondern ein im Mittel um 45% reduzierter MPA-Spiegel. Die Metabolitfraktion lag im Vergleich zu den Respondern allerdings nur um ca. 25% niedriger. Die Kortisolsuppression wies mit 89 ng/ml nicht mehr das bei den Respondern beobachtete Ausmaß auf. Unter sekundärer Tumorprogression, d.h. Fortschreiten der Tumorerkrankung nach vorheriger Remission, zeichnet sich eine ähnliche Situation ab. Die während der Remission vorhandenen MPA-Plasmakonzentrationen vermindern sich um 42%. Auch die Metabolitfraktion reagiert mit einer Konzentrationsabnahme. Allerdings ist sie mit annähernd 30% wiederum

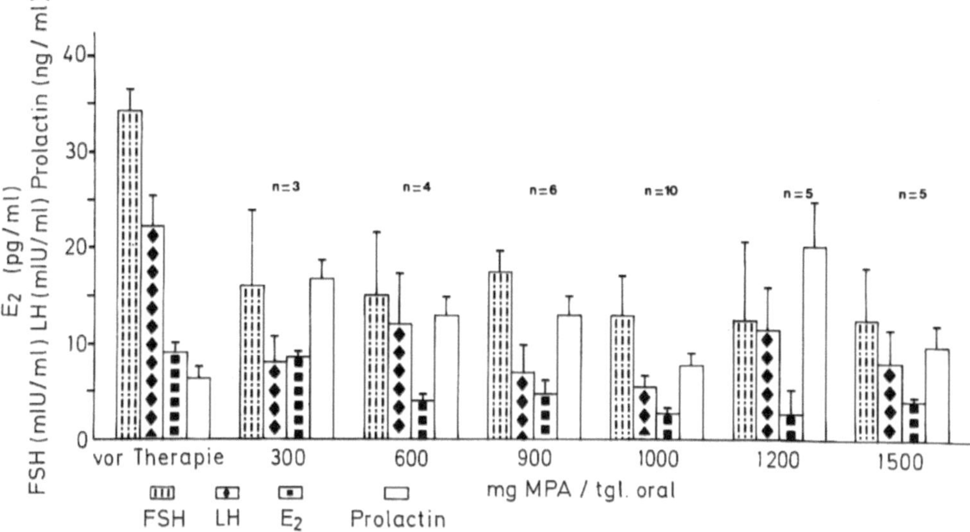

Abb. 10. FSH-, LH-, Östradiol- und Prolaktinplasmakonzentrationen unter oraler *MPA-Dauertherapie in unterschiedlicher Dosierung.* (Nach [39])

Tabelle 7. Korrelation zwischen klinischem Verlauf der Mammatumorerkrankung und MPA-, MPA-Metabolit-, Kortisol- und Prolaktinplasmakonzentration unter täglicher oraler Therapie von 1000 mg MPA

Gemessene Stoffe	Unbehandelte Patientinnen		Tumorremission		Primäre Tumorprogression		Sekundäre Tumorprogression	
	n	[%]	*n*	[%]	*n*	[%]	*n*	[%]
MPA (ng/ml)	0	0	133	(100)	72	(−45,9)	77	(−42,1)
MPA-Metabolitfraktion (ng/ml)	0	0	682	(100)	509	(−25,4)	473	(−30,6)
Cortisol (ng/ml)	182	(100)	27	(−85,2)	89	(−51,1)	100	(−45,5)
Prolaktin (ng/ml)	8,9	(100)	16,7	(+87,6)	16,9	(+89,9)	24	(+170)

geringer ausgeprägt. Eine Kortisolsuppression ist noch erkennbar, erreicht aber nicht mehr das während der Remission beobachtete Ausmaß. Unter Bezugnahme auf diese Meßdaten erscheint uns gegenwärtig die Interpretation möglich, daß für die primäre und sekundäre Progression der Erkrankung unter MPA-Therapie neben der weiteren Entdifferenzierung des Tumors v.a. primäre und sekundäre MPA-Resorptionsstörungen sowie ein primär und sekundär gesteigerter Metabolismus des MPA verantwortlich sind. *Eine brauchbare Grenze für eine wirksame hochdosierte Gestagenbehandlung ist nach dem gegenwärtigen Stand der Kenntnisse dann gegeben, wenn MPA-Plasmakonzentrationen von 100 ng/ml und mehr erreicht werden. Unter diesem Aspekt muß die orale MPA-Tagesdosis im Rahmen einer Dauertherapie zwischen 1000 und 1500 mg betragen.* Im genannten Dosisbereich können ohne Berück-

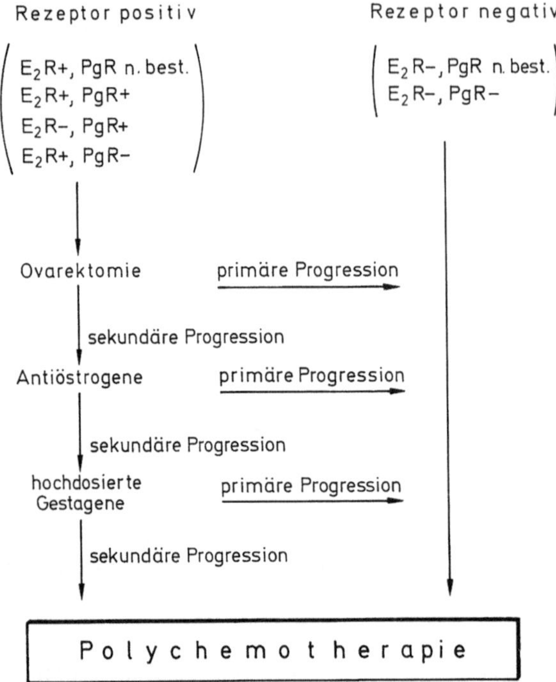

Abb. 11. Behandlungsempfehlung für das metastasierte Mammakarzinom bei prä- und perimenopausalen Patientinnen

sichtigung des Rezeptorbefunds 30–45% Remissionen erwartet werden. Sind Östrogenrezeptoren positiv, lassen sich in 60% der Fälle Remissionen erreichen [30]. Bei östrogenrezeptornegativen Tumoren werden immerhin noch 10–25% Remissionen angegeben. Behandlungsergebnisse mit Bezugnahme auf den Progesteronrezeptor wurden bisher nicht publiziert.

Die hochdosierte MPA-Behandlung ist im Vergleich zur Polychemotherapie nebenwirkungsarm, aber keineswegs nebenwirkungsfrei. Die häufigste, im Hinblick auf den Allgemeinzustand der Patientin manchmal sogar gewünschte *Nebenwirkung* ist sicherlich die z.T. erhebliche Zunahme des Körpergewichts. Veränderungen wie bei M. Cushing sind unter der oralen Therapie relativ selten und dann auch nur nach mehrmonatiger Behandlungsdauer zu erwarten. Muskelkrämpfe und Tremor finden sich bei 10–25% aller Patientinnen. Atypische uterine Blutungen kommen nicht ganz selten vor, besitzen aber in den meisten Fällen keine größere klinische Relevanz. Lebensbedrohliche thromboembolische Komplikationen treten in weniger als 4% aller Fälle auf. Sie finden sich naturgemäß häufiger bei bettlägerigen Patientinnen. Die prophylaktische Heparinisierung ist hier eine Möglichkeit, diesem Problem entgegenzutreten. Eine besondere Nebenwirkung stellt die Verschlechterung einer Hypertonie und einer diabetischen Stoffwechsellage dar. Sie sind besonders problematisch, weil sie sich unter Fortführung der MPA-Therapie durch entsprechende Gegenmaßnahmen nur schwer beherrschen lassen. In verschiedenen Fällen ist eine Kontrollierbarkeit nur durch Abbruch der MPA-Therapie möglich.

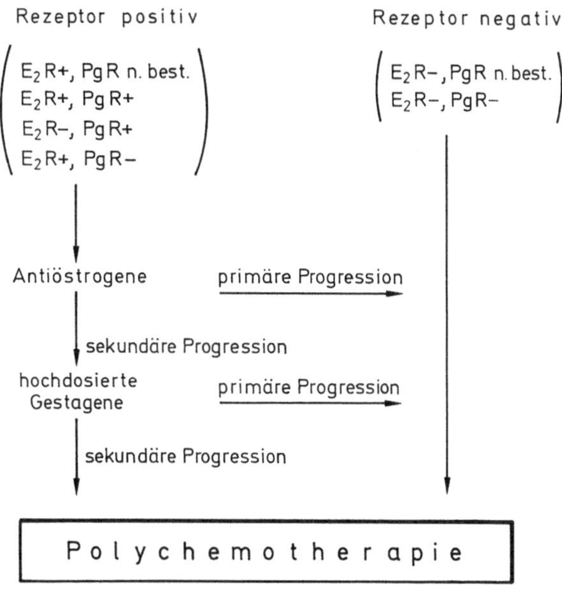

Abb. 12. Behandlungsempfehlung für das metastasierte Mammakarzinom bei postmenopausalen Patientinnen

Abschließend soll versucht werden, die vorher erwähnten zytostatischen und hormonalen Behandlungsverfahren in ein praktikables *Therapieschema* zu integrieren. Für die Therapieentscheidung sollte als wesentliche Basis der Rezeptorbefund herangezogen werden. Abbildung 11 zeigt die Situation für *prä- und perimenopausale Patientinnen.* Bei rezeptorpositiven Tumoren stellt die Ovarektomie nach wie vor die endokrine Erstmaßnahme dar. Antiöstrogene sind nach vorausgegangener Remission und dann folgender Progression der 2. Behandlungsschritt. Die hochdosierte Gestagenbehandlung steht erst an 3. Stelle. Bei primärer Progression oder rezeptornegativen Befunden ist die sofortige Polychemotherapie notwendig. *Postmenopausale Mammakarzinompatientinnen* (Abb. 12) mit rezeptorpositivem Tumor sollten vorrangig mit Antiöstrogenen behandelt werden. Die hochdosierte MPA-Behandlung ist i. a. eine Therapiemethode zweiter Wahl. Sofern sich unter der endokrinen Therapie eine primäre Progression entwickelt oder wenn es sich um rezeptornegative Mammakarzinome handelt, muß der Polychemotherapie der Vorzug gegeben werden. Wegen der häufig problematischen Rezeptorbestimmung sind jedoch auch individuelle Indikationen ohne Bezug zum Rezeptorbefund vertretbar und notwendig. Hierzu gehören besonders die sog. „Low-risk-Tumoren". Sie sind gekennzeichnet durch einen hohen morphologischen Differenzierungsgrad, ein mehr als 2 Jahre dauerndes rezidivfreies Intervall sowie eine überwiegende ossäre und/oder kutane Metastasierung. Eine ungezielte Hormonbehandlung kann auch durchgeführt werden bei Kontraindikationen für eine Polychemotherapie oder bei zytostatisch ausbehandelten Patientinnen. Dies gilt auch für intolerable Nebenwirkungen unter einer Polychemotherapie oder für empirisch-therapeutische Ansätze, die eine Kombination von endokriner und zytostatischer Behandlung vorsehen [30].

Literatur

1. Armand JP, Hurteloup P, Hayat M et al. (1984) Phase III chemotherapy comparing FAC vs. FEC in advanced breast cancer. Preliminary results. Proc ASCO 3:118
2. Blossey HC, Wander HE, Nagel GA, Köbberling J, Kleeberg U (1982) Medroxyprogesteronacetat in hoher Dosierung beim metastasierenden Mammakarzinom: Vergleichende Klinik, Pharmakokinetik und Pharmakodynamik verschiedener Applikationsformen. Onkologie 5:13
3. Bonadonna G (1984) Advances in anthracycline chemotherapy; epirubicin. Masson Italia, Mailand
4. Bonadonna G, Rossi A, Valagussa P, Banfi A, Veronesi U (1977) The CMF program for operable breast cancer with positive axillary nodes. Cancer 39:2904
5. Brooks SC, Christensen C, Meyers S, Corombos J, Pack BA (1983) Endocrine implications of endometrial estrogen sulfurylation. In: Jasonni VM et al. (eds) Steroids and endometrial cancer. Raven, New York, p 145
6. Brunner KW (1983) Stand der Chemotherapie beim metastasierenden Mammakarzinom. In: Kubli F et al. (Hrsg) Neue Wege in der Brustkrebsbehandlung. Zuckschwerdt, München, S 197
7. Camaggi CM (1982) Round table on MPA pharmacokinetics. In: Cavalli F, McGuire WL et al. (eds) Proceedings of the International Symposium on Medroxyprogesterone Acetate. Excerpta Medica, Amsterdam, p 185
8. Czygan PJ, Schulz K-D (1972) Studies on the anti-oestrogenic and oestrogen-like action of clomiphene citrate in women. Gynecol Invest 3:126
9. Greene GL (1983) Immunochemical studies of estrogen receptor. In: Roy AK, Clark JH (eds) Gene regulation by steroid hormones II. Springer, Berlin Heidelberg New York, p 191
10. Greene GL, Jensen EV (1982) Monoclonal antibodies as probes for detection and study of estrogen receptors. J Steroid Biochem 16:353
11. Greenspan E (1966) Combination cytotoxic chemotherapy in advanced disseminated breast cancer. J Mt Sinai Hosp 33:1
12. Grill HJ, Kreienberg R, Manz B, Pollow K (1984) Glukokortikoide Effekte hochdosierter Medroxyprogesteron Acetat Therapie — Vergleich zwischen Biochemie und Klinik. Ber Gynakol Geburtshilfe 120:543
13. Jensen EV, Block GE, Smith S, Kyser K, De Sombre ER (1971) Estrogen receptors and breast cancer response to adrenalectomy. Natl Cancer Inst Monogr 34:55
14. Jonat W, Maass H (1982) Steroidhormonrezeptoren im Karzinomgewebe. Enke, Stuttgart
15. Jones SE, Durie BM, Salmon SE (1975) Combination chemotherapy with adriamycin and cyclophosphamide for advanced breast cancer. Cancer 36:90
16. Kaiser R (1978) Hormonale Behandlung von Genital- und Mamma-Tumoren bei der Frau. Thieme, Stuttgart
17. Katzenellenbogen BS, Katzenellenbogen JA, Ferguson ER, Hayes JR, Lan NC, Robertson DW, Tatee T (1981) Antioestrogen action in uterus: Interactions and antioestrogen metabolism. In: Sutherland RL, Jordan VC (eds) Non-steroidal antioestrogens. Academic, Sydney, p 95
18. King RJB (1985, unveröffentlicht) Determination and characterization of steroid hormone receptors by monoclonal antibodies. Vortrag an der Universität Marburg
19. Klein PJ, Vierbuchen M, Fischer J, Schulz K-D, Farrar G, Uhlenbruck G (1983) The significance of lectin receptors for the evaluation of hormone dependence in breast cancer. J Steroid Biochem 19:839
20. Leclercq G, Toma S, Paridaens R, Heuson JC (1984) Clinical interest of hormone receptors in breast cancer. Springer, Berlin Heidelberg New York
21. Leis D, Bottermann P, Ermler R, Hender-Kott U, Glück H (1980) Influence of high doses of oral medroxyprogesterone acetate on glucose tolerance, serum insulin levels and adrenal response to ACTH. Arch Gynecol 230:9
22. Lippmann M, Bolan G, Huff K (1976) The effects of antiandrogens on hormone responsive human breast cancer in long term tissue culture. Cancer Res 36:4610
23. Maass H (1983) Indikationen und Ergebnisse der Antiöstrogenbehandlung. In: Kubli F, Nagel GA et al. (Hrsg) Neue Wege in der Brustkrebsbehandlung. Zuckschwerdt, München, S 217
24. Maass H, Jonat W (1979) Steroidrezeptoren in Mammakarzinomen. Bericht über ein Consensus Meeting im National Institute of Health, Bethesda (USA). Geburtshilfe Frauenheilkd 39:761

25. Maass H, Engel B, Hohmeister H, Lehmann F, Trams G (1972) Estrogen receptors in human breast cancer tissue. Am J Obstet Gynecol 113:377
26. McLaughlin DT, Richardson GS (1979) Specificity of medroxyprogesterone acetate binding in human endometrium. Interaction with testosterone and progesterone binding sites. J Steroid Biochem 10:371
27. Nagel GA (im Druck) Mitoxantron-Symposium der AIO. Frankfurt am Main 1985
28. Nagel GA, Wander HE, Blossey HC (1981) Hyperprolaktinaemie bei metastasierendem Mammakarzinom. Schweiz Med Wochenschr 111:1977
29. Pannuti F, Martoni A, Lenaz GR, Piana E (1974) Massive doses of medroxyprogesterone acetate (MPA) in advanced mammary cancer: Preliminary results in 42 patients. Riv Patol Clin 29:123
30. Robustelli Della Cuna G, Bernardo-Strada MR, Ganzina F (1982) High-dose medroxyprogesterone acetate in metastatic breast cancer. A critical review. In: Cavalli F, McGuire WL et al. (eds) Proceedings of the International Symposium on Medroxyprogesterone Acetate. Excerpta Medica, Amsterdam, p 290
31. Rochefort H, Borgna JL, Coezy E, Vignon F, Westley B (1981) Mechanism of action of tamoxifen and metabolites im MCF 7 human breast cancer cells. In: Sutherland RL, Jordan VC (eds) Non steroidal antioestrogens. Academic, Sydney, p 355
32. Santen RJ, Henderson JC (1981) A comprehensive guide to the therapeutic use of aminoglutethimide. Pharmanual 2
33. Schmidt-Rhode P, Schulz K-D, Weymar P, Reusch K, Zschausch HH (1981) Effizienz und Nebenwirkungen einer Kombinations-Chemotherapie mit Adriamycin und Cyclophosphamid beim metastasierenden Mammakarzinom. Beitr Onkol 9:153
34. Schulz K-D, Haselmayer B, Hölzel F (1969) The influence of clomid and its isomers on dimethylbenzanthracene induced rat mammary tumours. Acta Endocrinol (Copenh) [Suppl] 138:236
35. Schulz K-D, Haselmayer B, Hölzel F (1971) The influence of clomid and its isomers on dimethylbenzanthracene induced rat mammary tumours. In: Hubinont PO, Leroy F, Galand P (eds) Basic actions of sex steroids on target organs. Karger, Basel, p 274
36. Schulz K-D, August S, Gasde K, Kramer G (1972) Studies on the anti-oestrogenic and oestrogen-like action of clomiphene citrate. Animal experiments. Gynecol Invest 3:135
37. Schulz K-D, Kremer S, Würz H, Reusch K (1982) Cyproterone acetate in metastasizing breast cancer — preliminary results. Verh Dtsch Krebsges 3:187
38. Schulz K-D, Schmidt-Rhode P, Hölzel F, Hackenberg R (1985) Adriamycin versus Epirubicin — erste vergleichende experimentelle und klinische Ergebnisse beim Mammakarzinom. In: Nagel GA, Sauer R, Schreiber HW (Hrsg) Farmorubicin — klinische Erfahrungen. Zuckschwerdt, München, S 86
39. Schulz K-D, Schmidt-Rhode P, Sturm G (1985) High dose medroxyprogesterone acetate in breast cancer — present state of knowledge. In: Robustelli Della Cuna G, Nagel GA, Lanius P (eds) Progress in Hormono- and Chemotherapy. Kehrer, Freiburg i. Br., p 21
40. Schulz K-D, Sturm G, Schmidt-Rhode P, Hackenberg R, Künzig HJ (1983) Pharmakokinetik und Pharmakodynamik der Antiöstrogene. In: Kubli F, Nagel GA et al. (Hrsg) Neue Wege in der Brustkrebsbehandlung. Zuckschwerdt, München, S 62
41. Schulz K-D, Weymar P (1979) Neuere Aspekte der endokrinen Behandlung beim Mammakarzinom. Therapiewoche 29:395
42. Schulz K-D, Wüstenberg B (1971) Growth inhibition of oestrogen — dependent rat mammary cancer by EMD 16-795, a new synthetic anti-oestrogen. Horm Metab Res 3:295
43. Sturm G, Schulz K-D (1984) MPA assays: Measurement of plasma MPA levels in high dose MPA treated patients. In: Pellegrini et al. (eds) Role of medroxyprogesterone in endocrine — related tumors. Raven, New York, p 23
44. Sutherland RL, Jordan VC (1981) Non steroidal antioestrogens. Academic, Sydney
45. Terenius L (1971) Anti-oestrogens and breast cancer. Eur J Cancer 7:57
46. Umezawa H, Mathé G, Mitrou PS (1983) Symposium über Aclacinomycin A. In: Proc. 13th Internat. Congress of Chemotherapy, Wien 1983
47. Wander HE (1981) Indikation von Adriamycin beim metastasierenden Mammakarzinom. Beitr Onkol 9:140

Urodynamik

Derzeitiger Stand der Harninkontinenzdiagnostik

P. Faber und H. Schmidt

Über unwillkürlichen Urinabgang klagen 30–40% aller Frauen, Schwangere geben ihn noch häufiger an. Nicht jede dieser Frauen wendet sich deswegen an einen Arzt und bittet um kurative Maßnahmen. Daher hängt die Indikation zur Klärung der weiblichen Harninkontinenz vom Stellenwert der Störung im täglichen Leben der Frau ab. Eine Abklärung ist dann indiziert, wenn eine ärztliche Behandlung gewünscht wird. In vielen gynäkologischen Fachabteilungen liegt der Prozentsatz der Patientinnen, die wegen einer Harninkontinenz behandelt werden, zwischen 15 und 20%. Eine erfolgreiche Behandlung der Harninkontinenz der Frau basiert heute nicht mehr nur auf Empirie, sondern setzt – will man Rückschläge vermeiden oder wenigstens aus Mißerfolgen lernen – eine Objektivierung der Befunde voraus.

Die Abgrenzung der verschiedenen Inkontinenzformen trägt den unterschiedlichen Ursachen Rechnung (s. folgende Übersicht). Die Einteilung entspricht einem Vorschlag der Internationalen Kontinenzgesellschaft (1976).

Einteilung der Harninkontinenz

1. Streßinkontinenz:	Blasendruck übersteigt bei Belastung den Harnröhrendruck, keine spontanen Detrusorkontraktionen, unauffällige Blasensensibilität.
2. Dranginkontinenz:	Urinabgang bei imperativem Harndrang, intakter Harnröhrenverschlußmechanismus;
a) motorisch:	mit nicht beeinflußbaren Detrusorkontraktionen;
b) sensorisch:	ohne unkontrollierte Detrusoraktivität.
3. Reflexinkontinenz:	Harnverlust bei selbständigen, unkontrollierten Blasenkontraktionen ohne Harndrang als Folge anomaler spinaler Reflexe.
4. Überlaufinkontinenz:	Harnverlust bei großen Restharnmengen, erhöhter Blasendruck durch Blasenwandüberdehnung, Blasendruck über Harnröhrendruck, keine Detrusorkontraktionen.
5. Extraurethrale Inkontinenz:	Urinabgang durch andere Kanäle als die Urethra (Fisteln, Ektopien).

Relativ häufig sind Mischformen, v.a. von Streß- und Dranginkontinenz, die letztlich nur durch die urodynamische Untersuchung nachgewiesen werden können. Imperativer Harndrang ohne Urinabgang, mit oder ohne Detrusorkontraktionen, wird als Reizblase bezeichnet. Streß- und Dranginkontinenz sowie ihre Kombinationen sind die dominierenden Inkontinenzformen in der gynäkologischen Klinik und

Praxis. Aufgrund der klinischen Symptomatik kann die Streßinkontinenz in 3 Schweregrade eingeteilt werden (Ingelman-Sundberg 1953):

Streßinkontinenz I. Grades:	Urinabgang bei schnellen intraabdominellen Drucksteigerungen (Husten, Niesen);
Streßinkontinenz II. Grades:	Urinabgang bei langsamen Drucksteigerungen (Heben schwerer Lasten, Treppensteigen, Laufen);
Streßinkontinenz III. Grades:	Urinabgang im Stehen, nicht aber im Liegen.

Die prozentuale Verteilung der meßtechnischen Diagnose bei 1036 an der Universitätsfrauenklinik Düsseldorf untersuchten inkontinenten Frauen ist in Tabelle 1 aufgeführt. Die neurogenen Inkontinenzformen wie Reflexinkontinenz und Überlaufinkontinenz kommen in weniger als 1% in der gynäkologischen Sprechstunde vor.

Am Anfang jeder Abklärung eines von der Patientin angegebenen unfreiwilligen Urinverlusts stehen die gezielte Anamnese und der gynäkologische Untersuchungsbefund. Dabei kann man bereits trendmäßig zwischen einer Drang- und einer Streßinkontinenz differenzieren.

Anamnese

Bei der Erhebung der Anamnese ist zu berücksichtigen, daß die Frauen Angaben über ein Krankheitsbild machen, dessen Beschwerdebild dem subjektiven Ermessen großen Spielraum läßt. Dadurch ist die objektive Diagnose in manchen Fällen deutlich erschwert. Eine erste orientierende Anamnese wird anläßlich der gynäkologischen Untersuchung erhoben. Hierbei ist zu erfragen: „Wann und unter welchen Bedingungen erfolgt der unfreiwillige Harnabgang? Leiden Sie an Drangsymptomen (Pollakisurie, Nykturie, imperativer Harndrang)? Hatten Sie früher häufiger Blasenentzündungen? Wie oft gehen Sie tagsüber, wie oft nachts zur Toilette? Fühlen Sie sich durch die Inkontinenz gestört? Wünschen Sie eine Behandlung?"

Allein aufgrund dieser Angaben zwischen den verschiedenen aufgeführten Harninkontinenzformen (s. Aufstellung S. 201) zu unterscheiden, ist nur bei einer begrenzten Anzahl von Patientinnen möglich. Nach eigenen Untersuchungen (Faber et al. 1983) und Angaben in der Literatur (Cantor u. Bates 1980; Jonas et al. 1980; Petri 1983) wird die Diagnose in bis zu 30% der Fälle falsch gestellt, wie sich aufgrund nachfolgender urodynamischer Untersuchungen feststellen ließ. Dies gilt beispielsweise für diejenigen Frauen, die bei einer meßtechnisch nachgewiesenen Streß-

Tabelle 1. Meßtechnische Diagnose bei 1036 inkontinenten Frauen

Inkontinenzform	*n*	[%]
Streß	726	70
Drang und Streß	161	16
Drang	149	14
Gesamt	1036	100

inkontinenz anamnestisch eine Pollakisurie angeben. Hiermit wird der Versuch unternommen, durch präventives Verhalten – häufiges Zur-Toilette-Gehen – dem Abgang von größeren Urinmengen vorzubeugen. Es kann aber auch eine kombinierte Streß-Drang-Inkontinenz vorliegen, da Detrusorkontraktionen mit nicht unterdrückbarer Spontanmiktion durch Provokationen wie Husten, Treppensteigen oder Springen ausgelöst werden können (Pseudostreßinkontinenz). Diese Fälle einer Mischinkontinenz können allein durch die Anamnese nicht erkannt werden. Die sich aus dieser Tatsache ableitende Notwendigkeit einer meßtechnischen Abklärung ist in vielen gynäkologischen Abteilungen selbst durch eine einfache Zystometrie nicht möglich. Der Arzt im Krankenhaus steht daher häufig vor der Entscheidung, allein aufgrund der anamnestischen Angaben der Patientin und des gynäkologischen Untersuchungsbefundes zwischen den verschiedenen Inkontinenzformen unterscheiden zu müssen (Trampisch et al. 1982), womit gleichzeitig die Indikation zu einem operativen Vorgehen gestellt wird.

Wir sind daher an 1036 unselektionierten Fällen mit Harninkontinenzbeschwerden im Rahmen einer primären Harninkontinenzabklärung der Frage nachgegangen, ob aufgrund anamnestischer Angaben die Unterscheidung zwischen einer Streß- und einer Nichtstreßinkontinenz möglich ist (Faber et al. 1983). Nur mit der Angabe, ob der Urin länger als 3h angehalten werden könne oder nicht, war eine Vorhersage auf Streßinkontinenz mit einer Sicherheit von 85% für 46% aller inkontinenten Frauen des Ausgangskollektivs möglich. In einer durch 3 Angaben (Urin 3h und länger anhalten zu können, Geburten $\geqq 2$ oder Zystozele) definierten Untergruppe (40% aller Frauen) konnte mit 90%iger Sicherheit eine Streßinkontinenz angenommen werden. Da etwa bei 75% der wegen Inkontinenzbeschwerden zu einer Operation eingewiesenen Patientinnen eine Streßinkontinenz aufgrund des urodynamischen Befundes zu erwarten ist, würde die Indikation zu einer Inkontinenzoperation mit einer Fehlerquote von 25% gestellt. Bei der durch 3 Angaben definierten Untergruppe liegt dieser Fehler nur bei 10%. Für die restlichen 60% der Patientinnen ist eine urodynamische Abklärung zur Verifizierung der Inkontinenzform und damit für die Entscheidung über das weitere Prozedere unumgänglich.

Bei der Dranginkontinenz mit einem Gesamtanteil von 25% war die Diagnose aufgrund der Anamnese nur in der Hälfte der Fälle richtig (Faber et al. 1983). Auf die gleiche Problematik weisen Iosif et al. (1981) aufgrund ihrer Untersuchungen mit Befragung von 4400 Frauen hin.

Es gilt festzuhalten, daß aus der Anamnese allein eine Blasendysfunktion nicht mit ausreichender Sicherheit erkannt werden kann (Cantor u. Bates 1980; Cardozo u. Stanton 1980; Iosif et al. 1981; Jarvis et al. 1980; Kaufman 1979). Die Sektion „Gynäkologische Urologie“ in der Deutschen Gesellschaft für Gynäkologie und Geburtshilfe hat sich dieser Problematik angenommen und geht ihr im Rahmen einer multizentrischen Studie, an der sich zahlreiche Kliniken aus der Bundesrepublik, Österreich und der Schweiz beteiligen, nach.

Klinische Untersuchung

Anläßlich der ersten gynäkologischen Untersuchung achten wir auf Hinweise für das Vorliegen eines neurologischen Leidens (diabetische Neuropathie, multiple Sklerose, durch Diskushernie hervorgerufene Nervenschädigungen) oder psychosomatische Störungen.

Die gynäkologische Untersuchung gibt Aufschluß über das äußere und innere Genitale. Bei der Inspektion ist zu achten auf die Lage der vorderen und hinteren Scheidenwand vor und nach Aufforderung zum Pressen (Zystozele, Urethrozele oder Rektozele), einen Descensus uteri, auf atrophische Veränderungen der Vaginalhaut und auf eine Druckdolenz im Suburethralbereich als möglicher Ausdruck einer Urethritis atrophicans.

Aufschlußreich ist der einfach durchzuführende Bonney-Test (Käser et al. 1983): Durch Elevation des paraurethralen Gewebes mit 2 Fingern wird der Blasenhals angehoben. Der Einfluß dieser topographischen Veränderung auf den Blasenverschluß wird durch Aufforderung zu husten und zu pressen überprüft. Die Voraussetzung für die Brauchbarkeit dieses Tests liegt darin, daß die Harnröhre nicht komprimiert wird.

Spezielle Untersuchungen

Ein akuter Harnwegsinfekt ist nicht selten auslösende Ursache für unfreiwilligen Urinverlust, insbesondere einer Dranginkontinenz. Zum Ausschluß einer Harnwegsinfektion ist eine Urinkultur mit Bestimmung der Keimzahl und ein Antibiogramm erforderlich. Der Urin kann durch Mittelstrahl, besser noch durch *Katheterisierung* gewonnen werden. Letzteres Vorgehen erlaubt gleichzeitig eine *Restharnbestimmung*.

Die *endoskopische Untersuchung* von Harnblase und Harnröhre ist bei entsprechenden anamnestischen Angaben (z.B. rezidivierende Zystitiden, abgeschwächter Harnstrahl) indiziert. Eine Meatusstenose oder entzündlich bzw. traumatisch bedingte Strukturen können durch die *Kalibrierung der Harnröhre* mittels „bougie à boule" leicht erkannt werden. Beim Zurückziehen der Bougie können Ausmaß und Lokalisation der Stenose festgestellt werden (Hohenfellner u. Zingg 1982). Der *Urilos-Nappy-Test* gestattet es, den Urinabgang zu objektivieren und den Urinverlust während der täglichen Belastung zu erfassen. Die Patientin trägt eine Einmalpapiervorlage, die Aluminiumstreifenelektroden mit trockenen Elektrolyten enthält. Der von der Einlage aufgenommene Harn verändert das elektrische Potential, das mit dem Urilos-Monitor gemessen und aufgezeichnet werden kann (Stanton u. Ritchie 1977).

Anamnese, klinische und spezielle Untersuchungen geben uns jedoch keine objektiven Daten über den Schweregrad der Funktionsstörung, den Ort der morphologischen Veränderung und die genaue Differenzierung der Inkontinenzformen. Sie reichen deshalb auch nicht aus, um eine langdauernde konservative Therapie oder eine operative Inkontinenzbehandlung zu rechtfertigen. Dazu sind urodynamische Untersuchungsmethoden erforderlich.

Zystotonometrie

Die Messung des Blaseninnendrucks bei zunehmender Blasenfüllung stellt heute die wichtigste Untersuchungsmethode zur differentialdiagnostischen Abklärung der

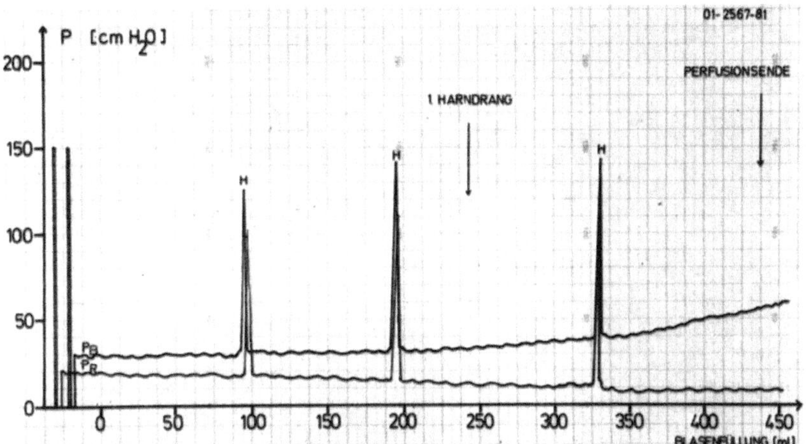

Abb. 1. Normale Zystotonometrie (Perfusionsmethode) mit Provokationstests. P_B, Druck in der Blase *(obere Kurve)*, P_R, Druck im Rektum *(untere Kurve)*

Harninkontinenz dar. Sie ermöglicht Aussagen über Blasenmotorik und -sensorik. Die Druckmessung wird transurethral, in Ausnahmefällen von einem suprapubischen Zugang aus vorgenommen.

An der liegenden, besser noch stehenden Patientin wird die Blase kontinuierlich mit 80–100 ml pro Minute gefüllt. Nach je 100 ml Füllung wird die Patientin aufgefordert zu husten oder die Bauchpresse zu betätigen (Abb. 1). Der erste Harndrang wird markiert, die Blase bis zur Schmerzgrenze bzw. zum imperativen Harndrang oder bis zur Spontanmiktion gefüllt. Die kontinuierliche simultane Druckaufzeichnung im Rektum und in der Blase ermöglicht die Unterscheidung von Detrusorkontraktionen zu willkürlichen Erhöhungen des intraabdominellen Druckes. Über die Definitionen der Untersuchungsbefunde gibt die folgende Übersicht Aufschluß:

Zystotonometrie: Definitionen

Maximale Blasenkapazität:	Füllungsvolumen, bei dem die Patientin einen starken Harndrang angibt.
Effektive Blasenkapazität:	Maximale Blasenkapazität minus Restharn.
Restharn:	Urinmenge, die nach Miktion in der Blase verbleibt.
Erster Harndrang:	Sensible Empfindung mit Wunsch zur Miktion bei einem zu bestimmenden Füllungsvolumen.
Ungehemmte Detrusorkontraktionen:	Durch den Detrusor hervorgerufene Druckwelle während der Füllungsphase der Blase mit einer Druckänderung, die mehr als 15 cm H_2O beträgt und von der Patientin nicht unterdrückt werden kann.

Als Normalwerte werden angesehen:

— Druckanstieg in der Blase 2–4 cm pro 100 ml Blasenfüllung;
— erster Harndrang bei einer Füllung von 200–400 ml, d. h. mehr als 60% Blasenkapazität;
— maximale Blasenkapazität 400–700 ml;

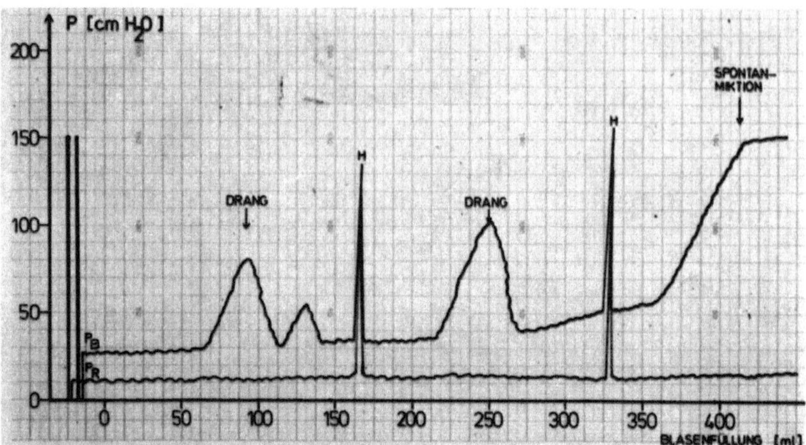

Abb. 2. Zystotonometrie (Perfusionsmethode) bei motorischer Dranginkontinenz. Durch Husten während der zystotonometrischen Blasenfüllungsphase werden ungehemmte Detrusorkontraktionen provoziert, die zu unwillkürlichem Urinabgang führen. P_B, Druck in der Blase *(obere Kurve)*, P_R, Druck im Rektum *(untere Kurve)*

— Restharn < 15% der Blasenkapazität;
— keine Detrusorkontraktionen.

Liegt eine *motorische Dranginkontinenz* (Abb. 2) vor, so lassen sich während der Blasenfüllung spontan oder auf Provokation (Husten, Katheterbewegung, Lagewechsel) Detrusorkontraktionen mit Blasendruckanstieg über 15 cm H_2O nachweisen.

Die *sensorische Dranginkontinenz* zeigt oft eine erniedrigte Blasenkapazität, einen frühen ersten Harndrang oder eine hypertone Blase mit Druckanstiegen über 4–5 cm H_2O/100 ml Füllung innerhalb des normalen Kapazitätsbereichs (Abb. 3).

Urethrozystotonometrie

Bei der Urethrozystotonometrie wird der Druck in der Harnblase und in verschiedenen Abschnitten der Harnröhre gleichzeitig gemessen. Diese Methode ermöglicht den direkten Nachweis der Streßinkontinenz (Urethraverschlußinsuffizienz) und erlaubt über die Aufzeichnung des urethralen Druckprofils in Ruhe (Urethraruhedruckprofil) und unter Streß (Urethrastreßdruckprofil) einen Einblick in das funktionelle Verhalten des Blasenverschlusses.

Drei verschiedene Meßmethoden werden in Abhängigkeit vom angewandten Meßkatheter z. Z. benutzt:

1. die Perfusionsmethode mit seitlich offenem Katheter und konstanter Flüssigkeitsperfusion (Brown u. Wickham 1969; Edwards u. Malvern 1974; Toews 1967);
2. die Methode mit flüssigkeitsgefülltem Ballonkatheter (Enhörning 1961; Shelly 1965; Tanagho u. Jonas 1977);
3. Druckmessung mit eingebautem Mikrotransducer (Asmussen u. Ulmsten 1975).

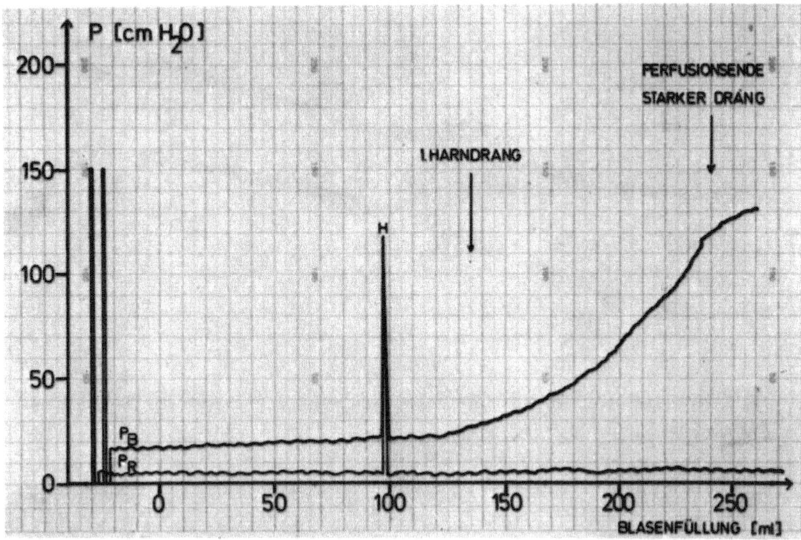

Abb. 3. Zystotonometrie (Perfusionsmethode) mit Provokationstest bei einer Frau mit sensorischer Dranginkontinenz. P_B, Druck in der Blase *(obere Kurve)*, P_R, Druck im Rektum *(untere Kurve)*

Standardisierte Bedingungen wie Lage der Patientin, Blasenfüllung, Durchmesser des Katheters, kontinuierliche Rückzugsgeschwindigkeit mit Messung in bestimmten Positionen (Liegen, Stehen) sind erforderlich.

Zur Untersuchung füllen wir die Blase zunächst mit 100 ml. In Steinschnittlage registrieren wir zunächst das Urethraruhedruckprofil bei einer Katheterrückzugsgeschwindigkeit von 0,5 cm/min. Anschließend wird das Urethrastreßdruckprofil aufgezeichnet. Dazu wird die Patientin in regelmäßigen Abständen aufgefordert zu husten, und simultan wird der Druck in der Urethra, in der Blase und die Differenz, also der Urethraverschlußdruck, registriert.

Aufgrund der Untersuchungen von Bänninger et al. (1980) achten wir darauf, daß bei der Urethraprofilaufzeichnung die druckaufnehmende Membran des Mikrotransducers zur Urethrahinterwand bzw. -seitenwand (3.00 Uhr und 9.00 Uhr) gerichtet ist.

Bei dieser klassischen Methode zum Nachweis einer Streßinkontinenz besteht ein Nachteil darin, daß die Hustenstöße unterschiedlich in Höhe, Dauer und Form sind, so daß die Druckantworten der Urethra in den einzelnen Abschnitten nicht immer vergleichbar sind. Außerdem führt die Meßdauer (5–10 min pro Profil) dazu, daß wichtige Zusatzmessungen bzw. Wiederholungen häufig unterbleiben.

Von großem diagnostischen Vorteil ist die Anwendung eines Multielementdruckaufnehmers mit 9 Mikrotipelementen (Abb. 4). Aufgrund der Anordnung von 8 jeweils 6 mm voneinander entfernt angeordneten Druckelementen wird bereits mit einem Hustenstoß das Druckprofil über die gesamte Urethra simultan gemessen. Der neunte Druckaufnehmer – distal in einem zusätzlichen Abstand von 55 mm angebracht – mißt gleichzeitig den Druck in der Blase. Der Durchmesser des Katheters beträgt 8 Ch. (2,4 mm). Durch eine einzige Provokation ist demnach die Diagnose „Kontinenz“ bzw. „Inkontinenz“ möglich. Die Meßdatenerfassung erfolgt

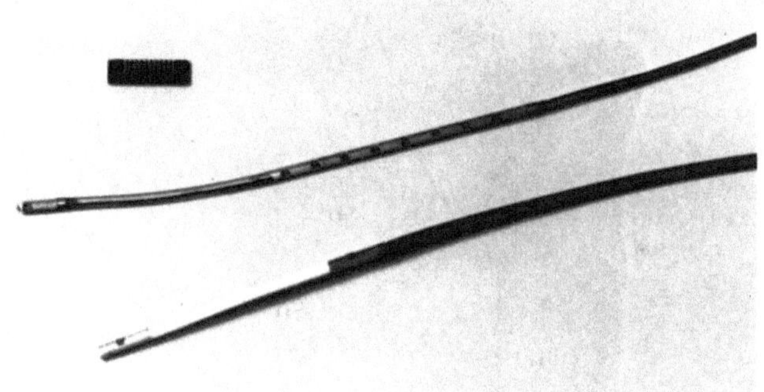

Abb. 4. Mikrotipkatheter mit 2 bzw. 9 Druckaufnehmern (Multielementdruckaufnehmer)

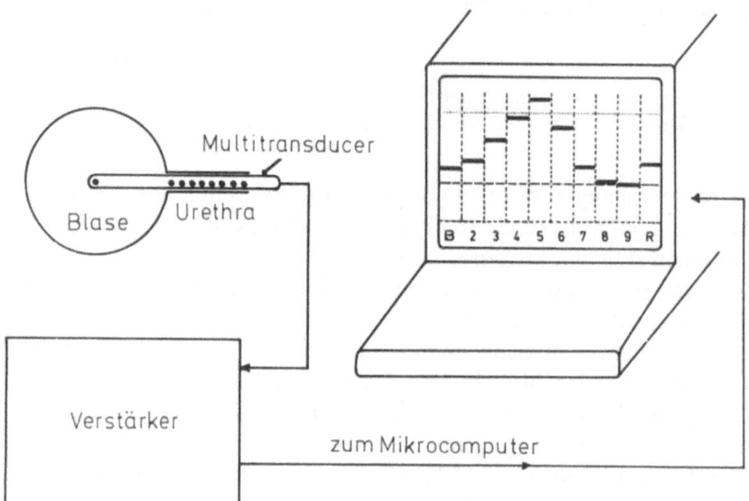

Abb. 5. Schematische Darstellung der Meßdatenerfassung bei Anwendung eines Multielementdruckaufnehmers mit 9 Mikrotipelementen

über ein Mikrocomputersystem (Abb. 5). Die Vorteile in der Anwendung eines solch aufwendigen Meßsystems liegen in der geringen zeitlichen Belästigung für den Patienten und in der genaueren Abklärung der Inkontinenz durch in kürzester Zeit mögliche zusätzliche urodynamische Untersuchungen, wodurch Meß- oder Beurteilungsfehler z.B. durch Artefakte vermieden werden können (Schmidt et al. 1984).

Übersteigt bei Erhöhung des intraabdominellen Drucks der Blasendruck den intraurethralen Druck, so liegt eine Belastungs- oder Streßinkontinenz vor (Abb. 6).

Die wichtigsten Auswertungsparameter des Urethradruckprofils sind in Abb. 7, die des Streßprofils in Abb. 8 aufgeführt.

Normalwerte lassen sich nur bedingt angeben, da diese weitgehend von der Untersuchungsmethode abhängen. Mit zunehmender Inkontinenz sinkt die Höhe

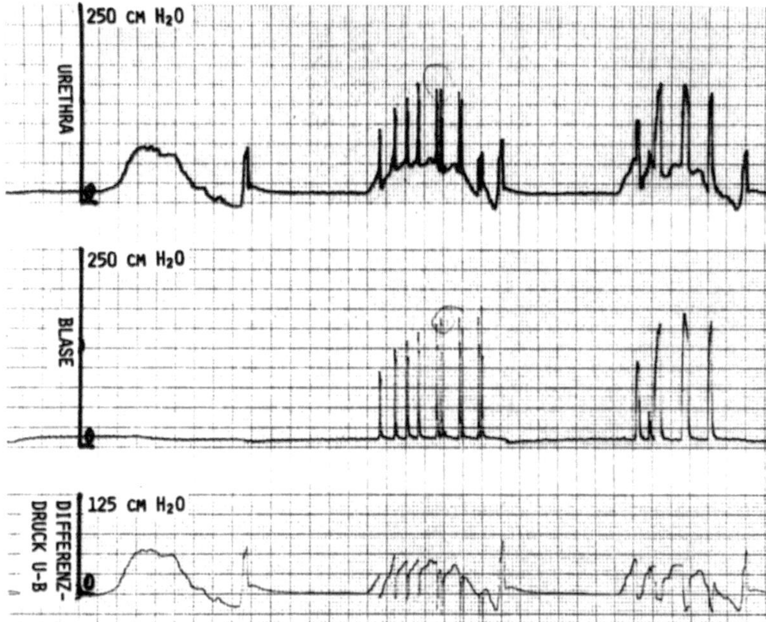

Abb. 6. Ruheprofil und Urethrastreßprofile bei schnellen (Husten) und langsamen (Bauchpresse) intraabdominellen Drucksteigerungen (Mikrotransducer)

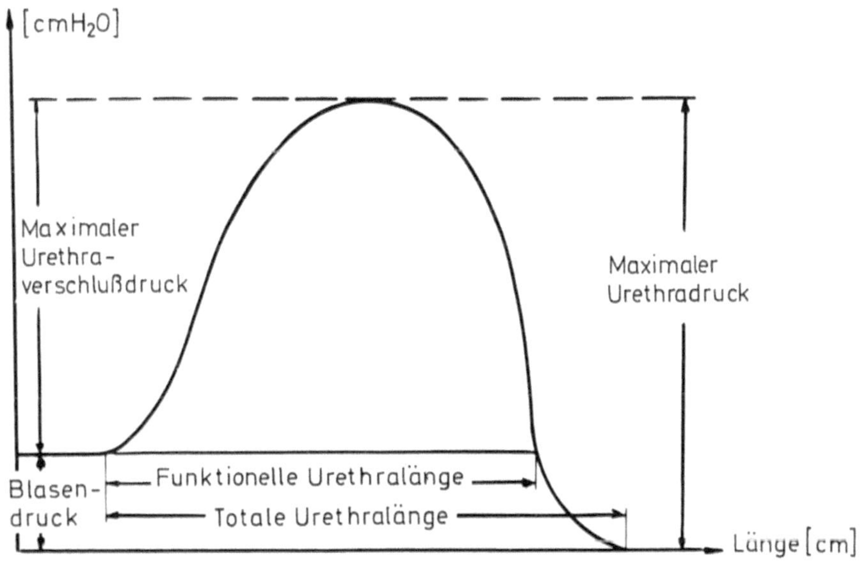

Abb. 7. Urethrozystotonometrie: Auswertungsparameter des Ruheprofils. *Ruheprofil* Harnröhrendruckprofilmessung in „Ruhe"; *maximaler Urethradruck* Maximaldruck des Urethradruckprofils (cm H_2O); *maximaler Urethraverschlußdruck* maximaler Urethradruck minus Blasendruck (cm H_2O); *intravesikaler Druck* Blaseninnendruck (cm H_2O) – simultan gemessen; *funktionelle Urethralänge* Strecke, auf der der Urethradruck den Blasendruck übersteigt (cm); *totale Urethralänge* anatomische Urethralänge, klinisch und funktionell unbedeutend (cm)

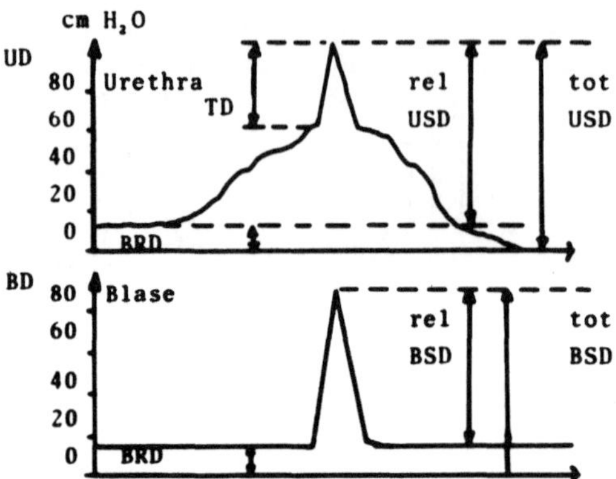

Abb. 8. Urethrozystotonometrie: Auswertungsparameter des Streßprofils. *UD,* Urethradruck; *tot USD,* totaler Urethradruck unter Streß (Husten); *rel USD,* relativer Urethradruck unter Streß = tot USD – BRD; *TD,* Transmissionsdruck = Teil des rel BSD, der auf den Urethraruhedruck übertragen wird (entspricht dem Druckanstieg in der Urethra unter Streß); *BD,* Blasendruck; *BRD,* Blasenruhedruck = Blasendruck bei einer bestimmten Blasenfüllung; *tot BSD,* totaler Blasendruck unter Streß (Husten); *rel BSD,* relativer Blasendruck unter Streß = totaler BSD – BRD (entspricht dem Druckanstieg in der Blase unter Streß)

des maximalen Urethraverschlußdrucks ab. Große individuelle Streuungen der Meßwerte lassen aus den Einzelwerten keinen Schluß auf das Vorliegen einer Streßinkontinenz zu. Eine Belastungs- oder Streßinkontinenz liegt bereits dann vor, wenn bei Erhöhung des intraabdominellen Drucks der Blasendruck den intraurethralen Druck infolge des Auftretens einer kommunizierenden Röhre erreicht.

Wir haben die Erfahrung gemacht, daß eine meßtechnische Objektivierung der subjektiven Angabe „Harninkontinenz" nicht in allen Fällen (bis zu 30%) möglich ist. In diesen Fällen mit Diskrepanz Anamnese/Messung erreichte unter Laborbedingungen der urethrale Verschlußdruck auffallend häufig wegen zu geringer Provokationsstärke nicht den Wert Null. Erst durch Extrapolierung des Verhaltens des Urethraverschlußdrucks zu größeren Provokationsstärken hin ließ sich der Druckwert, ab dem es infolge des Eintretens einer kommunizierenden Röhre zur Inkontinenz kommt – Inkontinenzschwelle – im physiologisch sinnvollen Bereich (bis 300 cm H_2O) ermitteln (Abb. 9). Für diese Fälle konnte die Diskrepanz Anamnese/Messung durch Einführen dieser Inkontinenzschwelle um 25% auf 13% reduziert werden (Tabelle 2), d.h., wir konnten in ca. 90% die anamnestischen Angaben auch unter Laborbedingungen bestätigen.

Die *Bedeutung des Urethraverschlußdrucks* liegt in der Beurteilung der Operationsprognose. Durch postoperative Kontrolluntersuchungen konnten wir zeigen, daß der Urethraverschlußdruck nicht verbessert wird. Im Gegenteil, er sinkt nach Operationen in unmittelbarer Nähe der Urethra mit sich anschließenden Änderungen der Durchblutungsverhältnisse und eintretender Fibrosierung (z.B. bei der Diaphragmaplastik) ab (Faber 1984). Bei einem niedrigen urethralen Verschlußdruck, z.B. bei einer hypotonen Urethra, ist die Anwendung eines Suspensionsverfahrens zu empfehlen (Beck u. Faber 1983).

Das *laterale Urethrozystogramm* gibt eine zuverlässige Information über die anatomischen Veränderungen von Harnröhre und Harnblase und deren Beziehung zum

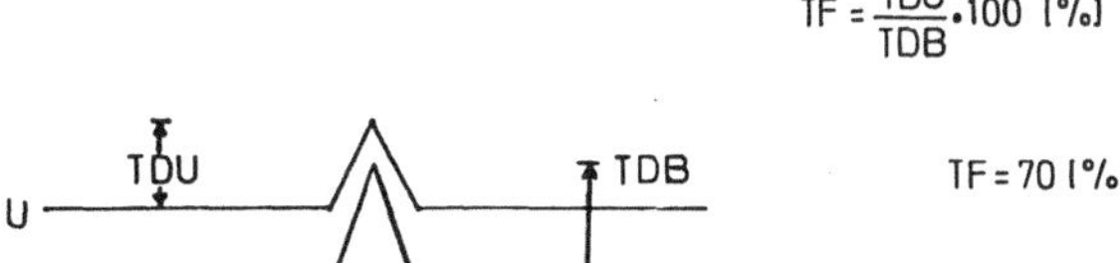

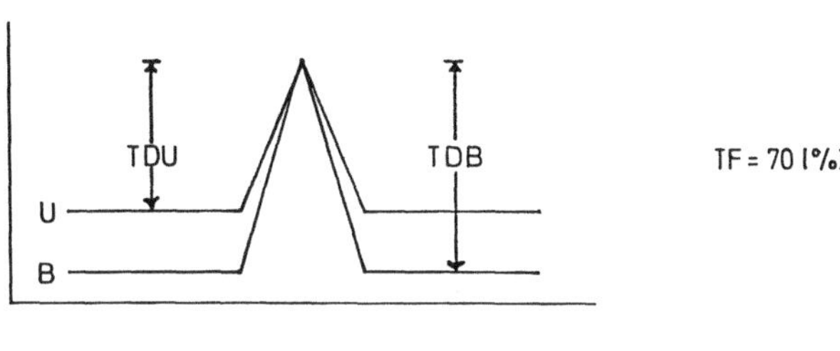

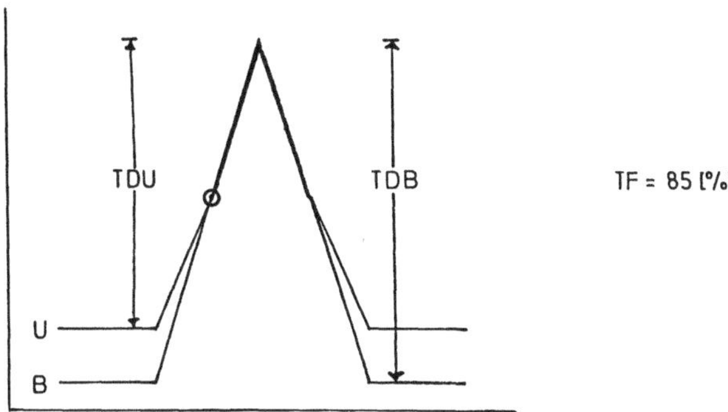

Abb. 9. Schematisches Druckverhalten in Urethra (*U*) und Blase (*B*) bei 3 verschieden starken Provokationen bei jeweils gleich großem Transmissionsverhalten. Im dritten Beispiel ist die Provokation so stark, daß es ab einem bestimmten Druck (○) zu einer kommunizierenden Röhre kommt = Inkontinenzschwelle. *TDU*, Transmissionsdruck in Urethra; *TDB*, Transmissionsdruck in Blase; *TF*, Transmissionsfaktor = vesikourethrale Drucktransmission unter Streß

Tabelle 2. Inkontinenzschwelle und Anamnese

	Anamnese			
	Kontinenz		Inkontinenz	
	n	[%]	*n*	[%]
> 300 cm H_2O	28	78	14	13
Inkontinenzschwelle				
≤ 300 cm H_2O	8	22	96	87
Gesamt	36	100	110	100

Beckenringskelett in Ruhe und nach Aufforderung zum Pressen. Das Röntgenbild wird v.a. im Hinblick auf eine mögliche operative Therapie ausgewertet. Nach Steuble u. Eberhard (1982) weist eine trichterförmige Erweiterung des vesikourethralen Übergangs beim Pressen auf eine sensorische Drangkomponente hin, während eine gleichzeitige Verkürzung der proximalen Urethra nach seinen morphologischen Untersuchungen auf eine Streßinkontinenz hindeutet. Diese gemischte Drang-Streß-Inkontinenz mit Trichterbildung der proximalen Urethra beim Pressen ist nach Angaben dieser Autoren nur operativ erfolgreich zu behandeln.

Beurteilung der diagnostischen Methoden für die klinische Praxis

Die richtige Indikationsstellung zur operativen bzw. medikamentösen Behandlung basiert auf 3 differentialdiagnostischen Verfahren:

1. Anamnese,
2. morphologische und
3. funktionelle Untersuchungen.

Bei Vorliegen von 3 charakteristischen anamnestischen Angaben, unwillkürlichem Urinabgang auf dem gynäkologischen Untersuchungsstuhl nach Aufforderung zum Pressen und bei gleichzeitig vorliegendem Deszensus der vorderen Scheidenwand kann man in der Praxis davon ausgehen, daß in ca. 90% der Fälle tatsächlich eine Streßinkontinenz vorliegt. Die Abgrenzung einer urethraverschlußbedingten von einer blasenbedingten Harninkontinenz ist allein aus der Anamnese nur mit geringer Zuverlässigkeit möglich; sie erfordert eine spezielle Diagnostik:

Abgestufte Diagnostik bei Harninkontinenz

1. Praxisprogramm:
   - gezielte Anamnese,
   - gynäkologische Untersuchung,
   - Urinstatus (Sediment, Kulturen),
   - Restharn,
   - Zystoskopie – Urethroskopie,
   - Zystometrie.
2. Erweiterte Diagnostik (Krankenhaus):
   - Urethrozystotonometrie,
   - Uroflow.
3. Maximale Diagnostik (Zentrum):
   - Miktionszystourethrographie (MZU),
   - urodynamische Kombinationsverfahren: simultane videographische Druck-Fluß-Elektromyographiemessung.

Wünschenswert wäre die Durchführung einer Zystometrie mit rektaler Druckmessung, möglichst vor jeder Inkontinenzoperation. Ein größerer diagnostischer Aufwand ist nach Ansicht des Arbeitskreises über apparative Möglichkeiten der Streßharninkontinenzdiagnostik (Beck u. Heidenreich 1981) in folgenden Fällen erforderlich: vor einer Rezidivinkontinenzoperation, bei Fällen mit Verdacht auf eine Streßinkontinenz, ohne daß eine Beckenbodeninsuffizienz bei der gynäkologischen Untersuchung erkennbar ist, und in den Fällen, bei denen die Anamnese für das Vorliegen einer kombinierten Streß-Drang-Inkontinenz spricht.

Die Zystometrie ist nach der Urinkultur, der Zystoskopie und dem Ausscheidungsurogramm die wichtigste Untersuchungsmethode. Sie allein ermöglicht die Ausschlußdiagnostik hinsichtlich der Dranginkontinenz.

Zur Diagnose einer kombinierten Streß-Drang-Inkontinenz ist die Urethrozystotonometrie in Ruhe und bei Belastung erforderlich. Diese Untersuchungsmethode erlaubt nicht nur die exakte Diagnose der Streßinkontinenz, sondern vermittelt durch Berücksichtigung des Urethraverschlußdrucks eine Entscheidungshilfe für die Indikation zu den verschiedenen Operationsverfahren bzw. einer konservativen Behandlung (s. Beitrag Beck, S. 229).

Literatur

Asmussen M, Ulmsten U (1975) Simultaneous urethro-cystometry and urethra pressure profile measurement with a new technique. Acta Obstet Gynecol Scand 54:385

Bänninger U, Kunz J, Reich P (1980) Das Urethraruhedruckprofil bei kontinenten und streßinkontinenten Frauen. Geburtshilfe Frauenheilkd 40:973

Beck L, Faber P (1983) Zur operativen Therapie der Belastungs-(Streß)-Harninkontinenz. Gynäkologe 16:200

Beck L, Heidenreich J (1981) Apparative Möglichkeiten der Harninkontinenzdiagnostik – Moderatorenbericht. Arch Gynecol 232:691

Brown M, Wickham JEA (1969) Urethral pressure profile. Br J Urol 41:211

Cantor TJ, Bates CP (1980) A comparative study of symptoms and objective urodynamic findings of 214 incontinent women. Br J Urol 41:211

Cardozo LD, Stanton SL (1980) Genuine stress incontinence and detrusor instability: A clinical and urodynamic review of 200 cases. Br J Obstet Gynaecol 87:184

Edwards L, Malvern J (1974) The urethral pressure profile: Theoretical considerations and clinical application. Br J Urol 46:325

Enhörning G (1961) Simultaneous recording of intravesical and intraurethral pressure. Acta Chir Scand [Suppl] 276

Faber P (1984) Die operative Behandlung der Streß-Inkontinenz der Frau: Prognosekriterien und Einfluß auf urodynamische Parameter. Hippokrates, Stuttgart

Faber P, Schmidt H, Beck L (1983) Ist die Diagnose „Streß-Inkontinenz" auch ohne urodynamische Abklärung zuverlässig zu stellen? Geburtshilfe Frauenheilkd 43:70 (Sonderheft 1)

Hohenfellner R, Zingg EJ (1982) Urologie in Klinik und Praxis, Bd I. Thieme, Stuttgart New York

Ingelman-Sundberg A (1953) Urin-inkontinens hos kvinnan. Nord Med 50:1149

International Continence Society (1976) First report on the standardization of terminology of lower urinary tract function. Br J Urol 48:39

Iosif S, Henriksson L, Ulmsten U (1981) The frequency of disorders of the lower urinary tract, urinary incontinence in particular, as evaluated by a questionaire survey in a gynecological health control population. Acta Obstet Gynecol Scand 60:71

Jarvis GJ, Hall S, Stamp S, Millar DR, Johnson A (1980) An assessment of urodynamic examination in incontinent women. Br J Obstet Gynaecol 87:893

Jonas U, Heidler H, Thuroff J (1980) Urodynamik. Enke, Stuttgart

Käser O, Ikle FA, Hirsch HA (1983) Atlas der gynäkologischen Operationen, 4. Aufl. Thieme, Stuttgart New York

Kaufman JM (1979) Urodynamics in stress urinary incontinence. J Urol 122:788

Petri E (1983) Aktuelle Diagnostik der weiblichen Harninkontinenz. Gynäkologe 16:190

Schmidt H, Deck HJ, Faber P, Schwenzer T (1984) Ein neuer 9fach Multielementdruckaufnehmer mit digitalem Datenerfassungssystem für die Harninkontinenzdiagnostik. Biomed Tech (Berlin) [Suppl] 29:127

Shelly T (1965) Measurement of intravesical and intraurethral pressure in normal women suffering from incontinence of urine. J Obstet Gynecol Br Commonw 71:926

Stanton SL, Ritchie D (1977) Urilos: Practical detection of urine loss. Am J Obstet Gynecol 128:461

Steuble E, Eberhard J (1982) Die Mikrotransducermethode und ein Konzept zur Abklärung der weiblichen Harninkontinenz. Gynäkol Prax 6:685

Tanagho T, Jonas U (1977) Membrane catheter: Effective for recording pressure in lower urinary tract. Urology 10:173

Toews HA (1967) Intraurethral and intravesical pressures in normal and stress-incontinent women. Obstet Gynecol 29:613

Trampisch HJ, Jesdinsky HJ, Faber P (1982) Warum liefert die Diskriminanzanalyse soviele gute Ergebnisse? Dtsch Med Wochenschr 107:1730

Die konservative Behandlung der Harninkontinenz

H. KIESSWETTER

Per definition verstehen wir unter Harninkontinenz einen Zustand, in dem ungewollter Harnverlust ein soziales oder hygienisches Problem darstellt und objektiv nachgewiesen werden kann. Klinisch teilen wir die Harninkontinenz ein in

1. *Streßinkontinenz:* bei dieser wird unfreiwilliger Harnverlust durch die Harnröhre sofort bei intraabdominalem Druckanstieg wahrgenommen.
2. *Dranginkontinenz:* ungewollter Harnverlust verbunden mit einem starken Harndrang, der nicht unterdrückt werden kann.
3. *Reflexinkontinenz:* unwillkürlicher Harnverlust durch abnormale Reflextätigkeit bei Spinalläsionen.
4. *Überlaufinkontinenz:* unwillkürlicher Harnverlust bei intravesikalem Druckanstieg bei gleichzeitiger hoher Restharnbildung, aber fehlender Detrusorkontraktion.

Während bei Streß- und Dranginkontinenz eine konservative Behandlung in manchen Fällen erfolgversprechend sein kann, ist bei Reflexinkontinenz und Überlaufinkontinenz mit konservativen Maßnahmen kein Erfolg zu erzielen.

Es muß davor gewarnt werden, eine konservative Behandlung der Harninkontinenz ohne Abklärung der Ursachen durchzuführen. Der von uns eingeschlagene Untersuchungsgang in der Abklärung der Harninkontinenz wurde bereits mehrfach beschrieben (Kiesswetter 1981a).

Im folgenden soll über die konservative Behandlung der Harninkontinenz berichtet werden, welche nur nach urologischer Abklärung und Beachtung der im folgenden erwähnten Kriterien sinnvoll und erfolgreich sein wird.

Streßinkontinenz

Klassifikation der Streßinkontinenz

Die Einteilung in Grad I–III nach Ingelman-Sundberg sagt aus, bei welcher Bewegung der Patient Harn verliert. Damit wird keine Aussage über die Beckenbodenrelaxation oder über die Menge des verlorenen Harns gemacht.

Die Einteilung der Beckenbodenrelaxation – Schweregrad der Absenkung des Harnblasenbodens – erfolgt in vier Typen.

Typ 0: typische Anamnese von Streßinkontinenz, diese kann aber nicht während der Untersuchung festgestellt werden; Blasenhals und Harnröhre scheinen beim Husten und Pressen nicht abzusinken; MUCP normal;

Typ 1: geringer Deszensus von Blasenhals und Harnröhre unter Streßbedingungen bei sichtbarem Urinverlust während der Untersuchung; keine Zystozele; normales MUCP (entspricht Typ 1 nach Green, Blasenhalsinsuffizienz);
Typ 2: deutliche Zystourethrozele (Trigonozele) mit sichtbarem Harnverlust unter Streßbedingungen bei der Untersuchung; normales MUCP (entspricht Typ 2 nach Green, rotatorische Zystozele, hinterer Suspensionsdefekt);
Typ 3: Blasenhals dauernd geöffnet, Harnverlust ohne Detrusorkontraktion, sichtbarer Urinaustritt ohne oder nur bei geringem Streß. Meist kein Blasenhals- und Harnröhrendeszensus infolge periurethraler Narbenbildung. MUCP meist unter 20cm H_2O (vertikale Zystozele).

Der Urinverlust unter Testbedingungen, z.B. mit dem Urilostest oder der „pad weigh test" über 60min, gibt Auskunft über die Menge des Harnverlusts.

Erst wenn wir diese Klassifikation nach Grad, Typ und Urinmenge durchgeführt haben, kann über die Einleitung einer konservativen Behandlungsmethode gesprochen werden. Besteht ein anatomisches Substrat der Harninkontinenz, z.B. eine stärkere Absenkung des Blasenbodens oder eine starke Narbenbildung nach Radikaloperation oder ein Nervenausfall, so wird der Erfolg einer konservativen Therapie von vornherein in Frage gestellt werden müssen.

Indikation zur konservativen Behandlung der Streßinkontinenz

Die Domäne für die konservative Therapie umfaßt Patienten,

1. bei denen die Diagnostik der Streßinkontinenz keine Ursachen aufdecken konnte (Typ 0),
2. die nur einen geringen Suspensionsdefekt und geringe Harnverlustmengen aufweisen,
3. die den Operationstermin hinausschieben wollen,
4. die für eine Operation nicht geeignet sind,
5. bei denen bereits eine Operation erfolglos war.

Streßinkontinenz, Genitalprolaps, Sexualprobleme (Dyspareunie), Stuhlverstopfung und andere Unterbauchbeschwerden werden oft durch Dysfunktion der neuromuskulären Strukturen des Beckenbodens hervorgerufen. Eine konservative Behandlung soll in erster Linie diese neuromuskuläre Dysfunktion korrigieren, anatomische Veränderungen wie Zystozele oder Rektozele werden naturgemäß mit konservativen Maßnahmen nicht zu beeinflussen sein. Eine Aktivierung der Beckenbodenmuskulatur kann aktiv erfolgen durch Gymnastik, passiv durch funktionelle Elektrostimulation oder pharmakologisch. Vielfach können die konservativen Maßnahmen als adjuvante Behandlungsmethoden im Anschluß an eine Kontinenzoperation empfohlen werden. Wird durch eine gelungene Operation die anatomische Gegebenheit wiederhergestellt, kann durch Beckenbodengymnastik oder Elektrostimulation der Verlust des Muskeltonus oder eine Erschlaffung der Muskulatur wieder ausgeglichen werden. Das Defizit an Kontraktilität wird durch aktive oder passive Aktivität kompensiert.

Beckenbodengymnastik

Kegel (1949) war der Pionier dieser Form der Behandlung der Streßinkontinenz. Aktive Übungen des M. pubococcygeus, eines quergestreiften Muskels der Levatorani-Gruppe, kann nützlich sein zur postoperativen Wiederherstellung der Kontinenz bei Mangel an Aktivität.

Selbst wenn eine Operation die anatomischen Verhältnisse wiederherstellt, kann die Operation alleine eine gute Funktion des Muskels, wenn dieser schlaff ist, nicht wiederherstellen. Aktive Bewegungsübungen können als wertvolle Zusatzbehandlung jeder Kontinenztherapie angesehen werden.

Durchführung der Beckenbodengymnastik: 1) Patient liegt am Boden: Heben der Hüfte, Zusammenpressen der Glutaealbacken, Oberschenkel werden kräftig gegeneinander gedrückt. Jede Übung soll 5–10s lang durchgeführt werden. 2) Sitzend, kniend oder stehend: Fersen zusammen, Fußspitzen zeigen nach außen. Kontraktion der Glutealmuskel, Oberschenkel- und Beckenbodenmuskel für 5–10s. 3) Sitzend: Füße am Boden, Fersen zusammen, Zehen nach auswärts gerichtet, die Handfläche der rechten Hand drückt gegen das linke Knie, die linke Hand gegen das rechte Knie. Diese isometrische Übung soll wieder 10- bis 15mal während des Tages wiederholt werden.

Je öfter der Patient diese Übungen durchführt, desto schneller kommt es zu einer Verbesserung der Muskelfunktion. Mehrere 100 Kontraktionen täglich auf mehrere Sitzungen aufgeteilt, werden empfohlen. Jede Muskelkontraktion soll mindestens 3s andauern.

Erfolge der Beckenbodengymnastik: Ein Perineometer kann benützt werden, um die Funktion der Perinealmuskulatur zu prüfen. Der erste Prototyp wurde von Kegel selbst konstruiert.

Die Wirksamkeit einer Beckenbodengymnastik im Vergleich zur Kontinenzchirurgie wurde von Klarskow et al. (1984) untersucht.

Die Autoren haben festgestellt, daß in 22–63% der Fälle ein Erfolg zu verzeichnen war, ja sogar eine Operation überflüssig wurde. Die Erfolge waren besser bei Patienten mit Blasenhalsinsuffizienz (Typ 1) als bei Patienten mit hinterem Suspensionsdefekt (Typ 2). Je jünger die Patientin, desto besser die Erfolgschance.

Von Wilson et al. (1984) wurde der Versuch unternommen, die Wirkung der Methoden der Physiotherapie anhand von Miktionstabellen, Urethraldruckprofil, Perineometrie und Urilos-Test zu objektivieren. *Gruppe 1* (Beckenbodengymnastik im Krankenhaus), *Gruppe 2* (Beckenbodengymnastik und faradischer Strom), *Gruppe 3* (Beckenbodengymnastik und Interferenzialstromtherapie) zeigten geringe oder deutliche Verbesserung der Inkontinenz, bei 27% der Patienten hielt dieser Erfolg 6 Monate nach Beendigung an. *Gruppe 4* (Beckenbodengymnastik zu Hause) war am wenigsten erfolgreich.

Funktionelle Elektrostimulation (FES)

Unter der funktionellen Elektrostimulation verstehen wir eine Stimulation mit intravaginalen oder intrarektalen Oberflächenelektroden. Die FES ist eine Reflexstimulation, die eine große Anzahl von Muskeleinheiten von einem einzigen Stimulationspunkt aus aktivieren kann, wobei die Lage der Elektroden weniger von Bedeutung ist. FES bewirkt am Beckenboden 1) eine Kontraktion der Beckenbodenmuskulatur bei niedrigen Stromstärken (25–35 mA), 2) Relaxation oder Inhibition der Detrusormuskulatur der Harnblase, wenn hohe Stromstärken (über 60 mA) verwendet werden.

Indikation zur FES: myogene Inkontinenz, z.B. Streßinkontinenz der Frau, Postprostatektomieinkontinenz. Inkontinenz bedingt durch Nervenläsionen, z.B. periphere Nervenschädigung nach radikaler Beckenoperation, wird nicht auf Elektrostimulation ansprechen.

Tierexperimentelle Untersuchungen: Die Wirkung der intravaginalen elektrischen Stimulation auf die Harnröhre der Katze wurde von Erlandson u. Fall (1977) untersucht. Optimale Stimulationsparameter zur Kontraktion des Harnröhrenschließmuskels waren: Rechteckimpuls/50 Hz/1,5 ms Pulsbreite/3 V/10–22 mA.

Die effektive Stromleistung in mW zur Erreichung der Reizschwelle faradischen Stroms bei perkutaner, rektaler und transurethraler Elektrodenlage wurde am UPP des weiblichen Hundes getestet (Kiesswetter 1981b). Die Leistungsparameter waren bei rektaler Stimulation, Elektrodenposition G, mit Elektrode im Rektum und negativer Elektrode am Sakrum optimal (Abb. 1).

Chronische FES-Stimulation: Dafür werden vaginale oder rektale Tamponelektroden mit folgender Stimulationscharakteristik verwendet: 1 ms Pulsbreite/20 Hz/4–12 V/2–4 s Stimulationszeit/2–4 s Relaxationszeit. Die Patienten benutzen den tragbaren rektalen und vaginalen Stimulator 2- bis 3mal täglich 1–2 h lang, manche Patienten tragen den Apparat 8–10 h ohne Unterbrechung. Eine Behandlungsperiode von mindestens 3 Monaten ist erforderlich. Sollte die Streßinkontinenz nach Absetzen der Behandlung wieder auftreten, kann die Stimulationstherapie wiederholt werden.

Bei einer Gruppe von 67 Patienten trat mit dieser FES-Behandlung in 59,7% eine Heilung und in 22,4% eine Verbesserung ein (Suhel u. Kralj 1983).

Bevor sich ein Patient einen Stimulator für 100–400 US$ kauft, ist es ratsam, das Ansprechen des Patienten auf Beckenbodenstimulation mit einer äußerlich anwendbaren Teststimulation zu prüfen. Auch kann eine ambulante Behandlung mit intravaginaler oder intrarektaler Elektrode bei 2–3 Behandlungen à 20 min in der Woche mit insgesamt 20–40 Sitzungen durchgeführt werden (Stromcharakteristik: 1 ms Pulsbreite/20 Hz/20–40 mA/2 s Stimulationszeit/2 s Relaxationszeit).

Akute maximale funktionelle Elektrostimulation (AMFES): Moore u. Shofield (1967) verwendeten die maximale perineale Stimulation in Allgemeinnarkose, indem sie 4–6 tetanische Kontraktionen des Beckenbodens durchführten. Die Autoren beobachteten einen Heilerfolg in 33% und eine Verbesserung in 22% der Fälle.

Suhel u. Kralj (1983) verwenden AMFES am nichtanästhesierten Patienten, indem die Stromstärke bis zur Schmerzgrenze gesteigert wird. Stromcharakteristika: 1 ms/20 Hz/20–70 mA/7–25 V/15–27 min.

Um so hohe Stromstärken anwenden zu können, werden simultan 3 Elektrodenpaare, nämlich vaginal, rektal und Nadelelektroden angewendet.

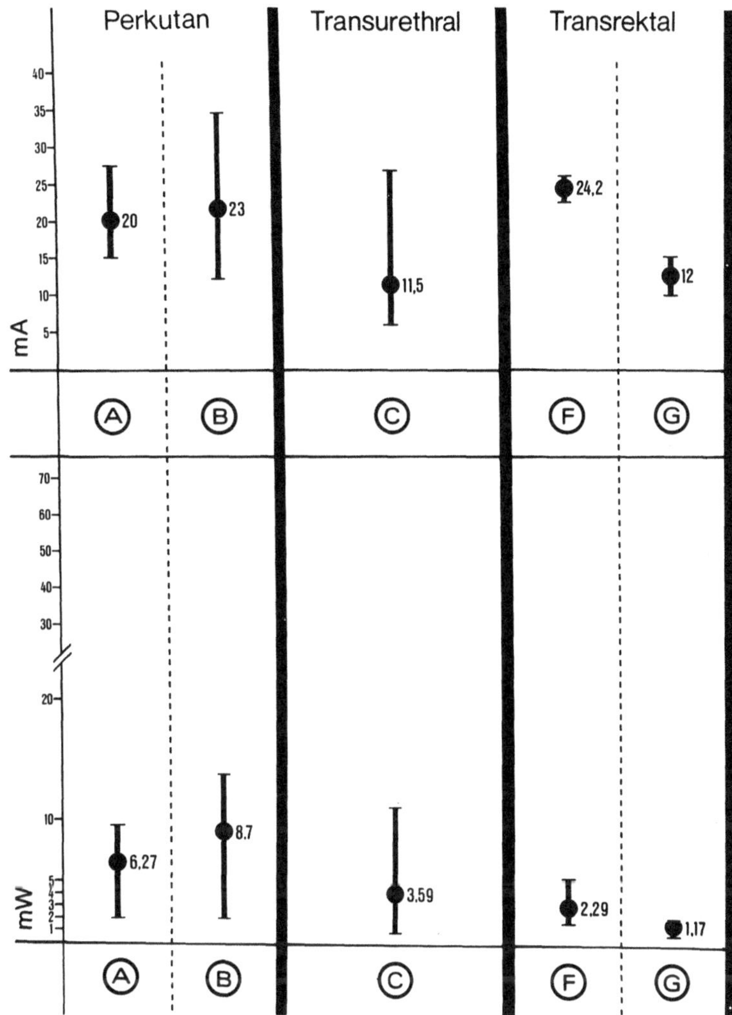

Abb. 1. Schwelle der faradischen Erregbarkeit der Beckenbodenmuskulatur bei perkutaner (*A, B*), transurethraler (*C*) und transrektaler (*F, G*) Elektrostimulation (Kiesswetter 1981b). Die geringste Stromstärke (*mA*), die im Tierversuch die effektivste Stromleistung (*mW*) für eine intraurethrale Druckerhöhung erbrachte, war bei rektaler Elektrodenposition (*G*, Anode im Rektum, Kathode am Sakrum) gemessen worden

Pharmakologische Behandlung der Streßinkontinenz (Erhöhung des Auslaßwiderstands)

Stimulation von alphaadrenergen Rezeptoren

Blasenhals, Blasenboden und hintere Harnröhre sind reich an alphaadrenergen Rezeptoren, die bei Stimulation eine Kontraktion der glatten Muskeln bewirken. Dadurch kommt es zu einem Anstieg des Urethralverschlußdrucks (Khanna 1976;

Öbrink u. Bunne 1978). Auf dieser Tatsache basiert die pharmakologische Behandlung der Streßinkontinenz mit Alpharezeptorenstimulation.

Ephedrin ist ein nichtkatecholaminartiges Sympathikomimetikum mit direkter alpha- und betaadrenerger Rezeptorenstimulation.

Dosierung: bei Erwachsenen 4mal tgl. 25–40mg.

Midodrin (Gutron), ein kräftiges alphaadrenerges Stimulans, das gut im Darm absorbiert wird, durch die Nieren ausgeschieden und von den Urothelzellen reabsorbiert wird und dort zur Wirkung gelangt (Jonas et al. 1980).

Eine durchschnittliche Zunahme des Flächeninhalts der Kontinenzzone um 9% wurde beschrieben (Kiesswetter et al. 1983; Abb. 2).

Dosierung: 2mal tgl. 5mg Tbl., 3 Monate lang.

Phenylpropanolamin (Rinexin retard, Kontexin) ist ein alphaadrenerges Stimulans, das die Arteriolen der Nasenschleimhaut wie auch die glatte Muskulatur des Blasenhalses kontrahiert (Beisland et al. 1984).

Dosierung: 2mal tgl. 50mg Tbl., 1–2 Monate lang.

Östrogene

Über die Wirkung von Östrogenen für die Behandlung der Streßinkontinenz wurde erstmalig von Geist u. Salmon (1943) berichtet. Estriol (2mg Tbl. Ovestin täglich, 2–4 Monate lang), brachte eine Verbesserung der Inkontinenz um einen klinischen Grad (Faber u. Heidenreich 1977), eine statistisch signifikante Beeinflussung des UPP wurde nicht beobachtet (Walter et al. 1978). Der Effekt von Östrogenen kann mit alphaadrenergen Stimulanzien verbessert werden (Schreiter et al. 1976; Hodgson et al. 1978).

Klinische Untersuchungen haben erst kürzlich diese Beobachtung bestätigt (Kiesswetter et al. 1983; Beisland et al. 1984).

Dosierung: Triodurin 80mg, 1 Amp. i.m., 1mal monatlich.

Trizyklische Antidepressiva

Besonders Imipramin (Tofranil) hat eine deutliche Steigerung der Blasenkapazität zur Folge. Es hat 3 pharmakologische Wirkungen. 1) Sedierung auf zentralnervöser Basis, 2) zentrale und periphere anticholinergische Wirkung, 3) alphaadrenerge Stimulation, die eine starke Kontraktion der hinteren Harnröhrenmuskulatur bewirkt, und 4) wird noch eine antihistaminische Komponente beschrieben. Der klinische Effekt auf das Harnsystem kann oft erst nach Tagen oder Wochen einer Behandlung festgestellt werden.

Erfolgsraten von 71% in der Behandlung der Streßinkontinenz werden angegeben (Gilja et al. 1984).

Dosierung: für Erwachsene 25mg Tbl., 3- bis 4mal täglich, mindestens 4 Wochen lang.

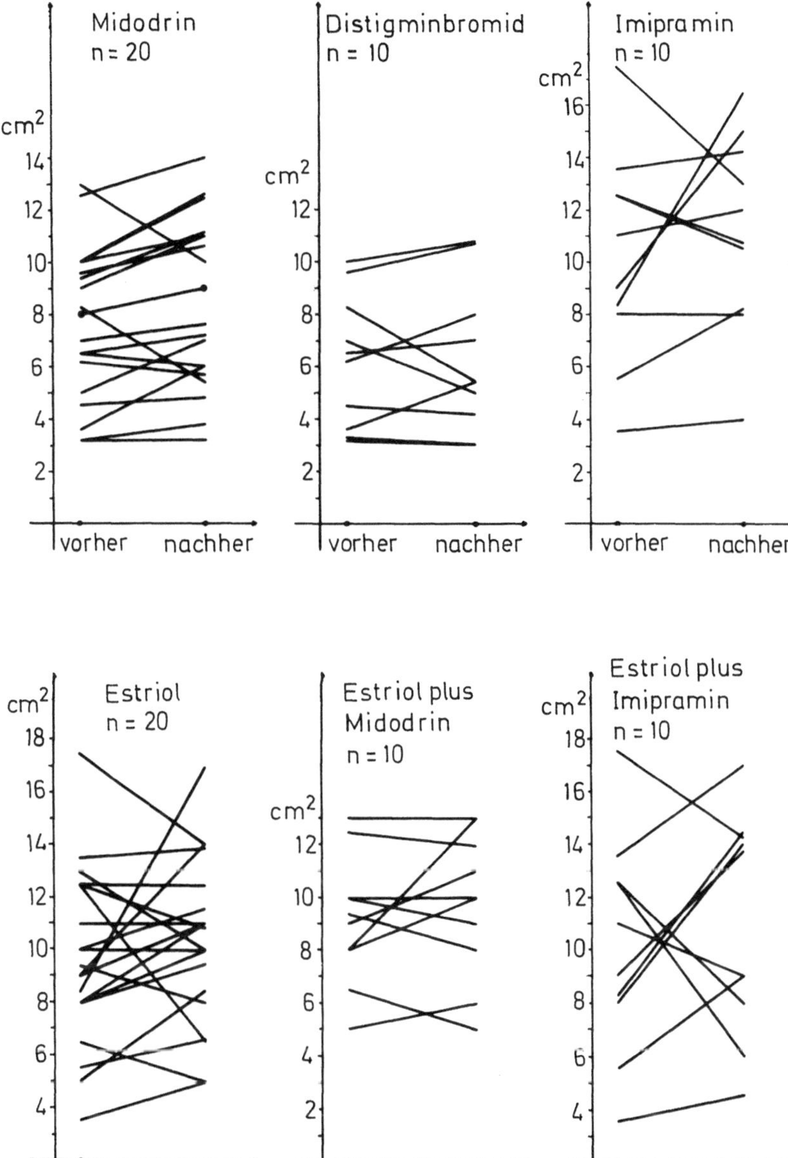

Abb. 2. Konservative Behandlung der Streßinkontinenz. Planimetrische Vermessung des Flächeninhalts der UPP-Kurve vor und nach 4wöchiger Behandlung unter Midodrin (Gutron), Distigminbromid (Ubretid), Imipramin (Tofranil), Estriol (Triodurin 80 mg), Estriol plus Midodrin, Estriol plus Imipramin. (Nach Kiesswetter 1983)

Nebenwirkungen: trockener Mund, Obstipation, Schwindel, verschwommenes Sehen, Tachykardie, Schwäche, Kopfweh, Zittern, manchmal starkes Schwitzen.

Dranginkontinenz bei Detrusorhyperaktivität

Diagnosestellung

Die Analyse der Symptomatik, insbesondere die Symptomentrias gehäufter Harndrang, imperativer Harndrang („urgency") mit oder ohne Dranginkontinenz („Urgeinkontinenz") sowie Nykturie sind Hinweise für das Vorliegen einer Reizblase. Die Differentialdiagnose der sensorischen Reizblase gegenüber der motorischen Reizblase – bei letzterer handelt es sich um eine unstabile Harnblase mit prämaturen hyperaktiven Detrusorkontraktionen – kann nur mit urodynamischen Methoden erfolgen. Eine Streßinkontinenz kann oft mit Dranginkontinenz kombiniert sein. Bei mancher Dranginkontinenz handelt es sich um eine motorische Dranginkontinenz, bei der aber eine Erhöhung des Auslaßwiderstands der Harnblase postoperativ kontraindiziert ist.

Das Auftreten von unstabilen Detrusorkontraktionen bei der Zystometrie im Liegen wurde nur in 48% der Fälle beobachtet, bei Provokationen wie Husten, Niesen, Lageveränderungen war bei 52% der Fälle erst eine hyperaktive Detrusorfunktion feststellbar. Die Rezidivrate einer Kontinenzoperation bei bestehender unstabiler Harnblase wird mit bis zu 66% angegeben (Webster et al. 1984).

Entsprechend dem Kurvenbild (Abb. 3) werden mit Hilfe der Zystometrie 3 Arten eines unstabilen Detrusors unterschieden (Cardozo et al. 1979):

Typ A: Wird am häufigsten angetroffen mit systolischen Detrusorkontraktionen während langsamer Blasenfüllung.

Typ B: Der Blaseninnendruck steigt an, wenn der Patient aufsteht.

Typ C: Bei langsamer Blasenfüllung tritt ein plötzlicher starker Detrusordruckanstieg auf („low compliance bladder").

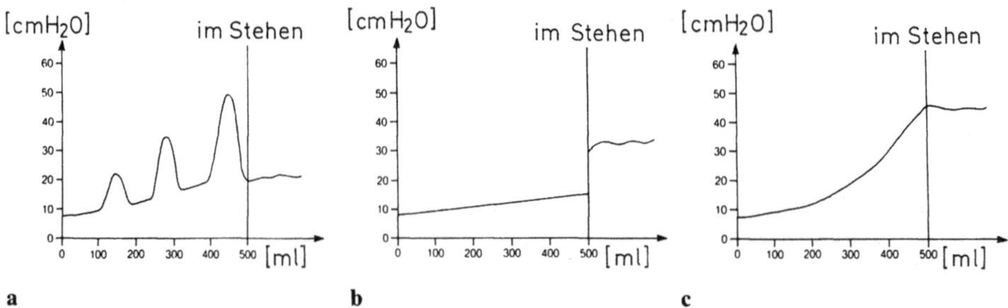

Abb. 3a–c. Die unstabile Harnblase. *Typ A:* Detrusorkontraktionen über 15 cm H_2O bei Füllung (**a**). *Typ B:* intravesikaler Druckanstieg über 15 cm H_2O ohne Detrusorkontraktion (**b**). *Typ C:* intravesikularer Druckanstieg über 15 cm H_2O bei Füllung oder beim Aufstehen ohne Detrusorkontraktionen (**c**). (Nach Cardozo et al. 1979)

Vom praktischen Standpunkt scheint die Differenzierung der Detrusorinstabilität in 2 Gruppen vorteilhaft zu sein:

1. Instabilität bei niederem Blasendruck (<25 cm H_2O bei maximaler Kapazität) und
2. Instabilität bei hohem Druck (>25 cm H_2O bei maximaler Kapazität).

Während in Gruppe 1 eine Kontinenzoperation in 96% der Fälle erfolgreich war, war in Gruppe 2 eine Heilung nur in 50% der Fälle möglich (Lockhart et al. 1984).

Blasentraining

Der Gynäkologe Frewen ist der Meinung, daß bei 30–40% der Patientinnen ein psychosomatischer Faktor für das Auslösen der Dranginkontinenz verantwortlich ist. Dies ist besonders dann anzunehmen, wenn neurologische oder andere organische Faktoren nach vorangegangener urologisch-urodynamischer Untersuchung ausgeschlossen werden können. Das Frewen-Regime (1972) wird wie folgt durchgeführt:

1. stationäre Aufnahme der Patientin,
2. Patientin wird schriftlich über das Ziel der Behandlungsmethode informiert;
3. Medikamentöse Behandlung mit Anticholinergika,
4. psychotrope Medikamente (Valium),
5. Führung einer Miktionsfrequenztabelle,
6. 10 Tage stationärer Aufenthalt werden durch 3monatige ambulante Überwachung der Patientin ergänzt.
7. Eine engagierte Krankenschwester wie auch eine Hilfe zu Hause soll der Patientin zur Seite stehen.

Frewen berichtet über 82,5% Heilung nach 3 Monaten. Ferrie et al. (1984) bestätigten das anfänglich hohe Ansprechen der Patientinnen auf diese Behandlung, nach 6 Monaten aber war der Erfolg auf 38% abgesunken.

Die *Biofeedbackbehandlung* versucht, den Patienten bei liegendem Zystometriekatheter über visuelle oder auditorische Signale über die Blasenfunktion zu informieren. 4–8 einstündige Behandlungen waren notwendig, bei 40% Heilung und 20% Besserung (Cardozo et al. 1978). Die Nachteile dieser Biofeedbackbehandlung bestehen darin, daß die Patientin für jede Sitzung katheterisiert werden muß und daß die Behandlung zeit- und geldaufwendig ist.

Die *Hypnotherapie* wurde von Freeman u. Baxby (1981) eingeführt. Diese Behandlung besteht aus 12 Hypnosesitzungen während eines Monats, die Fortsetzung der Behandlung erfolgt zu Hause mit hypnotischer Induktion mittels Kassettenrekorder. Die Brauchbarkeit dieser Methode muß erst überprüft werden.

Dehnungsbehandlung der Harnblase

Die Dehnung der Harnblase unter Epiduralanästhesie wurde von Helmstein zur Behandlung des Blasenkarzinoms eingeführt. Diese Technik wurde von Dunn et al. (1974) für die Behandlung des unstabilen Detrusors verwendet. Die Komplikationen bei dieser Behandlung bestehen in mehr oder weniger schwerer Hämaturie, Rückenschmerzen, Harnverhaltung und sogar Blasenrupturen. Die Modifikation dieser Behandlung mit einem Cystomat (Holm u. Egeblad 1970) vermeidet diese Komplikationen und vereinfacht die Behandlung. Die Patienten werden stationär aufgenommen und eine Woche lang mit fortlaufender Blasendistension über den Cystomaten behandelt, wobei der Blasendruck jeweils über 15 cm H_2O oberhalb des normalen Blasenruhedrucks liegen muß (Stimpel et al. 1984).

Denervierung der Harnblase

Die partielle Denervierung der Harnblase durch Kolpotomie wurde von Ingelman-Sundberg (1959) eingeführt. Diese Methode, wenngleich einfach durchführbar, hat nur wenig Verbreitung gefunden.

Selektive Sakralnervenblockade in S_3. Urodynamische Untersuchungen nach Nervenwurzelblockaden in S_2, S_3 und S_4 haben gezeigt, daß die Blockade in S_3 den besten Erfolg zur Hemmung des hyperaktiven Detrusors ergibt (Torrens 1974). Diese Methode, besonders in den Händen eines Neurochirurgen, hat sich als einfach und sicher durchführbar erwiesen und kann ambulant durchgeführt werden. Die S_3-Blockade wird mit 2 cm^3 Bupivacain oder für den dauernden Nervenblock mit 96%igem Alkohol oder 3%igem Phenolglyzerin durchgeführt (Kiesswetter et al. 1980; Alloussi et al. 1984). Der Effekt der Dauerblockade hält 6–12 Monate an und kann dann leicht wiederholt werden.

Die subtrigonale Phenolinjektion schaltet die Harnblasennerven durch endoskopische Phenolinjektion aus. Diese Behandlung ist in 76% der Fälle erfolgreich, scheint aber nicht ungefährlich zu sein (Ewing et al. 1982).

Eine Blasenwanddurchtrennung ist eine weitere Möglichkeit, um die Harnblasennerven und damit die hyperaktive Kontraktion auszuschalten. Diese Operation, erstmalig 1967 von Turner-Warwick u. Ashken als Zystozystoplastik beschrieben, wird von Mundy (1982) nur mehr als komplette Durchtrennung der Detrusormuskulatur oberhalb der Ostien links und rechts auf 2–4 cm Länge durchgeführt. Die Erfolgsraten bei 104 Patienten über 2–4 Jahre waren mit 65% Erfolg und 19% Verbesserung ermutigend (Mundy 1983).

Elektrostimulation (FES)

Zur Behandlung der unstabilen Blase mit Detrusorhyperreflexie eignet sich die funktionelle Elektrostimulation, da sie die Blasenkontraktionen blockiert und damit die Blasenkapazität erhöht. Godec et al. (1976) haben mit transrektaler Elektrostimulation, Fall et al. (1978) mit intravaginaler Elektrostimulation erstmalig die Blokkierung des Blasenreflexes nachgewiesen. Neuerdings konnte von McGuire et al. (1983) der günstige Effekt der Elektrostimulation in der Behandlung der motorischen und sensorischen Reizblase mit transrektaler Elektrode bestätigt werden.

Technik der FES (nach McGuire et al. 1983). Positive intraanale Stimulationselektrode, negative Elektrode wird am Unterschenkel über dem N. tibialis posterior plaziert. Stromcharakteristika: 5–20ms/2–10Hz/5–8V. Stromverluste von 10–15% wurden von ihm gemessen.

Pharmakologische Behandlung (Blockade des Detrusorreflexes)

Anticholinergika

Die Detrusorkontraktion kann durch kompetitive Blockade der Azetylcholinrezeptoren bewirkt werden. Medikamente, die mit muskarinartiger Wirkung an den parasympatischen Nervenendigungen wie Atropin, Hyoscyamin (Buscopan) und Propanthelinbromid (Probanthine).

Da mit der Antimuskarinwirkung nur eine teilweise Blockade des Detrusorreflexes möglich ist, ist die Behandlung mit Anticholinergika vom Antimuskarintyp allein nicht ausreichend. Außerdem sind die Nebenwirkungen dieser Medikamente – trokkener Mund, Erweiterung der Pupillen, verschwommenes Sehen, Tachykardie, Peristaltikhemmung, Schläfrigkeit – sehr unangenehm. Eine Kontraindikation zur Anwendung besteht bei Glaukom und Blasenhalsobstruktionen.

Dosierung: Probanthine 15–30mg Tbl., 4- bis 6stündlich.

Anticholinergika mit Blockierung der präsynaptischen Ganglien haben einen ähnlichen Effekt auf die glatte Muskulatur des Detrusors wie z.B. Emepromiumbromid (Ceteprin). Ritch et al. (1977) konnten bei oraler Therapie (200mg, 3mal tgl. 1 Tbl.) keinen Effekt auf den Detrusor feststellen, wenn auch bei parenteraler Verabreichung dieses Präparats (50mg i.m.) eine gute Wirkung feststellbar war.

Dosierung: 100–200mg, 3- bis 4mal tgl. 1 Tbl. Das neuerdings im Handel befindliche Emepromium carragenate (Ceteprin Novum) soll die meist auftretenden Schleimhautbeschwerden – Ösophagitis – verhindern.

Muskulotrope Relaxanzien

Bei dieser Gruppe von Medikamenten handelt es sich um Muskelrelaxanzien, die eine direkte Wirkung auf die glatte Muskulatur, d.h. distal des cholinergen Rezeptormechanismus, enthalten.

Flavoxathydrochlorid (Urispas) ist ein Präparat, das neben der blockierenden Wirkung auf die glatte Muskulatur auch eine lokalanästhetische Komponente aufweist (Kohler u. Morales 1968). Von Cazzulani et al. (1982) wurde festgestellt, daß Flavoxat eine kalziumantagonistische Wirkung hat. Bei 70% der Patienten mit urodynamisch festgestellter Detrusorhyperreflexie war eine Besserung der Symptome – gehäufter Harndrang, imperativer Drang und Dranginkontinenz – festgestellt worden.

Dosierung: 100–200mg, 3- bis 4mal tgl. 1 Tbl.

Oxybutyninchlorid (Ditropan) ist ein anticholinergisch wirkendes Muskelrelaxans mit lokalanästhetischer Wirkung (Moisey et al. 1980). Literatur über Behandlungserfolge im deutschen Sprachraum steht noch aus.

Kalziumantagonisten

Detrusorkontraktionen können nur partiell durch antimuskarinartige Anticholinergika blockiert werden wegen der Atropinresistenz der Detrusormuskulatur. Ein Teil der von den Nn. rectales inferiores verursachten Nervenreizung ist nicht cholinergisch und nicht adrenergisch. Diese therapeutische Lücke kann durch Kalziumantagonisten geschlossen werden. Kalziumantagonisten sind eine inhomogene Gruppe von Medikamenten mit relaxierenden Eigenschaften auf die glatte Muskulatur, anticholinergischer und lokalanästhetischer Wirkung (Forman 1984). Der Kalziumantagonist Nifedipin wurde zuerst auf seine Wirkung auf den Urogenitaltrakt untersucht (Bödeker et al. 1978). In der Praxis hat sich aber Nifedipin (Adalat) zur Unterdrükkung der Detrusorspastizität nicht bewährt.

Flavoxat Hydrochlorid (Urispas) 200 mg Tbl., 3mal täglich, kann in vielen Fällen zur Unterdrückung der Blasenspastizität verwendet werden.

Ein neues, sehr vielversprechendes Präparat *Terodilin* (Mictrol) mit einer 75%igen Wirksamkeit im Langzeitversuch ist derzeit noch nicht im Handel (Fischer-Rasmussen et al. 1984).

Dosierung: 25 mg, 2mal tgl. 1 Tbl.

Trizyklische Antidepressiva

Imipramin Hydrochlorid (Tofranil) entfaltet eine allgemeine anticholinergische Wirkung, aber die Antimuskarinwirkung auf die glatte Muskulatur des Blasendetrusors ist im Vergleich mit Propanthelin sehr bescheiden (Diokno et al. 1972).

Dosierung: 25 mg, 2- bis 4mal tgl. 1 Tbl.

Kombinationspräparate

Da die unstabile Harnblase der Frau eine multifaktorielle Genese aufweist, ist auch die Therapie mit Kombinationspräparaten, die einen Mehrfachangriffspunkt entfalten, ratsam.

Präparate wie Tranquo-Buscopan, Stelabid mite, Anxiolit plus werden seit Jahren erfolgreich im deutschen Sprachraum zur Behandlung von Detrusorspastizität angewendet. Neuerdings wurde ein Präparat, das Fluphenazin und Nortriptylin (Motival) enthält, als sehr effektvoll in der Behandlung der unstabilen Harnblase beschrieben (Martin u. Schiff 1984).

Literatur

Allousi A, Loew F, Mast GJ, Alzin H, Wolf D (1984) Treatment of detrusor instability of the urinary bladder by selective sacral blockade. Br J Urol 56:463–467

Beisland HO, Fossberg E, Moer A, Sander S (1984) Urethral sphincteric insufficiency in postmenopausal females: Treatment with phenylpropanolamine and estriol separately and in combination. Urol Int 39:211–216

Bödeker J, Urlesberger H, Salim S, Nagel R (1978) Die Wirkung des Kalziumantagonisten Nifedipin bei der Hyperreflexie der ableitenden Harnwege. In: Verhandlungsbericht der Deutschen Gesellschaft für Urologie, 29. Tagung 1977 in Stuttgart. Springer, Berlin Heidelberg New York, S 363

Cardozo LD, Stanton SL, Hafner J, Allan V (1978) Biofeedback in the treatment of detrusor instability. Br J Urol 50:250–254

Cardozo LD, Stanton SL, Williams JE (1979) Detrusor instability following surgery for genuine stress incontinence. Br J Urol 51:204–207

Cazzulani P, Panzarasa R, Graziani G (1982) Recent pharmacological studies on the mode of action of flavoxate. Twelfth ICS-Meeting, Leiden, p 29

Diokno AC, Hyndman CW, Hardy DA, Lapides J (1972) Comparison of action of imipramin (tofranil) and propantheline (probanthine) on detrusor contractions. J Urol 107:42–43

Dunn M, Smith JC, Ardran GM (1974) Prolonged bladder distension as a treatment of urgency and urge incontinence of urine. Br J Urol 46:645–652

Erlandson BE, Fall M (1977) Intravaginal electrical stimulation in urinary incontinence. An experimental and clinical study. Scand J Urol Nephrol 44:1–63

Ewing R, Bultitude MI, Shuttleworth KED (1982) Subtrigonal phenol injection for urge incontinence secondary to detrusor instability in females. Br J Urol 54:689–692

Faber P, Heidenreich J (1977) Treatment of stress incontinence with estrogens in postmenopausal women. Urol Int 32:221–223

Fall M, Erlandson BE, Carlsson CA, Sundin T (1978) Effects of electrical intravaginal stimulation on bladder volume. Urol Int 33:440–442

Ferrie BG, Smith JS, Logan D, Lyle R, Paterson PJ (1984) Experience with bladder training in 65 patients. Br J Urol 56:482–484

Fischer-Rasmussen W, Multicentre Study Group (1984) Evaluation of long-term safety and clinical benefit of terodiline in women with urgency/urge incontinence. Scand J Urol Nephrol 87:35–47

Forman A (1984) Calcium entry blockade as a therapeutic principle in the female urogenital tract. Acta Obstet Gynecol Scand 121

Freeman RM, Baxby K (1981) Detrusor instability treated by hypnotherapy. Eleventh ICS meeting, Lund, pp 46–47

Frewen WK (1972) Urgency incontinence. Review of 100 cases. J Obstet Gynaecol Br Commonw 79:77–79

Geist SH, Salmon UJ (1943) The relationship of estrogens to dysuria and incontinence in post-menopausal women. J Mount Sinai Hpl 10:208–211

Gilja I, Radej M, Kavacic M, Parazajder J (1984) Conservative treatment of female stressincontinence with imipramine. J Urol 132:909–911

Godec C, Cass AS, Ayala GF (1976) Electrical stimulation for incontinence (technique, selection and results). Urology 7:388–397

Hodgson BJ, Dumas S, Bolling DR, Heesch CM (1978) Effect of estrogen on sensitivity of rabbit bladder and urethra to phenylephrine. Invest Urol 16:67–69

Holm HH, Egeblad K (1970) Disposable apparatus for closed bladder tidal drainage. J Urol 104:753–754

Ingelman-Sundberg A (1959) Partial denervation of the bladder. A new method for the treatment of urge incontinence and similar conditions in women. Acta Obstet Gynecol Scand 38:487–502

Jonas D, Moritz F, Jenner S, Baumgarten HG (1980) In vivo labelling of alpha-adrenoceptorbilding sites and membrane-bound extraneuronal transport sites in the urinary bladder of the rat by ^{3}H-ST-1059 and ^{3}H-phentolamine. An autoradiographic study. Urol Int 35:47–62

Kegel AH (1949) The physiologic treatment of poor tone and function of the genital muscles and of urinary stress incontinence. West J Surg Obstet Gynecol 57:527–535

Khanna OMP (1976) Disorders of micturition (neuropharmacologic basis and results of drug therapy). Urology 8:316–328

Kiesswetter H (1981a) Harninkontinenz, Reizblase, Miktionsstörungen. Praktische gynäkologisch-urologische Aspekte. Edition Medizin, Weinheim Deerfield Basel

Kiesswetter H (1981b) Die Wirkung der äußeren Elektrostimulation auf das Urethraldruckprofil. Facultas, Wien

Kiesswetter H, Flamm J, Wöber G (1980) Die selektive Sakralnervenblockade zur Behandlung der hyperaktiven Harnblase. Aktuel Urol 11:45–53

Kiesswetter H, Hennrich F, Englisch M (1983) Clinical and urodynamic assessment of pharmacologic therapy of stress incontinence. Urol Int 38:58–63

Klarskow P, Belving D, Bischoff N et al. (1984) Pelvic floor exercises versus surgery for female urinary stress incontinence, preliminary results. 14th ICS-Meeting, Innsbruck, pp 159–161

Kohler FP, Morales PA (1968) Cystometric evaluation of flavoxate hydrochloride in normal and neurogenic bladders. J Urol 100:729–730

Lockhart JL, Vorstman B, Politano VA (1984) Antiincontinence surgery in females with detrusor instability. Neurourol Urodyn 3:201–207

Martin MR, Schiff AA (1984) Fluphenazine/nortriptyline in the irritable bladder syndrome. A double-blind placebo controlled study. Br J Urol 56:178–179

McGuire EJ, Shi-Chun Z, Horwinsky ER, Lytton B (1983) Treatment of motor and sensory detrusor instability by electrical stimulation. J Urol 129:78–79

Moisey CU, Stephenson TP, Brendler CP (1980) The urodynamic and subjective results of treatment of detrusor instability with oxybutynin chloride. Br J Urol 52:472–475

Moore T, Schofield PF (1967) Treatment of stress incontinence by maximum perineal electric stimulation. Br Med J 3:150–151

Mundy AR (1982) The surgical treatment of urge incontinence of urine. J Urol 128:481–483

Mundy AR (1983) Long-term results of bladder transection for urge incontinence. Br J Urol 55:642–644

Öbrink A, Bunne G (1978) The effect of alpha-adrenergic stimulation in stress incontinence. Scand J Urol Nephrol 12:205–208

Ritch AES, George CF, Castleden CM, Hall MRP (1977) A second look at emepromium bromide in urinary incontinence. Lancet I:504–506

Schreiter F, Fuchs P, Stockamp K (1976) Estrogenic sensitivity of alpha-receptors in the urethra musculature. Urol Int 31:13

Stimpel H, Aagaard J, Reuther K (1984) Repeated bladder distension by the cystomat in the treatment of detrusor instability. Br J Urol 56:285–288

Suhel P, Kralj B (1983) Treatment of urinary incontinence using functional electrical stimulation. In: Raz S (ed) Female urology. Saunders, Philadelphia

Torrens MJ (1974) The effect of selective sacral nerve blocks on vesical and urethral function. J Urol 112:204–205

Turner-Warwick RT, Ashken MH (1967) The functional results of partial, subtotal and total cystoplasty with special reference to ureterocaecoplasty, selective sphincterotomy and cystocystoplasty. Br J Urol 39:3–12

Walter S, Wolf H, Barlebo H, Jensen HK (1978) Urinary incontinence in postmenopausal women treated with estrogens. A double-blind clinical trial. Urol Int 33:135–143

Webster GD, Sihelnik SA, Stone AR (1984) Female urinary incontinence: The incidence, identification and characteristics of detrusor instability. Neurourol Urodyn 3:235–242

Wilson PD, Samarrai TA, Deakin M, Kolbe E, Brown ADG (1984) The value of physiotherapy in femaie genuine stress incontinence. 14th ICS-Meeting, pp 156–158

Operative Möglichkeiten der Inkontinenztherapie

L. Beck

Einleitung

Die operative Therapie der Streßharninkontinenz beschäftigt unser Fach seit der Entwicklung der operativen Gynäkologie. Pathologische Zustände im Bereich des Genitales können zu Störungen im Bereich der unteren harnableitenden Wege mit Störung der Blasenfüllung und Blasenentleerung führen. In über 50% der Fälle ist ein Deszensus mit einer Streßharninkontinenz verbunden. Doch ist seit langem bekannt, daß das Ausmaß der Senkung nicht dem Schweregrad der Harninkontinenz entspricht. Die Harninkontinenz stellt vielmehr ein multifaktorielles Problem dar.

Der Harnblasenverschluß wird unter Ruhebedingungen durch den Tonus des funktionellen Abschnitts der Harnröhre herbeigeführt, nämlich blasennah durch den glattmuskulären, überwiegend ringförmig verlaufenden Anteil (M. sphincter vesicae internus) und im mittleren Anteil durch die quergestreifte Harnröhrenmuskulatur (M. sphincter vesicae externus). Etwa 50% des Harnröhrenwiderstands erfolgt durch die quergestreifte Muskulatur der Harnröhre und des Beckenbodens; sie ist bei einzelnen Frauen unterschiedlich ausgebildet. Ein Absinken des Harnröhrenverschlußdrucks im Zusammenhang mit dem Alter, insbesondere der Postmenopause, dem Körpergewicht, den Lageveränderungen (Deszensus) und genitalen Voroperationen konnte festgestellt werden. Die Diagnostik der Streßharninkontinenz ist trotz aller Fortschritte nach wie vor unbefriedigend, da bis jetzt keine Quantifizierung des Schweregrades einer Harninkontinenz möglich ist. Durch urodynamische Untersuchungen ist es nicht möglich, zwischen einer leichten und einer schweren Streßharninkontinenz zu unterscheiden. Die Röntgenuntersuchungen ergeben ein Bild über die topographischen Veränderungen, welches jedoch ebenfalls keine Aussage zum Schweregrad der Streßharninkontinenz ermöglicht. Dennoch ist es für das operative Vorgehen wichtig zu wissen, welche urodynamischen Veränderungen als Folge einer Inkontinenzoperation zu erwarten sind. Bei der Kolporrhaphia anterior (Diaphragmaplastik) wird der Harnröhrenverschlußdruck in der Regel um 10–20% vermindert. Bei Vorliegen einer hypotonen Urethra führt daher eine vordere Plastik zu einer weiteren Verschlechterung des urethralen Druckprofils. Bei der Mehrzahl der von uns operierten Fälle mit Uterusexstirpation, vorderer und hinterer Plastik, die präoperativ, nach einem halben Jahr und später postoperativ untersucht wurden und im späteren Verlauf inkontinent waren, lag der urethrale Verschlußdruck unter 40 cm H_2O, während die von Streßinkontinenz geheilten Fälle darüber lagen. Bei einem bereits präoperativ vorliegenden niedrigen Blasenverschlußdruck ist es naheliegend, eine abdominale Inkontinenzoperation durchzuführen.

Die operativen Verfahren der Harninkontinenz

1. Eine *Kolporrhaphia anterior* führen wir durch bei Fällen mit Inkontinenz und Zystozele, kombiniert mit einer vaginalen Uterusexstirpation und einer Raffung der Levatoren zwischen Scheide und Rektum (Kolporrhaphia posterior), sofern der Familienplan abgeschlossen ist. Die Kontinenz wird durch die Bildung eines zystourethralen Winkels erreicht; durch die Diaphragmaplastik wird die blasennahe Hälfte der Urethra wieder in den abdominalen Druckbereich zurück verlagert.

Zahlreiche Nachuntersuchungen haben gezeigt, daß die Festigkeit des Diaphragma urogenitale im Laufe von Monaten oder Jahren nachläßt und mit einem Deszensusrezidiv auch wieder ein Harninkontinenzrezidiv auftreten kann. Überlegungen zu Zusatzoperationen haben dazu geführt, daß zu der Diaphragmaplastik eine Schlinge (Faszienschlinge oder Lyodoraschlinge) durchgeführt werden kann mit dem Ziel, ein vorhersehbares Rezidiv in Fällen von Bindegewebsschwäche, übergewichtigen Patientinnen - evtl. mit chronischem Husten - zu verhindern.

Die ventrale Levatorplastik ist bei Fällen mit großer Zystozele und nachgiebigem Bindegewebe zur Vermeidung eines Deszensusrezidivs ebenfalls empfohlen worden. Die vordere Levatorplastik ist ein seit Jahren bekanntes Verfahren, das in den letzten Jahren von Lahodny besonders empfohlen wurde. Dabei werden die medialen Anteile des M. levator ani (M. puborectalis) zwischen Harnröhre und Scheide dargestellt und mit Einzelknopfnähten gerafft, so daß eine zweite Schicht sich über die Diaphragmaplastik legt (Abb. 1).

Eine ausgedehnte ventrale Levatorplastik hat allerdings zur Folge, daß eine hintere Levatorplastik die Erhaltung der Kohabitationsfähigkeit gefährdet bzw. unmöglich macht. Bei gleichzeitigem Vorkommen eines Deszensus der vorderen und hinteren Scheidenwand sollte jedoch auf die hintere Levatorplastik nicht verzichtet werden. Die vordere Levatorplastik darf dann nur so weit durchgeführt werden, daß die Kohabitationsfähigkeit nicht beeinträchtigt wird.

2. Zur Vorbeugung einer *Douglasozele* ist es angezeigt, die Enden der Plica rectouterina nach Ausschneiden eines entsprechenden Abschnitts der hinteren Scheidenwand zu vereinigen (Abb. 2).

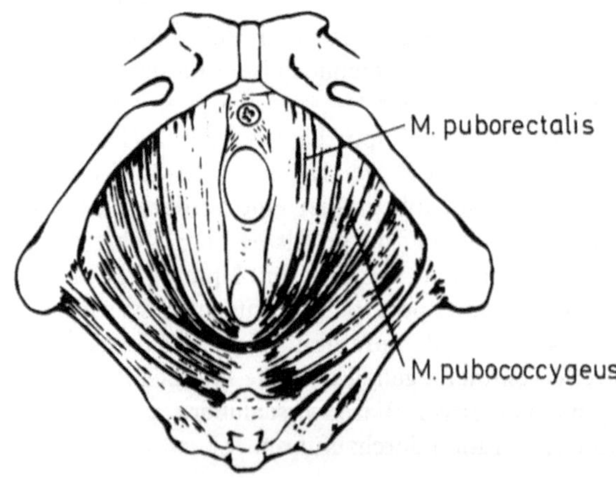

Abb. 1. M. levator ani von unten gesehen und seine Verbindungen zu Harnröhre, Scheide und Rektum

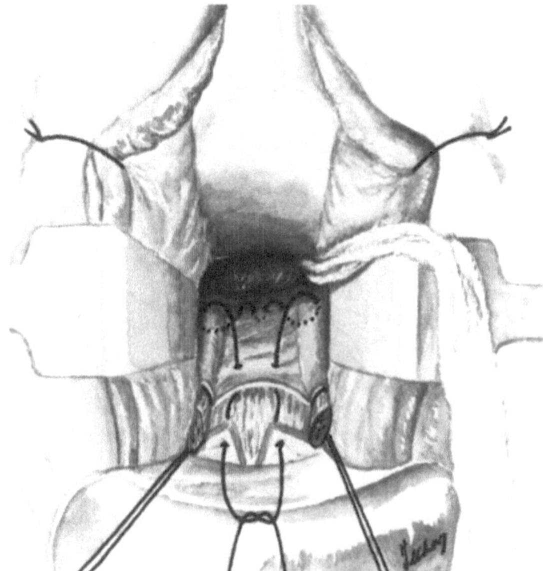

Abb. 2. Kuldoplastik nach MacCall. Hohe Vereinigung der Sakrouterinligamente, die zusammen mit dem Peritoneum an den hinteren Scheidenwundrand geknotet werden. Resektion eines Streifens überschüssiger Scheidenhaut. (Nach Käser et al. 1984)

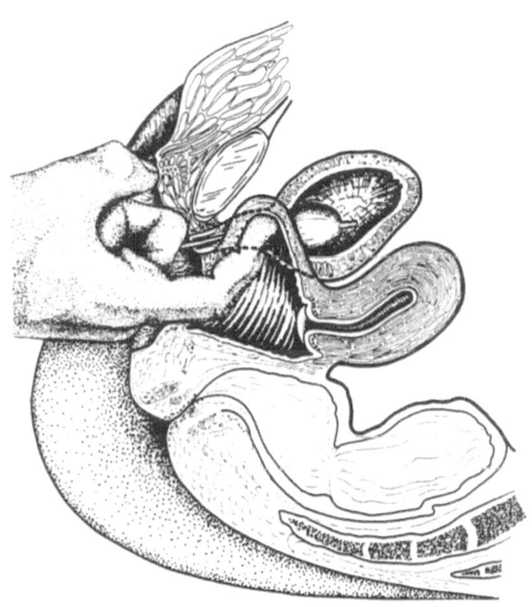

Abb. 3. Hochdrücken der lateralen Fornixwand durch den Operateur oder Assistenten zur Erleichterung der abdominalen Präparation. (Nach Stanton et al. 1980)

3. Bei der *abdominalen Inkontinenzoperation* wird das paraurethrale Gewebe an die Hinterwand der Symphyse herangezogen. Bei der Fixation im Bereich des Symphysenknorpels können Beschwerden durch diese Nähte entstehen. Bei der Modifikation nach Burch wird das paraurethrale Gewebe am Cooper-Band fixiert (Abb. 3).

Eine andere Modifikation besteht darin, das paraurethrale Gewebe mit der Faszie des M. obturatorius internus mit Einzelknopfnähten zu verbinden. Der ure-

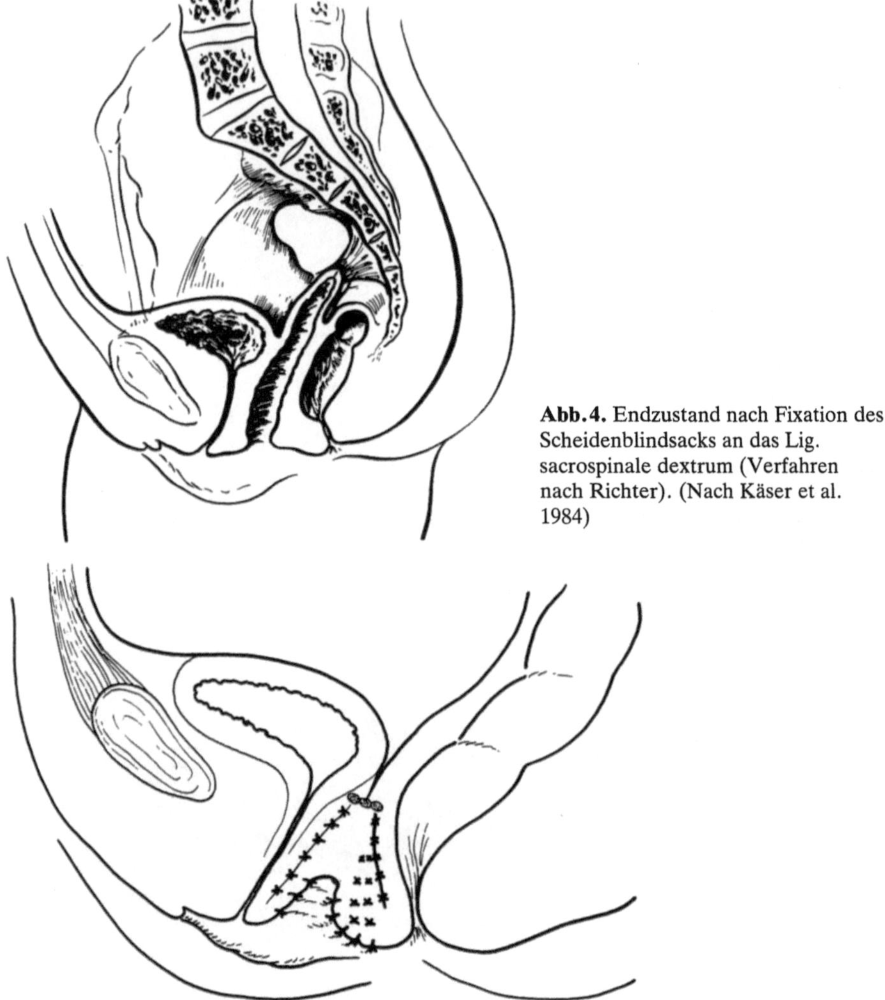

Abb. 4. Endzustand nach Fixation des Scheidenblindsacks an das Lig. sacrospinale dextrum (Verfahren nach Richter). (Nach Käser et al. 1984)

Abb. 5. Partielle Kolpektomie mit Raffung des paraurethralen, paravesikalen und pararektalen Gewebes bei Verzicht auf Kohabitationsmöglichkeit. (Nach Käser et al. 1984)

thrale Verschlußdruck wird bei diesen Operationsverfahren nicht vermindert und der obere Anteil der Harnröhre in den Druckbereich der Bauchhöhle verlagert.

4. Eine besondere Situation stellt ein *Scheidenblindsackprolaps* mit Harninkontinenz dar. Bei Erhaltung der Kohabitationsfähigkeit kann das Ende der Scheide im Bereich des Lig. sacrospinale fixiert werden (Abb. 4), wobei gleichzeitig eine Diaphragmaplastik und eine hintere Levatorplastik erfolgen. Bei älteren Frauen kann unter Verzicht auf die Kohabitationsfähigkeit eine partielle Kolpektomie mit Raffung der zur Verfügung stehenden Bindegewebsstrukturen durchgeführt werden (Abb. 5).

Nachbehandlung

Zum Schluß soll betont werden, daß für die Nachbehandlung im Krankenhaus und auch poststationär durch den niedergelassenen Kollegen Beckenbodenübungen für die Erhaltung der Harnkontinenz von großer Bedeutung sind. Durch diese Übungen wird der M. sphincter vesicae externus in seiner Funktion gebessert, und die Patientin kann die Miktion durch Willkürkontraktion unterbrechen. Eine verbesserte Funktion der quergestreiften Muskulatur wird sie auch in die Lage versetzen, bei plötzlich auftretendem Harndrang den Harn so lange zurückzuhalten, bis ihr die Möglichkeit zur Miktion gegeben ist. Kombiniert mit einer intensiven Beckenbodengymnastik erfolgt ein Blasentraining zur Regulierung der Miktion. Viele Frauen haben schlechte Miktionsgewohnheiten; sie entleeren die Blase zu häufig, um hierdurch einen unwillkürlichen Harnabgang zu vermeiden. Blasenentleerungen alle 1–2 h werden nicht selten angegeben. Zur Behandlung ist ein Blasentraining mit Regulierung und Verlängerung der Miktionszeiten angezeigt. Falls gleichzeitig eine Drangkomponente besteht, sollen zusätzlich zur Dämpfung der glatten Blasenmuskulatur (M. detrusor vesicae) Parasympathikolytika wie Buscopan, Spasuret oder Spasmo-Urgenin verabreicht werden.

Ist das Ingangkommen der Miktion nach einer Operation erschwert, liegt häufig eine Blasen-Urethra-Dyssynergie vor. Der Blasenausgang kann sich zu Beginn der Miktion nicht entspannen. Eine Behandlung mit Alpharezeptorenblockern (z.B. Dibenzyran), verbunden mit der Aufforderung, gleichzeitig die quergestreifte Beckenbodenmuskulatur zu entspannen, kann das Ingangkommen der Miktion und das restharnfreie Entleeren der Blase begünstigen. Eine Übersicht über die Wirkung der Medikamente im Bereich der Blase, des Blasenausgangs und der Harnröhre nach Vorlage urodynamischer Befunde ist in Tabelle 1 angegeben.

Tabelle 1. Übersicht über die Wirkung von Medikamenten im Bereich der Blase, des Blasenausgangs und der Harnröhre

Ansatzpunkt	Tonusverminderung	Tonussteigerung
Detrusor	*Parasympathikolytika*	*Cholinester*
	Buscopan	Doryl
	Spasuret	Myocholine
	Uro-Ripirin	*Cholinesterasehemmer*
	Vagantin	Ubretid
Blasenhals	*α-Rezeptorenblocker*	*α-Adrenergika*
	Dibenzyran	Gutron
		Sympatol
	β-Adrenergika	
	Berotec	*β-Rezeptorenblocker*
	Partusisten	Dociton
Beckenboden	Valium	Movellan
	Lioresal	

Störungen des Miktionsgeschehens aufgrund von emotionalen Faktoren gibt es häufig, doch ist es schwierig, diese genau zu erfassen. Es gibt keine urodynamischen Parameter, die auf eine psychische Störung hinweisen. So könnte man annehmen, daß bei einem normalen gynäkologischen Befund mit normalen urodynamischen Meßwerten Zweifel im Hinblick auf Klagen über Miktionsstörungen im Sinne einer Drang- oder Streßinkontinenz aufkommen. Auch das Verhalten beim Meßvorgang selbst könnte Veranlassung sein, an eine psychisch bedingte Miktionsstörung zu denken, z.B. wenn eine Frau schon bei geringster Blasenfüllung angibt, die Blase entleeren zu müssen, ohne daß ein auffälliger Zystometriebefund erhoben werden kann. Hinter der großen Zahl von Störungen der Blasenfunktion und des Miktionsverhaltens verbergen sich eine Vielzahl emotionaler Ursachen, um deren Erkennen wir uns mehr bemühen müssen. Bisher unbefriedigende therapeutische Resultate bei der Dranginkontinenz haben z.T. einen psychosomatischen Hintergrund. Operative Verfahren stellen keinen Behandlungsweg dar.

Literatur

Beck L (1985) Gynäkologische Urologie. In: Käser O, Friedberg V, Ober K-G, Thomsen K, Zander J (Hrsg) Gynäkologie und Geburtshilfe, Bd 3. Thieme, Stuttgart New York

Faber P (1984) Die operative Behandlung der Stressinkontinenz der Frau. Habilitationsschrift, Universität Düsseldorf

Käser O, Iklé FA, Hirsch HA (1984) Atlas der gynäkologischen Operationen. Thieme, Stuttgart New York

Petri E (1983) Gynäkologische Urologie. Thieme, Stuttgart New York

Stanton SL, Tanagho EA (1980) Surgery of female incontinence. Springer, Berlin Heidelberg New York

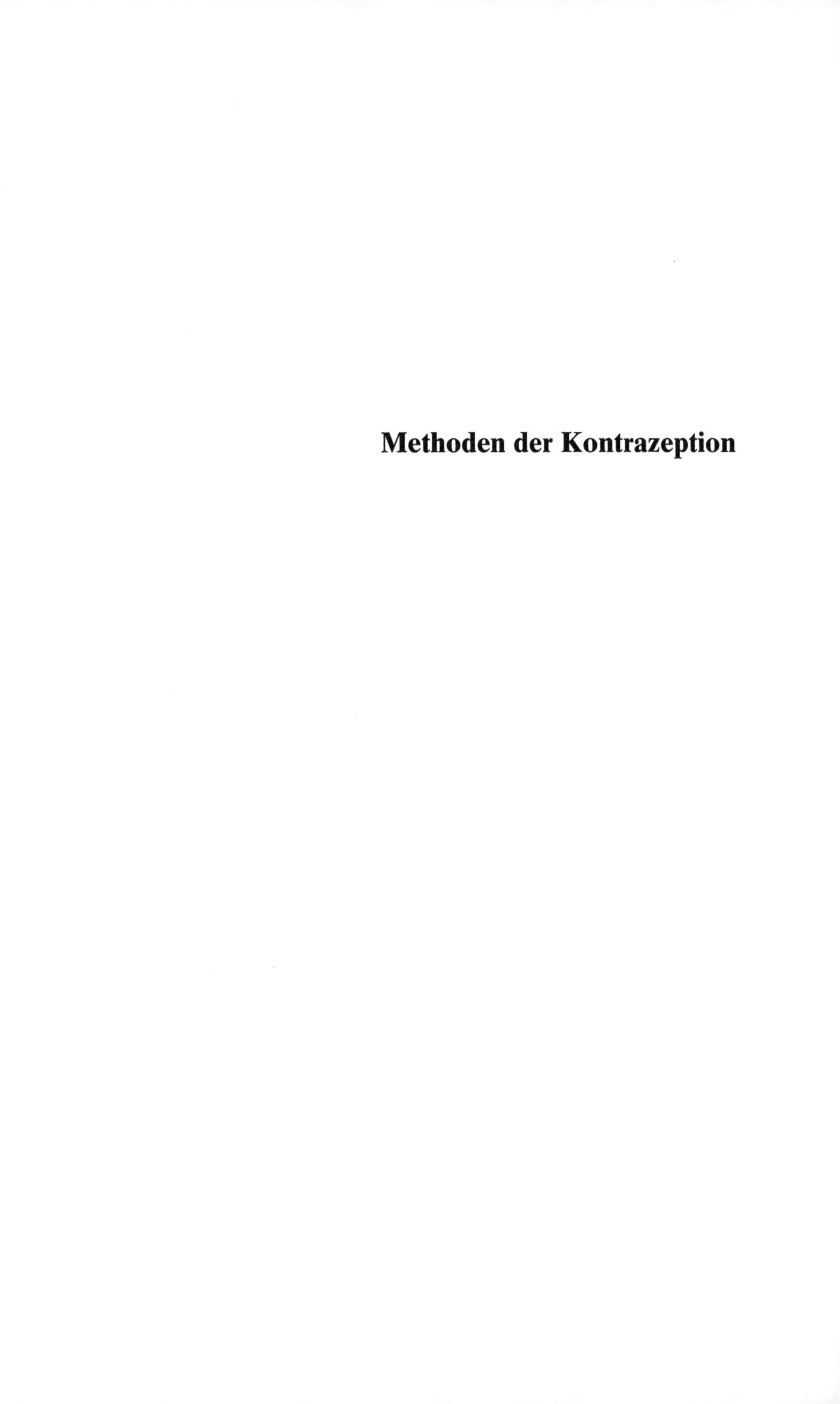

Methoden der Kontrazeption

Gibt es eine individuelle hormonale Kontrazeption?

H. Gips

Bei der Verschreibung eines hormonalen Kontrazeptivums sollte nicht die von der jeweiligen Herstellerfirma beeinflußte Neigung des Arztes zu einem bestimmten Präparat im Vordergrund stehen, sondern die Berücksichtigung von anamnestischen Daten und individuellen Problemen der Patientin.

Grundsätzlich ist die Möglichkeit der Variation der Zusammensetzung eines hormonalen Kontrazeptivums relativ eingeschränkt. Zum einen kann die jeweilige Dosis der Östrogen- und/oder der Gestagenkomponente verändert werden oder das Gestagen ausgetauscht werden.

Die folgende Übersicht zeigt die in der Bundesrepublik Deutschland verwendeten synthetischen Östrogene und Gestagene.

Synthetische Östrogene und Gestagene

Östrogene	*Gestagene*
Äthinylöstradiol	Chlormadinonazetat
Mestranol	Cyproteronazetat
	Norethisteron
	Norethisteronazetat
	Lynestrenol
	Norethynodrel
	Ethynodioldiazetat
	Levonorgestrel
	Norgestrel
	Desogestrel

Ein wichtiger Aspekt, der die Auswahl eines hormonalen Kontrazeptivums beeinflussen sollte, ist das Alter der Patientin. Hierbei ist insbesondere die Gruppe der Jugendlichen bis zum 16. Lebensjahr und die der älteren Frau ab dem 35. Lebensjahr zu erwähnen. Des weiteren sollten bestimmte gynäkologische Symptome ebenso wie internistische Risikofaktoren einen Einfluß auf die Auswahl von Hormonpräparaten zur Kontrazeption haben.

Bei den jungen Mädchen ist die im Östrogen- wie auch im Gestagenanteil niedrig dosierte Pille das Präparat der Wahl, da nach unseren heutigen Erfahrungen die Summe beider Steroide in einem Einnahmezyklus möglichst gering sein soll.

Entsprechend steht hier die Verschreibung der sog. Dreistufenpräparate im Vordergrund. Die Erstverschreibung von nur 3 Monatspackungen sowie die Wiedervorstellung während des 2. Einnahmezyklus wird empfohlen, um eine möglichst schnelle Information über die Verträglichkeit sowie das Auftreten von Nebenwirkungen zu erhalten.

Bei den Jugendlichen führen insbesondere Gewichtsprobleme und Zwischenblutungen bei zu langen Kontrollintervallen zu einem selbständigen Absetzen des Präparats. Geringgradige „Spottings" sollten 2–3 Einnahmezyklen lang toleriert werden, dann jedoch den Anlaß geben, auf ein Kombinations- oder ein Zweiphasenpräparat mit einer Dosis von 50 μg Äthinylöstradiol (EE) zu wechseln.

Vorsicht ist geboten bei der Interpretation von Blutungsintervallen bei jungen Mädchen. Eine Zykluslänge von über 35 Tagen, die bei Frauen zwischen dem 18. und 35. Lebensjahr als Oligomenorrhö bezeichnet wird und sehr häufig mit Anovulationen einhergeht, kann bei jungen Mädchen ein physiologisch normaler ovulatorischer Zyklus mit einer verlängerten Follikelreifungsphase sein. Menstruationszyklen mit einer Gesamtlänge von über 40 Tagen, verbunden mit einer Follikelphase von über 30 Tagen, liegen gehäuft vor und sollten nicht als anovulatorische Zyklen interpretiert werden. Das Abwarten einer sog. „Normalisierung oder Stabilisierung" des Zyklus ist hier bei Bedarf der Kontrazeption nicht gerechtfertigt.

In Abb. 1 ist die mittlere Länge der Follikel- und Lutealphase bei Frauen zwischen dem 18. und 30. Lebensjahr dargestellt, während Abb. 2 den Aufbau eines Menstruationszyklus bei jungen Mädchen zeigt. Wenn auch die sog. „Minipille", d.h. die reine Gestagenpille in niedriger Dosierung, aufgrund der geringgradigen

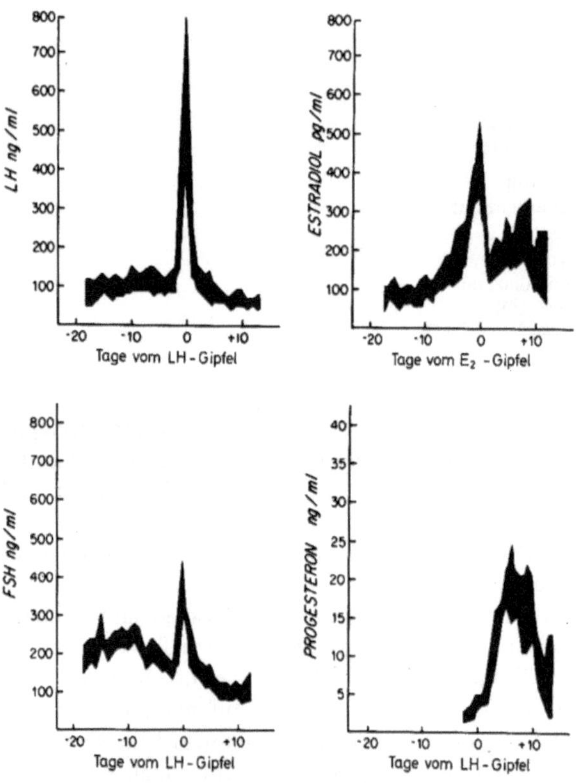

Abb. 1. Normale Follikel- und Lutealphase bei Frauen im Alter zwischen 18 und 30 Jahren. (Nach Korenman u. Sherman 1976)

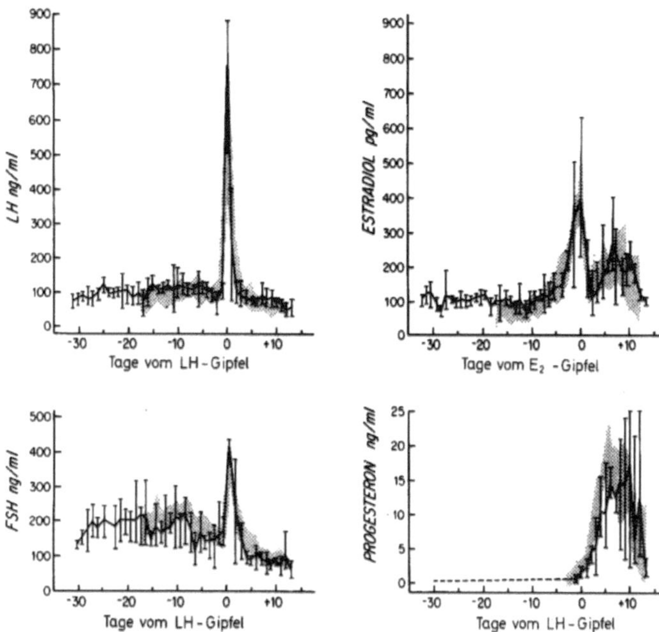

Abb. 2. Lange Follikelphase bei ovulatorischen Zyklen junger Mädchen. (Nach Korenman u. Sherman 1976)

zentralen Suppression auf den ersten Blick als die primär geeignete Pille für junge Mädchen erscheint, ist von ihrer Anwendung in diesem Alter jedoch abzuraten. Die regelmäßige zeitliche Einnahme, die den Einnahmezeitpunkt des Vortages um nicht mehr als 3 h überschreiten soll, stellt gerade in diesem Alter ein hohes Risiko der Unsicherheit dar.

Bei der Auswahl eines hormonalen Kontrazeptivums für Frauen über 35 Jahren sollte ebenfalls der Aufbau des Menstruationszyklus bei der älteren Frau Berücksichtigung finden.

Abb. 3 demonstiert den normalen Zyklusaufbau bei Frauen im Alter von 40 Jahren. Auffällig ist die Verkürzung der Follikelreifungsphase auf 12 Tage. Die folgende Abb. 4 zeigt den Zyklus von Frauen im Alter von 50 Jahren. Eine weitere Verkürzung der Follikelreifungsphase auf 10 Tage ist ersichtlich. Ovulationen nach einer Follikelphasenlänge von nur 6 Tagen wurden bei Frauen über 40 Jahren nachgewiesen. Diese schnelle Reifung des Follikels ist bedingt durch im Mittel höher liegende Serumkonzentrationen des follikelstimulierenden Hormoms (FSH), wobei als Ursache zum einen eine verminderte negative Feedbackwirkung durch geringere ovarielle Östrogensekretion oder hypothetisch ein verminderter Inhibineinfluß zu diskutieren sind. Die kurze Follikelreifungsphase sollte bei der Auswahl eines hormonalen Kontrazeptivums bei der älteren Frau in die Überlegung mit einbezogen werden. Hierbei ist zu bedenken, daß die Zweiphasen- oder die sog. Sequentialpräparate eine zunehmend unsichere kontrazeptive Wirkung haben. Die Präparationen bestehen aus 7 Tabletten mit je 50 μg EE, gefolgt von einer Kombination aus 50 μg EE

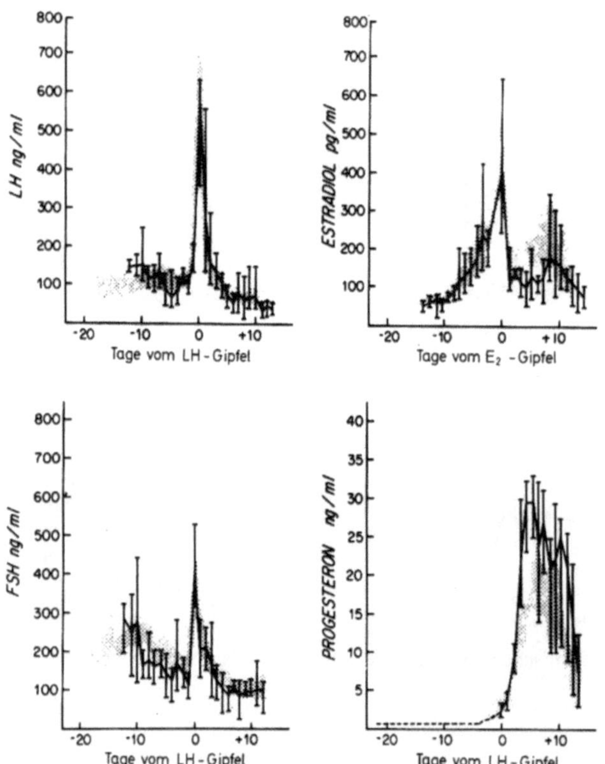

Abb. 3. Normaler Zyklus bei Frauen im Alter von 40 Jahren. (Nach Korenman u. Sherman 1976)

und einem Gestagenanteil. Die Einnahme der reinen Östrogentablette folgt nach 6tägiger Pause, wenn bereits eine ausgeprägte Follikelreifung vorliegen kann. Die dann über 7 Tage zugeführten Östrogene mögen zwar durch eine negative Feedbackwirkung auf das FSH eine entsprechende Wirkung entfalten, diese kann aber aufgrund einer fortgeschrittenen Reifung des Leitfollikels nicht mehr wirksam genug sein, um eine Ovulation zu verhindern. Die Verwendung einer Östrogen-Gestagen-Kombination ist somit ratsam, wobei sich auch hier wiederum die niedrig dosierten Dreistufenpräparate anbieten.

Im Gegensatz zur Anwendung bei jugendlichen Patientinnen ist die reine Gestagenpille bei der älteren Frau eine absolut empfehlenswerte Methode der hormonalen Kontrazeption. In Tabelle 1 sind die in der BRD erhältlichen Präparate der „Minipille" sowie ihre Wirkungsweise aufgeführt.

Vorteilhaft ist die nur geringe Beeinflussung von Stoffwechsel- und Gerinnungsfaktoren ebenso wie die des Blutdrucks. Nachteilig dagegen wirkt sich die geringe Zyklusstabilisierung aus. Menstruationsstörungen, insbesondere Schmierblutungen und Amenorrhöen kommen in 30–60% der Fälle vor und sind die Ursachen für die nur geringe Akzeptanz der reinen Gestagenpille.

Eine weitere individuelle hormonale Kontrazeption ist bei Frauen mit einem nicht tumorbedingten Hyperandrogenismus erforderlich. Die Ursachen hierfür kön-

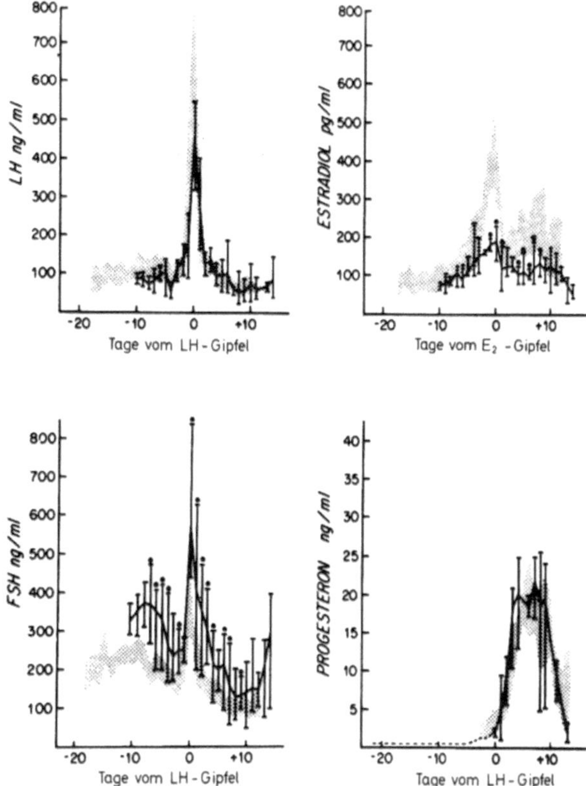

Abb. 4. Normaler Zyklus bei Frauen im Alter von 50 Jahren. (Nach Korenman u. Sherman 1976)

Tabelle 1. Die Minipille. Gestagenanteil und Wirkungsweise

Gestagenkomponente		*Präparat*
Lynestrenol	0,5 mg	Exlutona
Levonorgestrel	0,03 mg	Microlut Mikro-30 Wyeth
Norethisteron	0,35 mg	Micronovum Conceplan micro

Wirkungsweise

- Teilweise Ovulationshemmung
- Störung der Eireifung
- Störung der Funktion des Corpus luteum
- Proliferationshemmung am Endometrium – Nidationsstörung
- Viskositätserhöhung des zervikalen Mukus – gestörte Aszension der Spermien
- Veränderung der Tubenmotilität – gestörter Eitransport

nen zum einen in einer vermehrten ovariellen Androgensekretion bei polyzystischen Ovarien, zum anderen in einer benignen Hyperplasie der Nebennierenrinde liegen. Eine Vergesellschaftung beider Dysfunktionen ist häufig. Im Serum können erhöhte Konzentrationen von Testosteron und/oder Androstendion und/oder Dehydroepiandrosteronsulfat sowie ein bei polyzystischen Ovarien erhöhter LH-FSH-Quotient einen Hinweis auf die Genese des Hyperandrogenismus geben.

Bei einem Vorliegen entsprechender Stigmata wie Akne, Seborrhö sowie hirsute Behaarung in unterschiedlicher Ausprägung, verbunden mit normalen Serumkonzentrationen der aufgeführten Androgene wird von einer idiopathischen Form gesprochen. Hierbei mag eine vermehrte Rezeptorsensitivität als Ursache in Frage kommen. Bei der Verschreibung eines hormonalen Kontrazeptivums sollte der therapeutische Aspekt mit in Betracht gezogen werden. Damit kommen primär Präparate in Frage, die ein Gestagen mit antiandrogener Wirksamkeit enthalten. Diese Gestagene sind die 17α-Hydroxyprogesteronderivate Cyproteronazetat und Chlormadinonazetat. Gestagene aus der 19-Nortestosteronreihe sollten vermieden werden, da durch eine androgene Restwirkung die Symptome verschlimmert werden können. Bei den beiden antiandrogenen Gestagenen ist die antiandrogene Wirksamkeit des Cyproteronazetats am höchsten einzustufen. Die therapeutische Wirkung wird zum einen durch einen östrogeninduzierten Anstieg des sexualhormonbindenden Globulins (SHBG) erreicht. An dieses Transportglobulin sind unter physiologischen Bedingungen bei der Frau 80% des im Blut zirkulierenden Testosterons gebunden. Eine durch erhöhte Androgene verminderte hepatische Produktion führt zu einer Erhöhung der freien, ungebundenen Testosteronfraktion, die unter normalen Umständen lediglich 1% des Gesamttestosterons im Serum ausmacht. Eine durch den EE-Anteil der Pille bedingte Erhöhung des SHBG um den Faktor 2–4 vermindert somit den Anteil des freien Testosterons, das in seiner biologischen Wirksamkeit am aktivsten ist. Zusätzlich erfolgt eine Suppression der ovariellen Androgensekretion sowie beim Cyproteronazetat eine Inaktivierung des Androgenrezeptorkomplexes in der Zelle. Bei ausgeprägter Akne sowie Androgenisierungserscheinungen sollte dem Kombinationspräparat mit Cyproteronazetat oder dem Zweistufenpräparat mit Chlormadinonazetat der Vorzug gegeben werden. Besteht eine Unverträglichkeit gegenüber der relativ hohen Östrogendosis von 50 μg EE, so kann auf ein Kombinationspräparat mit einem Anteil von 30 μg EE übergegangen werden und zusätzlich während der ersten 10 oder 15 Einnahmetage 5–10 mg Cyproteronazetat gegeben werden. Ein Kombinationspräparat, bestehend aus 30 μg EE und 2 mg Cyproteronazetat befindet sich z. Z. in der klinischen Erprobung.

Vor einigen Jahren wurde versucht, ein hormonales Kontrazeptivum dem Konstitutionstyp der Frau – im Sinne einer „Pille nach Maß“ – anzupassen.

Die Einteilung erfolgte hierbei in den schlanken Gestagentyp, den normalen ausgeglichenen Typ und den dicken Östrogentyp (Abb. 5). Entsprechend wurde eine östrogen- oder gestagenbetonte sowie eine ausgewogene Pille verschrieben. Da sich jedoch weder in der Verträglichkeit noch in den peripheren Serumkonzentrationen der Sexualhormone im unbehandelten Zyklus ein Unterschied zeigte, wurde dieser Aspekt bei der individuellen Verschreibung eines hormonalen Kontrazeptivums wieder verlassen.

Als weiterer Punkt beim individuellen Einsatz der Pille sind bestimmte Beschwerden aus dem gynäkologischen Formenkreis zu berücksichtigen.

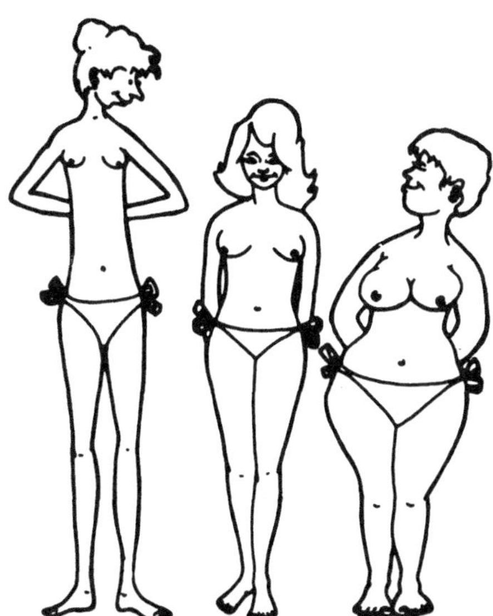

Abb. 5. Die drei Frauentypen: die große Schlanke (Gestagentyp), die Normale (Ausgeglichene) und die kleine Dicke (Östrogentyp). (Nach Hauser 1975)

Hier soll zunächst der sinnvolle Einsatz der dysmenorrhoischen Beschwerden Erwähnung finden. Da die primäre, d.h. funktionelle Dysmenorrhö nahezu ausschließlich in ovulatorischen Zyklen auftritt, bietet sich die Suppression der Ovulation durch ein hormonales Kontrazeptivum als Methode der Wahl insbesondere bei den überwiegend jungen Patientinnen an.

Der Ausschluß organischer Ursachen wie Endometriose, Adhäsionen oder Entzündungserscheinungen im kleinen Becken wird vorausgesetzt. Bei der Wahl der Hormonpräparation gilt auch hier die bereits mehrfach zitierte Regel des niedrigstdosierten Kontrazeptivums. Hierbei sind die Dreistufenpräparate oder eine Kombinationspille mit einem EE-Anteil von 30 μg bevorzugt einzusetzen, da es sich bei diesen Patientinnen überwiegend um junge Frauen oder Mädchen handelt. Präparate vom Kombinationstyp sind den Sequenzpräparaten in der Wirksamkeit meist überlegen.

Bei der Endometriose kann in Ausnahmefällen der Einsatz eines gestagenbetonten Kombinationspräparats erwogen werden. Primär sollte hier jedoch die konservative Therapie mit reinen Gestagenen oder mit Danazol erfolgen, welche ebenfalls einen ausreichend kontrazeptiven Effekt haben. Hervorzuheben ist, daß bei der Anwendung von Kombinationspräparaten zwar eine Besserung der symptomatischen Beschwerden, jedoch keine Atrophie der Endometrioseherde auftritt.

Der gleiche Typ eines hormonalen Kontrazeptivums mit niedrigem Östrogenanteil sowie ausgeprägter Gestagenwirkung sollte bei Frauen angewendet werden, die Beschwerden im Sinne einer Mastodynie äußern oder gutartige Veränderungen des Brustdrüsengewebes zeigen.

Letztlich sei in diesem Zusammenhang das prämenstruelle Syndrom erwähnt, wobei die Wahl ebenfalls auf ein gestagenbetontes Kombinationspräparat oder die „Minipille" fallen sollte.

Abschließend soll auf die Anwendung hormonaler Kontrazeptiva bei Frauen mit Stoffwechselerkrankungen eingegangen werden. Hierbei wird lediglich der Diabetes mellitus Erwähnung finden.

Eine leichte Veränderung des Kohlenhydratstoffwechsels, die sich in einer Verminderung der Glukosetoleranz zeigt, ist bei 15–40% der gesunden Frauen, die ein hormonales Kontrazeptivum einnehmen, nachzuweisen. Ebenso liegen gehäuft höhere Insulinkonzentrationen vor, die sich jedoch noch im oberen Normbereich befinden. Diese Veränderungen werden auf eine Reduktion der Insulinwirkung, wahrscheinlich durch eine Verminderung der Insulinrezeptoren hervorgerufen. Bei der gesunden Frau ergibt sich hieraus keine klinische Konsequenz. Pathologische Glukosetoleranztests sind bei Frauen ohne hereditäre Diabetesbelastung sehr selten. Alle Veränderungen sind nach dem Absetzen der Pille reversibel.

Mit Zurückhaltung sollte ein hormonales Kontrazeptivum jedoch bei Frauen eingesetzt werden, deren Familienanamnese Fälle mit Diabetes aufweist, Mütter von Kindern mit einem Geburtsgewicht von >4000 g, Frauen, die während der Schwangerschaft eine diabetogene Stoffwechsellage aufwiesen, sowie Frauen mit ausgeprägter Adipositas. Trotz eines normal ausfallenden Glukosetoleranztests sollte hier ein hormonales Kontrazeptivum nur bei fehlender Alternative verschrieben werden, wobei die Glukosetoleranz 2- bis 3mal im Jahr überprüft werden muß.

Bei Frauen mit latentem Diabetes mellitus und somit bereits pathologisch ausfallendem Glukosetoleranztest ist eine hormonale Kontrazeption mit Kombinations- oder Sequentialpräparaten kontraindiziert. Hier ist in einem hohen Prozentsatz mit der Entwicklung eines irreversiblen manifesten Diabetes zu rechnen. Diese Gefahr ist unter der „Minipille“ und somit der reinen Gestagenmedikation erheblich geringer, so daß diese bei Unverträglichkeit einer alternativen nichthormonalen Kontrazeption angewendet werden kann.

Beim manifesten insulinpflichtigen Diabetes mellitus können niedrigdosierte Kombinationspräparate eingesetzt werden. Sequentialpräparate mit einer Östrogendosis von 50 μg EE bewirkten in einer Untersuchung von Briggs (1983) im Vergleich zu Präparaten mit 30 μg EE die stärkste Veränderung im Glukosetoleranztest. Entsprechend ist die Verwendung eines hormonalen Kontrazeptivums mit möglichst niedriger Östrogendosis sinnvoll. Die Gestagene scheinen einen Einfluß auf die Veränderung der Insulinkonzentration zu haben, so daß ebenfalls auf eine möglichst niedrige Gestagendosis zu achten ist.

Literatur

Briggs MH (1983) Stoffwechselveränderungen unter drei neuen oralen Kontrazeptiva. Extracta Gynaecol 7:531

Hauser GA (1975) Die Kombinationspräparate. In: Beller FK, Böttcher HD (Hrsg) Moderne Kontrazeption. Thieme, Stuttgart, p 11

Korenman SG, Sherman MM (1976) Hormonal regulation in normal and abnormal menstrual cycles. In: James VHT, Serio M, Giusti G (eds) The endocrine function of the human ovary. Academic, London, p 359

Vor- und Nachteile der intrauterinen Kontrazeption

P. F. TAUBER

Intrauterinpessare (IUP, engl. IUD) gelten derzeit nach den oralen Ovulationshemmern als zweitbeste und zweitsicherste Methode zur Verhütung unerwünschter Schwangerschaften. In der Bundesrepublik Deutschland benutzen rund 1 Mio. Frauen Intrauterinpessare. Den Vorteilen der intrauterinen Kontrazeption stehen klare Nachteile gegenüber. Letztere haben – trotz des häufig dringenden Bedarfs an Kontrazeption gerade in Entwicklungsländern – eine weitere Verbreitung von IUP verhindert. Bei den Vor- und Nachteilen der intrauterinen Kontrazeption sind 2 Aspekte maßgebend:

1. Die eigentlichen Vor- und Nachteile der Methode, in Abwägung aller Risiken, auch im Vergleich zur Benutzung anderer Verhütungsmethoden,
2. Vor- und Nachteile einzelner IUP-Modelle, sofern sie typisch oder spezifisch für das jeweilige Gerät und seine Handhabung sind.

In dieser Arbeit sollen die klinisch wesentlichen Überlegungen zu den Vor- und Nachteilen der Methode, wie sie dem mit intrauteriner Kontrazeption befaßten Arzt täglich begegnen, dargelegt werden.

Vorteile und Nachteile der Methode

Die Benutzung von IUP führt im Vergleich zu anderen Kontrazeptionsmethoden (und auch im Vergleich zum Unterlassen einer Kontrazeption) für alle Altersstufen kaum zu nennenswerter Mortalität (Tabelle 1). Dies gilt auch gegenüber dem Schwangerschaftsabbruch, der Tubenligatur, der Spontanentbindung, dem Kaiserschnitt und gegenüber anderen Eingriffen, die größtenteils wesentlich höhere Mortalitätsraten aufweisen (Tabelle 2). Bedeutsamer beim IUP sind aber die im Zusammenhang mit seiner Benutzung auftretende Morbidität und die Versager der Methode. Sie erfordern häufig ein wohlüberlegtes klinisches Management, um Schaden von der Patientin abzuwenden.

Schwangerschaften

IUP in situ haben einen hohen kontrazeptiven Wirkungsgrad. Innerhalb eines Benutzungszeitraums von einem Jahr werden nur 2–3 von 100 Frauen mit kupferhaltigem IUP schwanger. Der Zusatz von Kupfer ist wichtig und sinnvoll. Kupferionen im Cavum uteri tragen auf verschiedene Weise zur Schwangerschaftsverhütung bei, u. a. durch Einschränkung der Beweglichkeit und der Aszensionsfähigkeit von Sper-

Tabelle 1. Methodenbezogene Mortalitätsraten pro 100000 Benutzerinnen einer kontrazeptiven Methode[a]. (Nach Tietze 1978)

Methode	Alter (Jahre)					
	15-19	20–24	25–29	30–34	35–39	40–44
Keine Kontrazeption	5,6	6,1	7,4	13,9	20,8	22,6
OC						
– Nichtraucher	1,3	1,4	1,4	2,2	4,5	7,1
– Raucher	1,5	1,6	1,6	10,8	13,4	58,9
IUP	0,9	1,0	1,2	1,4	2,0	1,9
Barrieremethode	1,1	1,6	2,0	3,6	5,0	4,2

[a] Mortalitätsrisiko für Geburt bei unerwünschter Schwangerschaft berücksichtigt.

Tabelle 2. Mortalitätsraten pro 100000 Eingriffe. (Nach Lincoln 1975)

SS-Abbruch (1. Trimenon/2. Trimenon)	1,7/12,2
IUP (15–44 Jahre)	0,9– 2,0
Tonsillektomie	5,0
Tubenligatur	5,0
Spontanentbindung	14,1
Mastektomie	74,0
Sectio caesarea	111,0
Hysterektomie	204,0
Appendektomie	352,0

matozoen und auch der Nidationsmöglichkeit der Blastozyste. Der implantationsverhindernde Effekt erweist sich allerdings bei konfessionsgebundener Anschauung über den Eintritt des Lebens als Nachteil der Methode.

Es ist ungeklärt, warum in Einzelfällen ein IUP in situ Schwangerschaften nicht verhindert. Ein ursächlicher Zusammenhang mit einer primären IUP-Dislokation, z.B. in den Zervikalkanal, oder mit einer Teilperforation durch das Myometrium ist denkbar. Wenn Frauen trotz IUP einmal schwanger waren, sollten sie wegen des (individuellen) Risikos eines erneuten Versagens der Methode zur späteren Kontrazeption andere Methoden anwenden. Tritt in Gegenwart eines IUP in situ eine Schwangerschaft ein und wird diese ausgetragen, erhöht sich dadurch nicht das generelle Risiko einer Fehlbildung beim Neugeborenen. Sowohl bei Schwangerschaften mit bioinaktiven als auch kupferhaltigen IUP sind die Fehlbildungsraten ohnehin niedriger als in einer schwangeren Population ohne IUP, auch wenn das Pessar belassen und die Schwangerschaft ausgetragen wird (Tabelle 3). Eine Indikation zum Schwangerschaftsabbruch aus eugenischen Gründen ist deshalb für Schwangerschaften auch mit kupferhaltigen IUP nicht gegeben. Die gegenüber den Schwangerschaften bei Plastik-IUP etwa 3fach höheren Fehlbildungsraten mit Kupfer-IUP erklären aber möglicherweise auch die mit rund 52% auf das 3fache erhöhte Spon-

Tabelle 3. Fehlbildungen bei Schwangerschaften mit IUP

IUP-Typ	Austra-gungen *n*	Fehlbildungen *n*	Fehlbildungen [%]
Pharmakologisch inaktive bzw. Progestasert-IUP	562[a]	2	(0,36)
Kupferhaltige IUP	361[a]	6	(1,66)
Ohne IUP		ca.	(2,50)

[a] Zusammenstellung aus der Literatur (Tauber 1983).

tanabortrate, wenn das IUP bei bestehender Schwangerschaft nicht gezogen wird, d.h. die Präsenz der Kupferionen induziert vermutlich Fehlbildungen, wobei die Schwangerschaften aber nicht ausgetragen werden, sondern im Spontanabort enden. Bei Schwangerschaften mit belassenem IUP besteht auch ein 2- bis 3fach erhöhtes Risiko der uterogenen Sepsis, v.a. mit einem Abort im 2. Trimenon.

In der *klinischen Konsequenz* sind deshalb IUP bei bestehender Gravidität aus dem Cavum uteri zunächst zu entfernen, solange dies bei sichtbarem Kontrollfaden möglich ist. Bei okkultem IUP kann hierzu auch die ultraschallkontrollierte Extraktion oder die Hysteroskopie – meist ohne Unterbrechung der Schwangerschaft – benutzt werden (Wagner et al. 1980). Auf die Entwicklung von Symptomen einer uterogenen Sepsis (z.B. Temperatur, Tastbefund, subjektive Symptomatik) ist zu achten und dann eine Entleerung des Cavum uteri mit Entfernung des IUP unter antibiotischem Schutz anzustreben.

Bei graviden IUP-Trägerinnen besteht eine etwa 10fach höhere Wahrscheinlichkeit der ektopen Implantation als bei Schwangerschaften ohne IUP. Ein ursächlicher Zusammenhang zwischen IUP und ektoper Schwangerschaft besteht aber nicht (Sivin 1985). Vielmehr können IUP *ektope Schwangerschaften* nur zu einem geringeren Prozentsatz verhüten als intrauterine Implantationen verhindert werden. Es handelt sich also nur um einen relativen Anstieg ektoper Graviditäten bei IUP. IUP-Trägerinnen haben das gleiche Risiko für eine ektope Schwangerschaft wie Frauen ohne IUP (Ory and the Women's Health Study 1981). Wenn eine Risikoerhöhung für ektope Gravidität vorliegt, betrifft sie nur Frauen mit einer Salpingitisanamnese, unabhängig vom IUP (Weström et al. 1981). Auch nach längerer Benutzungszeit scheint eine Häufigkeitszunahme ektoper Schwangerschaften nicht aufzutreten, ebenso nicht längere Zeit nach Entfernung des IUP (Sivin 1985). Der Zustand nach einer ektopen Gravidität gilt jedoch als Kontraindikation zur Intrauterinspirale.

Allgemein sind das Auftreten von Versagern, also von Schwangerschaften, und die damit verbundenen klinischen Komplikationen und Risiken Nachteile der Methode. Die Patientinnen sollten *vor* der IUP-Insertion davon in Kenntnis gesetzt werden.

Zeitpunkt der IUP-Einlage – Intervallinsertion, postkoitale, postabortale, postpartuale Insertion

Die Möglichkeit der postkoitalen IUP-Insertion bis zu 5 Tagen nach ungeschützter Kohabitation ist ein Vorteil, der mit anderen Methoden über diesen Zeitraum nicht

Tabelle 4. Vor- und Nachteile durch IUP in Abhängigkeit vom Insertionszeitpunkt (Übersicht)[a]

Insertionszeitpunkt	Vorteile	Nachteile
1.–5. Zyklustag	– Kaum Vorliegen einer Gravidität – Maskierung der insertionsbedingten Blutung – Weiter Muttermund	– Gynäkologische Untersuchung wegen Blutung gelegentlich nicht erwünscht – Theoretisch erhöhtes Infektionsrisiko – Eintreten einer Gravidität beim Abwarten bis zum nächsten Insertionszeitpunkt
11.–17. Zyklustag	– Postkoitale Anwendung mit hoher kontrazeptiver Sicherheit und möglichem Verbleiben des IUP – Hohe Fortsetzungsraten – Weiter Muttermund	– Theoretisch erhöhtes Infektionsrisiko – Gelegentlich schmerzhaft (z.B. bei Nulligravidität/Nulliparität)
Ab 18. Zyklustag	– Kaum Expulsionen	– IUP-Insertion in eine Frühgravidität möglich – Vermehrt Blutungen
Nach Schwangerschaftsabbruch (auch post abortum)	– Hohe Motivation der Patientin – Keine Belästigung (Anästhesie) – Keine erhöhten Ereignisraten oder ernsthafte Komplikationen	– Je nach IUP-Typ erhöhte Expulsionsraten
Post partum placentae (auch bei Sectio)	– Hohe Motivation – Schnelle Kontrazeption verfügbar – Keine Hormonwirkung auf Stilltätigkeit – Keine Beeinträchtigung durch Insertion	– Hohe fundale, zuverlässige Insertion erforderlich (Erfahrung!) – Erhöhte Expulsionsraten – Oft mangelnde Motivation
Wochenbett	—„—	
Bis 6 Wochen post partum	—„—	– Erhöhte Expulsionsraten – Erneute Untersuchung nötig – Intellektuelle Mitarbeit der Patientin erforderlich
In Abhängigkeit vom Alter der Patientin		
Adoleszenz	– Allgemeine Vorteile der intrauterinen Kontrazeption	– Risiko der aszendierenden Genitalinfektion – Möglicher Verlust der Fertilität – Bei altersgruppenbedingtem häufigem Partnerwechsel
Über 40 Jahre bis zur Menopause	– Sichere Kontrazeption ohne die Risiken der Ovulationshemmer – Bei nicht erwünschter Sterilisation – Wenig Expulsionen	– Vermehrt Blutungen – Maskierung von Uteruskarzinomen! – Oft schwierige IUP-Entfernung

[a] Literatur: Cole u. Potts 1983; Thiery 1985; Andolsek et al. 1985.

zu erreichen ist. Der kontrazeptive Wirkungsgrad ist dabei äußerst hoch (van Santen u. Haspels 1984). Allerdings besteht auch ein höheres Risiko der aszendierenden Genitalinfektion, weil es sich meistens um eine Notfallmaßnahme ohne Vorbereitung oder Diagnostik bei der Patientin handelt. Die unmittelbar postplazentare – auch bei Sectio – oder die frühe postpartuale IUP-Insertion innerhalb 2 Wochen nach der Geburt sind möglich, können aber – wie auch die späte postpartuale Insertion (6 Wochen post partum) – wegen erhöhter Ausstoßungsgefahr derzeit nicht generell empfohlen werden (Thiery 1985). Intrauterine Kontrazeption während der Stillperiode ist von Vorteil, v.a. in Entwicklungsländern. Die Einlage post abortum oder auch nach Schwangerschaftsabbruch hat sich dagegen bewährt, ohne daß die Zahl der Risiken oder Komplikationen danach erhöht wäre (Cole u. Potts 1983). Intervallinsertionen, d.h. nicht im Zusammenhang mit einer Schwangerschaft, müssen nicht unbedingt in den Tagen der ausklingenden Menstruation stattfinden. Grundsätzlich kommt als Insertionszeitpunkt jeder Tag des Zyklus in Betracht (Thiery 1985). Vor- und Nachteile sind in Tabelle 4 zusammengestellt.

IUP können über lange Zeiträume in situ verbleiben. Großflächige, biologisch inaktive Plastikpessare (ohne Kupfer) werden übereinstimmend über Jahrzehnte im Cavum uteri belassen, ohne daß eine Häufung oder Zunahme methodenspezifischer Probleme zu beobachten ist. Der Langzeitbenutzung *kupferhaltiger IUP* ist durch die intrauterine Korrosion des Kupfer zunächst eine Grenze gesetzt, wodurch sich auch die intrauterine Liegezeit begrenzt. Allerdings ist weder das individuelle Ausmaß der Kupferkorrosion in situ bekannt noch ist der Zeitpunkt eines beginnenden Verlustes der kontrazeptiven Wirkung durch massive Kupferkorrosion im Cavum uteri allgemein verbindlich festzulegen. Die intrauterinen Benutzungszeiten kupferhaltiger Intrauterinpessare liegen nach der Literatur zwischen 2 und 4 Jahren, ohne daß höhere Versagerquoten aufgetreten sind. Bis zu einem Zeitraum von 5 Jahren post insertionem scheinen die errechneten Kupferverlustraten 50% der verfügbaren Gesamtkupfermenge aber nicht zu überschreiten (Tabelle 5). Deshalb können Kupfer-IUP unter dem Aspekt der kontrazeptiven Sicherheit vermutlich bis zu 4 oder 5 Jahren gefahrlos in situ belassen werden, solange keine anderen Komplikationen auftreten, die eine Entfernung des Pessars erfordern. An unserer Klinik wechseln wir die IUP derzeit noch nach etwa 3 Jahren aus. Systemische Effekte wie bei oraler Kontrazeption sind bei der intrauterinen Kontrazeption, auch über lange Benutzungszeiten, nicht bekannt. Selbst die Fertilität ist nach langjähriger (komplikationsloser) IUP-Benutzung nicht eingeschränkt. Rund 85% der Frauen werden innerhalb eines Jahres nach IUP-Entfernung ohne Schwierigkeiten gravide. Dies sind zweifellos Vorteile der Methode.

Blutungen

Allen IUP-Trägerinnen ist eine Zunahme von Menge und Dauer des monatlichen Blutverlustes gemeinsam. Zusätzliche Zwischenblutungen während des Zyklus sind

Tabelle 5. Kupferkorrosion bei verschiedenen IUP-Typen

Autoren	Jahr	IUP	Zeitraum (Jahre)	Cu-Verlust [%]
Zipper	1976	Cu 7	4	<30
Kosonen	1978	T Cu 200	4	33,3
Huber et al.	1979	T Cu 200	5	22,45
Koch et al.	1984	ML Cu 250	5	<50

häufig. Der Gesamtblutverlust pro Zyklus nimmt etwa um 50–100% gegenüber dem Ausgangswert vor der Insertion zu, die Blutungsdauer um etwa 2–4 Tage. Je nach Typ des Pessars, aber unabhängig von der Benutzungsdauer muß bei etwa jeder 6.–10. Frau das IUP wegen Blutungen entfernt werden. Blutungen bei intrauteriner Kontrazeption sind nachteilig, weil:

1. kontinuierlich hohe Blutverluste zur Verminderung des Hämoglobins führen können, v.a. bei bereits bestehender Anämie (Entwicklungsländer!). Nicht immer kann dieser Blutverlust durch die Ernährung ausgeglichen werden; die Anämie verstärkt wieder die Blutungen;
2. die ständig bestehende „Blutstraße" das Risiko der aszendierenden Infektion bei sexueller Aktivität ansteigen läßt,
3. Blut in der Scheide während des Zyklus den Partner abstößt („contraception by bleeding"),
4. die Methode wegen der vermehrten Blutungen von großen kontrazeptionsbedürftigen Bevölkerungsgruppen in der Welt aus religiösen Gründen abgelehnt wird (z.B. Moslemfrauen).

Trotz zahlreicher Versuche zur Lösung des Blutungsproblems und trotz der anderen Risiken bleiben uterine Blutungen unverändert der größte und am häufigsten auftretende Nachteil der intrauterinen Kontrazeption (Tauber u. Nohlen 1984).

Infektionen

Infektionen des inneren Genitale im Zusammenhang mit intrauteriner Kontrazeption können gelegentlich zu schwersten Krankheitsbildern führen. In einem Zehnjahreszeitraum (1973–1983) wurden 6 Todesfälle durch Septikämie bei intrauteriner Kontrazeption in England beschrieben (Smith et al. 1983). Das Risiko einer Sepsis scheint sich mit immunsuppressiven Maßnahmen oder bei Herzklappenerkrankungen zu erhöhen. Aus der Bundesrepublik Deutschland liegen keine relevanten epidemiologischen Daten vor. Das Salpingitis-Adnexitis-Risiko mit IUP ist zwar höher als mit jeder anderen kontrazeptiven Methode; über relative Risikosteigerungen von 1,8–9,3 wurde berichtet (Ory 1978). Diese Zahlen sind aber vermutlich übertrieben, weil im Vergleich die Benutzung anderer kontrazeptiver Maßnahmen (in den Kontrollgruppen) schon per se mit einer Risikominderung einhergeht (z.B. bei Barrieremethoden). Die eigentlichen Kontrollgruppen zur Erfassung eines erhöhten Adnexitisrisikos bei IUP wären sexuell aktive Frauen, die *keine* Kontrazeption durchführen (Weström 1980). Keine der Untersuchungen, bei denen ein erhöhtes Entzündungsrisiko festgestellt wurde, hat jedoch solche Kontrollgruppen aufzuweisen. Daraus läßt sich schließen, daß die IUP nicht zu einer wirklichen Risikoerhöhung beitragen, sondern vielmehr das Entzündungsrisiko mit IUP in situ grundsätzlich nicht signifikant höher ist als bei sexuell aktiven Frauen ohne jede Kontrazeption (Keith u. Berger 1984; Edelman 1985; Struthers 1985).

In Frage steht auch, ob der Kontrollfaden für die Entstehung einer aufsteigenden Genitalinfektion bei IUP in situ verantwortlich zu machen ist, wie dies aus früheren bakteriologischen Untersuchungen von IUP-Teilen, Kontrollfäden und aus dem Cavum uteri mit IUP abgeleitet worden war (Purrier et al. 1979; Sparks et al. 1981).

Untersuchungen aus jüngster Zeit an Trägerinnen von IUP mit und ohne Kontrollfaden – u.a. in einer größeren Studie der Weltgesundheitsorganisation – zeigen keinen begünstigenden Einfluß des Fadens oder gar eine Erhöhung der Salpingitis-Adnexitis-Raten (Galvez et al. 1985; Wheeler et al. 1985). Das einzige signifikant erhöhte Infektionsrisiko bei IUP scheint – wenn überhaupt – nur innerhalb der ersten 3–4 Monate nach der Insertion zu bestehen (Lee et al. 1983). Es ist vermutlich bedingt durch die mögliche Bakterieneinschleppung bei der Sondierung des Uterus anläßlich der Insertion oder durch die Insertion selbst und ist nicht höher anzusetzen als bei jeder anderen transvaginalen, transzervikalen intrauterinen Manipulation (Weström 1980; Mishell 1984). Nach den ersten Monaten finden sich relative Risikoerhöhungen nicht mehr oder nur, wenn die Patientinnen in den Kontrollgruppen protektive kontrazeptive Methoden benutzen. Zu diesen Methoden gehören alle, die den Zervikalschleim beeinflussen (orale Kontrazeptiva einschließlich der Minipille), Spermatozoen von der Aszension abhalten (Diaphragma, Portiokappe, Kondom) oder sie zerstören und immobilisieren (Spermizide), und sogar Rhythmusmethoden, weil eine Exposition gegenüber den Spermatozoen an den fertilen Tagen nicht stattfindet (Edelman 1985; Struthers 1985). Daraus läßt sich auch die zentrale Rolle der Spermatozoen als Keimträger in den oberen weiblichen Genitaltrakt, z.B. für Gonokokken und Chlamydien, bei der Entstehung aszendierender Genitalinfektionen feststellen. Ebenso ergibt sich, daß das kurze Abschneiden des Kontrollfadens unnötig ist. Ein (iatrogen) okkultes IUP birgt zahlreiche Nachteile. Dazu gehören das Fehlen der Kontrollmöglichkeit anläßlich der Nachsorgeuntersuchung, damit verbundene intrauterine Manipulationen (Sondierungsversuche) wie eine gelegentlich schwierige Entfernung bei manchen IUP. Die derzeit erhältlichen Intrauterinpessare sollten deshalb nicht fadenlos gemacht werden, weil die Nachteile der Fadenlosigkeit für Patientin und Arzt größer sind als die Vorteile. Nur in den Industrieländern sind Lokalisationskontrollen fadenloser Intrauterinpessare durch Ultraschall möglich, in den Entwicklungsländern kaum. Der Wert der ganzen Methode wird eingeschränkt, wenn aufwendige Technologie zur Routineüberwachung der Patientin nötig wird.

Zum Einfluß der *Parität* auf die Entstehung aszendierender Genitalinfektionen bei IUP existieren unterschiedliche Daten. Insgesamt ergeben sich weniger Zusammenhänge zwischen IUP, Adnexitis und Nulliparität als vielmehr eine Abhängigkeit vom *Alter* der Patientinnen. Gefährdet sind Frauen im Alter von 15–25 Jahren, also in einem Zeitraum mit vermutlich häufigerem Partnerwechsel und mit zunehmender Erfahrung in Fragen der Sexualität, der Intimhygiene und Partnerschaft (Graham u. Simcock 1982). Da Entzündungen des inneren Genitale die zukünftige Lebensqualität und die Fertilität nachhaltig negativ beeinflussen können, sind IUP-Insertionen bei diesen Frauen nur in begründeten Ausnahmefällen, in Kenntnis anderer Begleitumstände (soziales Umfeld, familiäre Verhältnisse, Einsichtsfähigkeit und Intellektualität der Patientin) und unter strenger Beachtung der Kontraindikationen (Patientenselektion; s. folgende Übersicht) zu vertreten.

Kontraindikationen

In der Anamnese: entzündliche Genitalaffektionen,
ektope Schwangerschaften.

Verdacht auf/Vorliegen von:
Schwangerschaft,
Genitalkarzinome,
Uterusanomalien,
subseröse Myome,
Entzündungen.

Relative Kontraindikationen (besondere Beratung erforderlich)

Alter unter 25 Jahren,
Nulligravida/Nullipara,
Blutgerinnungsstörungen,
Anämie,
Hypermenorrhö,
Diabetes mellitus.

Bei Erfüllung dieser Bedingungen kann allerdings auch bei jungen nulligraviden Frauen die intrauterine Kontrazeption eine sichere und wenig belastete Methode der Schwangerschaftsverhütung sein, wie persönliche Behandlungsserien zeigen (Speir 1984; Hasson 1985).

Die Einschränkung der IUP-Benutzungsmöglichkeiten bei einer dringend kontrazeptionsbedürftigen Altersgruppe von Frauen ist trotzdem ein deutlicher Nachteil. Nur bedingt aber sollte er der Methode angelastet werden. Nicht die Infektionsrisiken bei IUP bedürfen der erneuten Definition, sondern die sorgfältige Selektion der zum IUP vorgesehenen Patientinnen unter Ausschluß gefährdeter Frauen steht im Vordergrund (Graham u. Simcock 1982; Defoort 1985).

Perforationen und Expulsionen

Diese beiden Ereignisse sind zwar typisch für die Methode, aber auch abhängig von der Art des verwendeten Pessars. Große, unförmige und rigide IUP werden leichter ausgestoßen, ebenso kleinere Intrauterinpessare, die im Cavum uteri aus Gründen eines dimensionalen Mißverhältnisses kaum Halt finden. In nahezu jedem Fall wird ein derartiges Mißverhältnis zwischen Intrauterinpessar und dem Raum im Cavum uteri am Entstehen einer Expulsionsrate beteiligt sein. Hinzu kommen Expulsionen nach fehlerhaften Insertionen, d.h. bei unvollständiger Fundusplazierung des IUP. Auch Perforationen mit IUP sind u.a. abhängig vom Vorgehen bei der Insertion und von der Erfahrung des inserierenden Arztes, wenn man davon absieht, daß bei entsprechender Machart des IUP auch ohne den Einfluß des Arztes partielle oder totale Perforationen das IUP verlagern können. Perforierte IUP werden an zahlreichen Lokalisationen im Bereich der Beckenorgane oder des Abdomens gefunden (Tabelle 6). Die meisten dieser Pessare sind vermutlich bei der Insertion an diese Lokalisationen perforiert worden. Perforierte *Kupferpessare* sollten wegen der nachgewiesenen Irritation anliegender Gewebe immer aus dem Körper entfernt werden.

Mit den heute gebräuchlichen kupferhaltigen IUP kommen Perforationen und Expulsionen bei sachgemäßer Anwendung kaum mehr vor. Beide Ereignisse sind

Tabelle 6. Fundorte perforierter IUP (179 Kasuistiken). (Nach Zakin et al. 1981)

Lokalisation		*n*
Freie Bauchhöhle		63
– ohne nähere Lokalisation	14	
– Douglas-Raum	23	
– vordere Umschlagsfalte	3	
– seitliche Beckenwand/Fossa iliaca	16	
– am Uterusfundus	7	
Im Bereich des Blasenperitoneums		6
Cavum Retzii		1
Uterushinterwand (adhärent)		4
Adnexe (adhärent)		10
Lig. latum		15
Omentum majus		80

zwar Nachteile der Methode, doch läßt sich ihre Inzidenz mit entsprechender Erfahrung, bei Beachtung aller Vorsichtskriterien, richtiger Wahl des IUP und Auswahl der Patientin größtenteils ausschalten oder wenigstens minimieren.

Auch die sog. okkulten IUP (z.B. bei hochgeschlagenen Fäden) stellen hinsichtlich des klinischen Managements kaum mehr ein Problem dar. Nachteile ergeben sich allenfalls aus den diagnostischen und/oder therapeutischen Maßnahmen zur Beseitigung dieser Situation

Nachsorge

Die genannten Komplikationen bei intrauteriner Kontrazeption können zu Folgeschäden bei ansonsten gesunden Frauen führen. Um die klinische Inzidenz und das Ausmaß der Komplikationen zu begrenzen, sind Nachuntersuchungen in regelmäßigen Abständen notwendig. Diese Nachsorge ist, wenn sie konsequent durchgeführt wird, aufwendig und mit zeitlichen oder gelegentlich auch finanziellen Opfern für die Patientin verbunden. Zu häufige Nachsorgetermine führen zur Verunsicherung, zu lange Zeiträume zwischen den Terminen oder der völlige Verzicht lassen Komplikationen übersehen oder nicht berücksichtigen. Daraus ergibt sich dann ein zu günstiges Bild von der Inzidenz klinischer Komplikationen (sog. „underreporting"). Wir untersuchen zunächst 1 Monat nach der Insertion und danach in etwa 6- bis 8monatigen Abständen. Im übrigen raten wir an, bei jeder Störung oder einem ungewöhnlichen Ereignis sofort die Klinik oder einen mit der Methode vertrauten Arzt aufzusuchen.

Die Abhängigkeit vom Arzt wird von manchen Frauen ebenfalls als Nachteil der Methode empfunden. Ähnliche Überlegungen werden in Entwicklungsländern angestellt, wenn paramedizinisches Personal Insertionen und Kontrolluntersuchungen vornimmt. Da bei dieser Methode jedoch Komplikationen bekannt sind, die sorgfältiges ärztliches Management erfordern, sollte die Handhabung grundsätzlich Ärzten vorbehalten bleiben.

Weitere Überlegungen zu Vor- und Nachteilen von IUP

Andere Nachteile der intrauterinen Kontrazeption lassen sich mit der Insertion in Zusammenhang bringen. Die Einlage des IUP ist häufig schmerzhaft, wenngleich hier Unterschiede zwischen einzelnen Pessaren deutlich werden. Auch das (seltene) Auftreten von sog. Synkopen bei der Insertion kann die Methode diskreditieren, weil sie für die Patientin ein unangenehmes Erlebnis im Zusammenhang mit der von ihr gewählten kontrazeptiven Methode darstellt und dadurch die Akzeptanz eingeschränkt wird. Ein anderes Problem besteht darin, daß manche Frauen der Gedanke an den „Fremdkörper in der Gebärmutter" Unbehagen bereitet. Patientinnen mit diesen Überlegungen sind für die intrauterine Kontrazeption nur wenig geeignet, weil die Schwelle zur Ablehnung schnell überschritten ist und sich daraus nur weitere Probleme ergeben. Besondere Schmerzempfindlichkeit bei der Insertion, Synkopen oder das geäußerte „Fremdkörpergefühl" sind Ausdruck psychologisch bedingter Hemmungen gegenüber der Methode selbst. Sie zu überwinden gelingt bestenfalls mit intensiver Aufklärung (nicht Bagatellisierung) im Sinne einer intellektuellen Bewältigung der Probleme. In den meisten Fällen wird man aber von der IUP-Insertion Abstand nehmen müssen. Die geschilderte Problematik ist ein anderer Nachteil der intrauterinen Kontrazeption.

Komplikationen der intrauterinen Kontrazeption sind in regelmäßigen Abständen auch Gegenstand von Berichten in den Massenmedien. Nicht nur in den USA hat eine großenteils unsachliche Berichterstattung die Annehmbarkeit dieser Methode zur sicheren Schwangerschaftsverhütung in der öffentlichen Meinung auf ein Minimum reduziert. Ähnliche Trends finden sich auch in anderen Ländern und für andere Kontrazeptionsmethoden (Wellings u. Mills 1984). Dabei treten Komplikationen bei der intrauterinen Kontrazeption nur in etwa 10–15% der IUP-Trägerinnen auf. Rund 85–90% wenden diese Methode komplikationsfrei und problemlos an und nutzen ihre Vorteile. Neben der hohen kontrazeptiven Sicherheit, der möglichen Langzeitbenutzung bei geringen Kosten, der Reversibilität und dem Fehlen systemischer Einflüsse oder Nebenwirkungen, dem Wegfallen einer intellektuellen oder praktischen Auseinandersetzung mit der Methode beim Erleben der Sexualität, dem Schutz der Autonomie der Frau und der Privatsphäre (z.B. gegenüber den Eltern oder dem Partner) finden sich bei entsprechender Patientenselektion geradezu ideale Zielgruppen für die intrauterine Kontrazeption. Dazu gehören v.a. Frauen, die bereits Kinder geboren haben und deren Familienplanung noch nicht so abgeschlossen ist, daß sie einer Sterilisation den Vorzug geben wollten, Frauen, die ohne Beschränkung ihrer sexuellen Aktivität mit hoher kontrazeptiver Sicherheit in einer Partnerschaft geschützt sein wollen, Frauen, die aus anderen als gesundheitlichen Gründen andere Kontrazeptionsmethoden ablehnen oder bei denen hormonale Methoden kontraindiziert sind, oder Frauen, die ohne hormonelle Beeinflussung ihre Neugeborenen stillen wollen. Auch auf die Vorteile der postkoitalen und postabortalen IUP-Insertion soll nochmals verwiesen werden. Nicht nur nach eigenen Erfahrungen sind auch Frauen mit prämenopausal aufgetretenem Mammakarzinom und noch bestehendem Zyklus ohne Wunsch nach definitiver Infertilisierung für die intrauterine Kontrazeption geeignet (D.v.Fournier, persönliche Mitteilung 1985), sondern ebenso Frauen im Alter über 40 Jahren bis zum Eintreten der Menopause (Bowen-Simpkins 1984; W.Künzel, persönliche Mitteilung 1985). Garanten einer

Tabelle 7. Kumulierte Nettoraten nach 12 und 24 Anwendungsmonaten. (Nach Tauber u. Nohlen 1985)

	Nova-T (n = 262)		ML Cu 375 (n = 281)	
	12 Monate	24 Monate	12 Monate	24 Monate
Gravidität	0,8	3,1	0,0	0,0
Expulsion	2,3	4,2	2,1	2,1
Schmerz/Blutung/PID	8,8	8,8	8,8	14,6
Andere medizinische Gründe	1,3	3,9	1,5	2,6
Persönliche Gründe	3,6	10,9	2,5	9,6
Kinderwunsch	1,1	3,5	3,5	8,1
Kumulierte Fortsetzungsrate	81,6	69,8	81,4	70,6
Anwendungsmonate (WMU)	2506		2756	

Ergebnisse mit verschiedenen Cu-Pessaren (kumulierte Bruttoraten nach 24 Anwendungsmonaten)

IUP-Typ	MLCu250	ML Cu 375	Cu-T	Nova-T	Nova-T	ML Cu 375
Anzahl der Frauen	453	521	947	918	262	281
Gravidität	2,5	0,8	4,8	1,8	3,7	0,0
Expulsion	1,3	1,9	6,0	7,8	5,0	2,2
Schmerz/Blutung	9,1	10,5	16,4	19,1	9,1	17,2
Fortsetzungsrate	69,7	72,5	64,7	51,6	69,8	70,6
(Literatur)	(Thiery et al. 1982)		(Luukainen et al. 1984)		(Nohlen u.Tauber 1984)	

komplikationsarmen IUP-Klientel sind die Anwendungskriterien, wie sie bereits vor 50 Jahren Gräfenberg formuliert hat: die individuelle Beratung und die sorgfältige Selektion der Patientinnen, das Erheben einer exakten Anamnese und die gewissenhafte Untersuchung *vor* der Insertion und bei jedem Kontrolltermin. Darüber hinaus wird die Wahl eines geeigneten IUP erlauben, die Nachteile der Methode gering zu halten und die Vorteile zu nutzen.

Vorteile und Nachteile einzelner IUP-Modelle

Ein ideales Intrauterinpessar gibt es nicht. Zum Erreichen hoher kontrazeptiver Sicherheit ist dem kupferhaltigen IUP der Vorzug zu geben. Die derzeit erhältlichen Kupfer-IUP sind kleindimensioniert (Cu-7, Cu-T, Multiload-IUDs, Nova-T) und lassen sich in den meisten Fällen schmerzarm und mühelos inserieren. IUP der Multiloadgruppe (ohne Mini-Ml Cu 250) verursachen etwas stärkere Schmerzen bei der Insertion und ebenfalls bei der Entfernung, weisen dafür aber die geringsten Expulsionsraten auf. Vergleichbare Schwangerschaftsraten finden sich, in Abhängigkeit von den Untersuchergruppen, für die IUP der Multiloadgruppe, für Nova-T und auch für Cu-T (Tabelle 7). Perforationen mit Kupfer-IUP sind i. allg. selten. Wesentlicher Vorteil der Multiload-IUP ist die Einhandinsertionstechnik, die gelegentlich auch beim Nova-T angewendet werden kann. Höhere Kupferzusätze (ML Cu 375) führen zur Verringerung der Versagerquoten.

Vorteil der Cu-7 ist die kleinlumige Applikatorhülse, die auch zu Insertion bei der Nulligraviden besonders geeignet ist. Nachteil an der Cu-7 sind der dünnere Kupferdraht und die spitzen Enden der Arme, die sich in das Endomyometrium einbohren können. Letzteres gilt auch für das Cu-T, das jedoch den Vorteil der leichteren Entfernbarkeit besitzt. Entfernungen von ML-IUP sind wegen der seitlichen Arme meist recht schmerzhaft. Die Seitenarme haben beim Entfernen aus dem Cavum uteri auch die Tendenz, nach oben umzuschlagen. In wenigen Einzelfällen ist es dabei zum Abreißen eines Armes gekommen. Das Problem läßt sich vermeiden, wenn man bei der ML-Entfernung die vordere MM-Lippe anhakt und den Uterus streckt. Zweckmäßig wäre für die Multiload-IUP auch eine dem Nova-T ähnliche Konstruktion zwischen Längs- und Querarm, die eine größere und gewebeschonendere Flexibilität aufweist. Beim Nova-T sind die „Problemecken" des Cu-T völlig verschwunden (runde seitliche Enden am Querarm, flexibler T-Winkel, schlaufenförmiges Ende am untern Pol des vertikalen Arms). Dadurch ergeben sich gegenüber dem Cu-T auch bessere Ereignisraten. Wegen der flexiblen Seitenarme ist ein „sog. Maßschneidern" der IUP, wie es für das Cu-T nach Ausmessung des Cavum uteri propagiert wird, für die Multiloadpessare und für das Nova-T nicht erforderlich (vgl. Tauber u. Nohlen 1985).

Grundsätzlich ist davon auszugehen, daß die Veränderung einer möglichen variablen Komponente an einem IUP einerseits zu einer Verbesserung führen kann, man aber andererseits sich damit ein anderes Problem einhandelt. Verbesserungswürdig an manchen derzeitigen IUP sind noch Einzelheiten im Design, die Herstellung mit anderen bioaktiven Zusätzen als Kupfer, etwa mit Antiphlogistika oder Spermiziden, Designs für fadenlose Pessare mit leichter Entfernbarkeit und „infektionssichere" IUP, z. B. mit Depots von Bakteriziden.

Mittels solcher und anderer Verbesserungen wird sich bei der intrauterinen Kontrazeption auch eine weitere Reduzierung der Nachteile erreichen lassen, so daß die Vorteile noch besser zu nutzen sein werden als bisher.

Literatur

Bowen-Simpkins P (1984) Contraception for the older woman. Brit J Obstet Gynaecol 91:513

Cole LP, Potts DM (1983) Wider opportunities for IUD insertion. IPPF Med Bull 17:2–3

Defoort P (1985) An appraisal of the risk of IUD-related genital infections. In: Zatuchni GI, Goldsmith A, Sciarra J (eds) Intrauterine contraception. Advances and future prospects. Harper & Row, Philadelphia, pp 390

Edelman DA (1985) Selection of appropriate comparison groups to evaluate PID risks in IUD-users. In: Zatuchni GI, Goldsmith A, Sciarra J (eds) Intrauterine contraception. Advances and future prospects. Harper & Row, Philadelphia, pp 412

Galvez RS, Galidu L, Guivola AM, Cole LP, Waszak C (1985) A comparative study of the T Cu 200 B with and without strings. Adv Contracept Deliv Syst 6:107

Graham S, Simcock BW (1982) A review of the use of intrauterine devices in nulliparous women. Contraception 26:323

Hasson HM (1985) Clinical experience with intrauterine devices in a private practice. Adv Contracept 1:51

Keith L, Berger GS (1984) The etiology of pelvic inflammatory disease. In: Zatuchni GI (ed) Research frontiers in fertility regulation. Northwestern University Chicago, 3/1

Lee NC, Rubin GL, Ory HW, Burkman RT (1983) Type of intrauterine device and the risk of pelvic inflammatory disease. Obstet Gynecol 62:1

Mishell DR (1984) Putting a stop to salpingitis. Emer Med 16:22

Ory HW (1978) A review of the association between intrauterine devices and acute pelvic inflammatory disease. J Reprod Med 20:200

Ory HW and the Women's Health Study (1981) Ectopic pregnancy and intrauterine contraceptive devices: New perspectives. Obstet Gynecol 57:137

Purrier BG, Sparks RA, Watt PJ, Elstein M (1979) In vitro study of the possible role of the intrauterine contraception device tail in ascending infection of the genital tract. Brit J Obstet Gynaecol 86:374

Santen MR van, Haspels AA (1984) Postkoitale IUP-Einlage – ein Überblick. Geburtsh Frauenheilkd 44:266

Sivin I (1985) IUD-associated ectopic pregnancies 1974–1984. In: Zatuchni GI, Goldsmith A, Sciarra J (eds) Intrauterine contraception. Advances and future prospects. Harper & Row, Philadelphia, p 340

Smith PA, Ellis CJ, Sparks RA et al. (1983) Deaths associated with intrauterine contraceptive devices in the United Kingdom between 1973 and 1983. Brit Med J 287:1537

Sparks RA, Purrier BG, Watt PJ, Elstein M (1981) Bacteriological colonisation of uterine cavity: role of tailed intrauterine contraceptive device. Brit Med J 282:1189

Speir BR (1984) IUD in nulligravid patients. Contrac Deliv Syst 5:69

Struthers BJ (1985) Pelvic inflammatory disease, intrauterine contraception, and the conduct of epidemiologic studies. Adv Contracept 1:63

Tauber PF, Nohlen M (1984) Blutungsstörungen bei IUP-Trägerinnen und Behandlungsmöglichkeiten. In: Beller FK, Schweppe KW, Wagner (Hrsg) Intrauterinpessare. Edition Medizin, Weinheim, pp 139

Tauber PF, Nohlen M (1985) IUP-Modelle im Vergleich. Sexualmedizin 14:400

Thiery M (1985) Timing of IUD insertion. In: Zatuchni GI, Goldsmith A, Sciarra J (eds) Intrauterine contraception. Advances and future prospects. Harper & Row, Philadelphia, pp 365

Wagner H, Schweppe K-W, Kronholz HL, Beller FK (1980) Möglichkeiten der Extraktion von Intrauterinpessaren bei eingetretener Schwangerschaft. Med Welt 31:1317

Wellings K, Mills A (1984) Contraceptive trends. Brit Med J 289:939

Weström L (1980) Incidence, prevalence, and trends of acute pelvic inflammatory disease and its consequence in industrialized countries. Am J Obstet Gynecol 138:880

Weström L, Bengtsson LPM, Mardh PH (1981) Incidence, trends and risks of ectopic pregnancy in a population of women. Brit Med J 282:15

Wheeler RG, Cole LP, Galvez RS (1985) IUDs with and without strings. In: Zatuchni GI, Goldsmith A, Sciarra J (eds) Intrauterine contraception. Advances and future prospects. Harper & Row, Philadelphia, pp 420

Anmerkung: Nicht zitierte Literatur beim Verfasser erhältlich.

Verläßlichkeit alternativer kontrazeptiver Methoden

P. Bailer

Es ist als ein Verdienst anzusehen, daß die „Gießener gynäkologische Fortbildung 1985“ die alternative Kontrazeption in ihr Programm aufgenommen hat, denn weltweit verhüten mehr Menschen alternativ als durch die Pille oder das Intrauterinpessar. Auch in der Bundesrepublik nimmt das Interesse spürbar zu. Deshalb ist die Feststellung – u.a. von Mitarbeitern der Pro Familia –, wir Ärzte verstünden oft wenig oder nichts von diesen Dingen, ernst zu nehmen. Es gab mir zu denken, daß ich einen beachtlichen Teil meiner Informationen Zeitschriften wie dem *Apotheker-Journal* oder der *Sexualmedizin* entnehmen mußte. Die wichtigen Zeitschriften unseres Fachs schweigen sich weitgehend aus. Anders in den USA, wo beispielsweise die *Population Reports* hervorragend über Diaphragmen, spermizide Präparate und andere alternative Kontrazeptiva informieren.

Wenn wir uns in den verschiedenen Kulturkreisen und Ländern von früheren Zeiten bis heute umsehen, so staunen wir über die Phantasie und die Erfindungsgabe der Menschen, wenn es darum geht, Nachwuchs zu verhüten. Zu allen Zeiten war die Empfängnisverhütung bei Kaiser und Kirche äußerst unbeliebt. Nach Abschaffung der Kaiser bleibt es überwiegend der Kirche (v.a. der katholischen) vorbehalten, sich dagegen auszusprechen. Sie macht es uns nicht leicht, aber mit einigen der alternativen Methoden ist sie immerhin einverstanden.

Wir Ärzte hatten bezüglich der Empfängnisverhütung immer einen schweren Stand. In dem Buch *Die Früchte der Philosophie* empfahl der Arzt Dr. Knowlton in New York 1832 anonym, wie man Kindersegen durch Spülung der Vagina mit einer Lösung aus Alaun der Rinde der weißen Eiche, Blättern der roten Rose, grünem Tee usw. verhindern könne [13]. Der Mann landete vor Gericht.

Nach 1880 wurde der Name eines Mediziners aus dem Ärzteregister gelöscht, weil dieser ein Buch mit einem kurzen Kapitel („Wie man auf Anraten des Arztes die Empfängnis verhütet“) veröffentlicht hatte. Dabei waren alle bis dato gegebenen Ratschläge sicherlich von der Art, daß Familien mit mehreren Kindern sagen konnten, jedes sei mit einer anderen Verhütungsmethode gezeugt worden [13].

Das Problem der alternativen Kontrazeption besteht darin zu verhindern, daß Spermien und Eizelle Gelegenheit bekommen, miteinander Kontakt aufzunehmen. Voraussetzung dafür ist in aller Regel der Geschlechtsverkehr, so daß allein durch Unterlassung ein voller Erfolg garantiert ist. Hauser schreibt sehr richtig, daß diese asexuelle Form die unbeliebteste sei [12]. Könner mildern dieses Handikap, indem sie – immer noch mit einem erheblichen Mut zum Risiko – verschiedene „Zeitmethoden“ praktizieren. Der Sinn dieser Methoden ist, sich dann keine Zeit für den Geschlechtsverkehr zu nehmen, wenn mit einem Ei auf Wanderschaft zu rechnen ist. Die Geschicklichkeit dieses Verfahrens besteht darin, diese Zeitspanne möglichst genau zu erfassen, und das Risiko verhält sich umgekehrt proportional zu dieser Geschicklichkeit.

Wer Schwierigkeiten mit dem Rechnen hat oder wessen Beobachtungsgabe nicht optimal ausgebildet ist – ich denke hier an den Zervixschleim –, der baut besser auf die Mechanik oder die Chemie. Im ersten Fall auf das Kondom, das Diaphragma oder die Portiokappe, andernfalls auf chemisch und teilweise auch mechanisch wirksame Tabletten, Ovula, Gels und Schaumaerosole.

Wem alle bisher genannten Methoden nicht zusagen, dem bleibt nur noch der Coitus interruptus – eine der ältesten Kontrazeptionsmethoden, die auch heute noch weit verbreitet ist.

Guillebaud [10] hat 1982 Kriterien aufgestellt, welche ein Kontrazeptivum möglichst erfüllen sollte:

- Zuverlässigkeit 100%,
- Unschädlichkeit und keine Nebenwirkungen,
- Reversibilität 100%,
- unabhängig vom Koitus,
- einfach, schmerzlos und angenehm anzuwenden,
- billig und jederzeit erhältlich,
- nicht arztabhängig und rezeptfrei,
- Wirkung vor der Befruchtung,
- verständlicher Wirkungsmechanismus,
- leicht überprüfbar,
- hohe Akzeptanz durch beide Partner.

Diese Forderungen sind auch für die nächsten Jahrzehnte in einem Maße unrealistisch, daß man sich über ihre Publikation wundern muß. Nicht nur gemessen an diesen Vorstellungen wird jede alternative Verhütungsmethode mit Vor- und Nachteilen behaftet sein und immer einen Kompromiß darstellen.

Zeitmethoden

Zuerst zu den Zeitmethoden, auch „Rhythmusmethoden“ oder „Methoden der periodischen Enthaltsamkeit“ genannt. Alle basieren auf der Voraussetzung, daß die Eizelle nur 6–12h lebt, die Spermien 2–3 Tage lang befruchtungsfähig sind und daß nur ein Follikelsprung pro Zyklus stattfindet. Das Problem all dieser Methoden – und damit steht und fällt die Sicherheit – liegt in der möglichst genauen Bestimmung des Ovulationstermins. Prinzipiell unterscheiden wir 3 Methoden: die Kalendermethode, die Temperaturmeßmethode und die Zervixschleimmethode.

Die Kalendermethoden nach Knaus und Ogino ähneln sich weitgehend. Beide verlangen als Voraussetzung die Aufzeichnung von 12 Zyklusintervallen. Ogino ging von einem fertilen Zeitraum vom 19. bis zum 12. Tag vor der nächsten Menstruation aus, Knaus nahm die Ovulation generell am 15. Tag vor der nächsten Regelblutung an und bezeichnete als fruchtbare Phase den Zeitraum von 3 Tagen vor bis einen Tag nach der Ovulation. Um den ersten fruchtbaren Tag zu ermitteln, zieht Ogino vom kürzesten Zyklus 18 Tage ab, Knaus 17 Tage, und der letzte fruchtbare Tag wird bei Ogino durch den Abzug von 11 Tagen und bei Knaus von 13 Tagen vom längsten

Zyklus bestimmt. Bei einem Zyklusintervall zwischen 26 und 30 Tagen ist die fruchtbare Phase nach Ogino die Zeit vom 8. bis zum 19. Zyklustag und nach Knaus die vom 9. bis zum 17. Zyklustag. Die Knaus-Regel ergibt also 3 Abstinenztage weniger, allerdings ist sie dadurch noch unsicherer als diejenige nach Ogino.

Andere Autoren haben die fruchtbare Phase bis zur praktischen Bedeutungslosigkeit der Methode verlängert. Unkalkulierbarkeit bei Zyklusverschiebung durch Streß, Reisen oder fieberhafte Erkrankungen machen die Methode unbrauchbar. Bei einem Pearl-Index zwischen 14 und 40 [6] wird sich bei Daueranwendung mit höchster Wahrscheinlichkeit Nachwuchs anmelden. Da die Anwendung dieser Methode von der katholischen Kirche als natürlich erlaubt wurde, wird sie von Hauser auch als „Vatikanisches Roulett" zitiert [12].

Völlig anders – und doch gelegentlich mit Knaus/Ogino in einen Topf geworfen – verhält es sich mit den Temperaturmethoden. Im deutschsprachigen Gebiet hat Döring [5] bereits 1954 die Temperaturmethode bekannt gemacht. Im Gegensatz zur Kalendermethode wird bei diesem Verfahren der Eisprung durch die Messung der Basaltemperatur in jedem Zyklus individuell nachgewiesen. Vom 3. Tag nach Ansteigen der Temperatur, also vom 3. Tag der hyperthermen Phase, bis zur darauffolgenden Menstruation wurde niemals eine Schwangerschaft beobachtet. Diese strenge Form der Temperaturmethode weist lediglich eine Versagerquote von 1 auf 100 Anwendungsjahre auf. Leider ist die Bestimmung des Beginns der hyperthermen Phase nicht immer ganz einfach, besonders wenn die Temperatur einige Tage treppenförmig ansteigt. Die hypertherme Phase ist auch erreicht, wenn die Temperatur an 3 aufeinanderfolgenden Tagen um mindestens 0,2°C höher liegt als an den vorangegangenen 6 Tagen. Eine Definition, die sicher die Praktikabilität einschränkt und mancher Frau Schwierigkeiten bereiten dürfte.

Diese strenge Form der Temperaturmethode erfordert in jedem Zyklus eine lange sexuelle Abstinenz. In einer erweiterten Form ist die Temperaturmethode zwar etwas unsicherer, dafür aber wesentlich anwendungsfreundlicher. Nach Vorliegen von 6 Basaltemperaturkurven wird der Termin des frühesten Temperaturanstiegs bestimmt und dann 6 Tage abgezogen. Die davor liegenden Tage gelten ebenfalls als unfruchtbar. Lag beispielsweise der früheste Temperaturanstieg am 13. Tag, so gelten die ersten 6 Tage im Zyklus ebenfalls als sicher. Der Pearl-Index der erweiterten Temperaturmethode liegt bei 3 und damit auch noch im Bereich hoher Zuverlässigkeit.

Ebenfalls eine Zeitmethode ist das von dem australischen Neurologen Billings angegebene Verfahren. Nach Billings sind die fruchtbaren Tage durch den Abgang von flüssigem Zervixschleim aus der Vagina gekennzeichnet, den die Frau selbst beobachten kann. Er empfiehlt sexuelle Abstinenz vom Beginn des Schleimsymptoms bis zum Abend des 4. Tages nach der maximalen Schleimabsonderung. Anfänglich kombinierte Billings diese Methode mit der Beobachtung der Basaltemperaturkurve. Diese Forderung wurde von ihm mittlerweile jedoch aufgegeben, und er hält allein die Schleimbeobachtung für ausreichend [2]. Nach Billings gehören Thermometer und Temperaturmethode in ein historisches Museum. Der von ihm selbst angegebene Pearl-Index von 1,4 ist umstritten, da er nachträglich 50 Versager aus seiner Berechnung herausgenommen hat. In Studien von Ball [1], Johnston et al. [18] und Marshall [19] liegt die Versagerquote bei einem Pearl-Index zwischen 15,5 und 32,1. Die Methode ist demnach nicht empfehlenswert.

Freundl [8] hat 1985 publiziert, daß in einem unselektierten Kollektiv von Frauen seiner Fertilitäts- und Sterilitätssprechstunde 29% keine charakteristischen Veränderungen des Zervixschleims sehen konnten. Obgleich sich diese Zahl sicher nicht auf ein Nomalkollektiv übertragen läßt, ist doch anzunehmen, daß ein hoher Prozentsatz nicht mit ausreichender Sicherheit in der Lage ist, charakteristische Veränderungen der Zervixschleimabsonderung zu beobachten. Wir müssen deshalb bei der kontrazeptiven Beratung die Methode nach Billings, ebenso wie diejenige nach Knaus-Ogino, in die Gruppe „untauglich" einordnen.

Die symptothermale Methode nach Rötzer kombiniert die Beobachtung des Zervixschleims mit der Basaltemperaturkurve. Die unfruchtbare Phase ist erreicht, wenn nach Verschwinden des flüssigen Zervixschleims 3 Temperaturwerte beobachtet werden, die höher sind als die vorangegangenen 6 Temperaturwerte. Darüber hinaus sieht Rötzer generell die ersten 6 Zyklustage als unfruchtbar an [21]. Die symptothermale Methode nach Thyma beachtet ebenfalls den 3. Tag der hyperthermen Phase, fordert aber noch sexuelle Abstinenz bis zum 4. Tag nach Verschwinden des flüssigen Zervixschleims [24]. Rötzer gab für die symptothermale Methode den ausgezeichneten Pearl-Index von 0,8 an.

Im Rahmen des Natural Family Planning definierte die WHO 1983 für die Zyklussituation folgende Phase: Der Beginn der fertilen Phase ist am Tag des ersten nachweisbaren Schleimabgangs festgestellt durch das Gefühl oder das Erscheinen des Schleims oder am S-19-Tag. Dieser wird berechnet aus dem kürzesten Zyklus in den vergangenen 6–12 Monaten minus 19 Tagen. Es gilt immer derjenige Tag als Beginn der fertilen Phase, der früher liegt. Das Ende der fertilen Phase ist am Morgen des 3. Tags nach Anstieg der Basaltemperatur oder am Abend des 4. Tags nach dem Höhepunkt der Schleimbildung. Hier zählt das zuletzt eingetretene Ereignis. In der von Freundl [8] publizierten Pilotstudie mit 20 Zyklen von 6 fertilen Frauen, die die symptothermale Methode erlernt hatten und als Ausbilderinnen trainiert worden waren, die man also als hochmotiviert ansehen mußte, gehen die Autoren aufgrund ihrer vorläufigen Ergebnisse bei optimaler Anwendung von einer Verläßlichkeit von ca. 90% aus. Bei weniger motivierten und nicht so ausführlich in die Methode eingeführten Frauen dürfte die Sicherheit trotz der vielen Abstinenztage – kürzester Zyklus minus 19 Tage – noch geringer sein.

Ich sehe hier einen gewissen Widerspruch zu den ausgezeichneten Zahlen von Rötzer und Thyma und bin mir nicht sicher, daß nach weiteren Untersuchungen die Aussage von Döring Bestand haben wird, daß nämlich die Zuverlässigkeit der symptothermalen Methode nur von den Ovulationshemmern übertroffen wird – v.a. dann, wenn man neben den Methodenfehlern auch die Benutzerfehler einkalkuliert [6].

Sowohl die hochsichere Temperaturmethode als auch die symptothermale Methode eignen sich nur für motivierte Paare mit großer Selbstdisziplin, für die natürliche Methoden der Empfängnisverhütung im Vergleich mit Ovulationshemmern und Intrauterinpessaren einen hohen Stellenwert einnehmen. Voraussetzung ist eine optimale Einführung in die Methode, was gerade beim symptothermalen Vorgehen problematisch ist. In beiden Fällen braucht es ein gewisses Maß an Intelligenz sowie Lebensumstände, die das Führen der Basaltemperaturkurve erlauben, d.h. eine regelmäßige Nachtruhe von mindestens 6h. Auch sollte der Zyklus möglichst keine größeren Schwankungen aufweisen. Je jünger das Paar ist, um so weniger geeignet sind beide Methoden. So hat Marshall [20] nachgewiesen, daß die Versagerquote der Temperaturmethode mit zunehmendem Lebensalter der Frau stark absinkt.

Kondom, Diaphragma

Das Kondom ist eines der ältesten und auch heute noch eines der am meisten benutzten Kontrazeptiva. In Japan wenden 70% der Männer Präservative an. In Deutschland werden täglich 500000 Kondome gekauft. Leider ist das Image der Kondome nach wie vor trotz seiner großen Verbreitung nicht das beste. Man hat das Kondom immer schon gerne den anderen angehängt und es als „englische Kapuze", als „Soldatenmantel" bezeichnet, und heute sind es die „Pariser" [15]. In dem Kontrazeptionsklassiker von Gesenius [9] stand noch 1959, man möge Präservative im Eisschrank aufbewahren und sie sowohl vor als auch nach Gebrauch auf Dichtheit unter dem Wasserhahn prüfen. Diese dem eigentlichen Anlaß nicht sehr zuträgliche Beschäftigung, und auch nicht allerortens möglich, hat uns die Industrie inzwischen abgenommen. Die heutigen Kondome sind trotz einer Wanddicke von 0,04–0,08 mm hochelastisch. Die in der Deutschen Latex Forschungs- und Entwicklungsgemeinschaft zusammengeschlossenen Herstellerfirmen halten sich an bestimmte Qualitätsnormen und lassen ihre Produkte durch das staatliche Materialprüfungsamt in Darmstadt kontrollieren. Das Vertrauen der Benutzer in die Präservative ist trotzdem geringer, als die hohe Qualität es erwarten ließe. Hoffmann [14] publizierte, daß 36% der Partner von 730 jungen Frauen Probleme mit der Benutzung der Kondome hatten. Es wurden sowohl Risse und Löcher im Kondom beobachtet als auch das Abrutschen des Präservativs vom erschlafften Penis, wenn es nicht entsprechend manuell fixiert wurde. Spitze und rissige Fingernägel und scharfkantige Ringe sollen diese Probleme vermehren. Zu hastiges Überziehen ohne Belassung eines Freiraums an der Kondomspitze reduziert ebenfalls die Sicherheit.

Die richtige Anwendung erhöht zweifellos die Sicherheit der Präservative ganz erheblich. Wer entsprechend aufklärend tätig sein möchte, der kann sich von der Deutschen Latex Forschungs- und Entwicklungsgemeinschaft ein Penismodell aus Holz zu Demonstrationszwecken schicken lassen.

Die Versagerquote liegt heute bei einem Pearl-Index um 3,3 [6]. Wesentlich höhere Zahlen, wie sie noch in vielen Literaturstellen angegeben werden, sind sicherlich überholt. Neben der guten Zuverlässigkeit darf aber auch der gleichzeitige Schutz vor venerischen Infektionen nicht übersehen werden.

1882 beschrieb der Flensburger Arzt Hasse unter dem Pseudonym Mensinga erstmals das Scheidendiaphragma. Der Gedanke war allerdings nicht neu. So empfahl beispielsweise Casanova in der 2. Hälfte des 18. Jahrhunderts, eine Zitronenhälfte auszudrücken und über die Zervix zu stülpen. Und Anfang des 19. Jahrhunderts führten Frauen auf Sumatra Opium in tassenähnlichen Formen in die Scheide ein. Chinesinnen und Japanerinnen bedeckten die Zervix mit geöltem Seidenpapier.

Sehr früh schon gelangte das Diaphragma über Holland nach England, wo es als „holländische Kappe" bezeichnet wurde und bis in unsere Zeit weite Verbreitung fand. In den 20er Jahren begann dann eine holländische Gesellschaft in den USA mit der Produktion von Diaphragmen. Das Diaphragma wurde zumindest in der westlichen Hemisphäre das erste Kontrazeptivum, welches die Frauen nach eigenem Gutdünken anwenden konnten. Vor der Ära von Pille und Intrauterinpessar benutzten über ein Drittel der Paare in den USA ein Diaphragma. Heute eignet sich das Scheidenpessar nur für sehr motivierte Frauen. Es wird deshalb in den mittleren und oberen Gesellschaftsschichten weit häufiger benutzt.

Bei optimaler Anwendung gewährleistet das Diaphragma mit einem Pearl-Index zwischen 2 und 4 einen guten Schutz. Die Voraussetzungen dafür sind:

1. Ausschluß anatomischer Veränderungen, welche einen guten Sitz verhindern, v.a. starker Descensus vaginae und ausgeprägte Retroflexio uteri.
2. Umfassende Beratung der Frau. Anhand eines Beckenmodells läßt sich der richtige Sitz des Diaphragmas demonstrieren. Das Scheidenpessar sollte nicht länger als 2h vor dem Verkehr eingeführt werden und nicht vor 6h danach wieder entfernt werden. Es kann maximal 24h liegen bleiben.
3. Bei der gynäkologischen Untersuchung wird die richtige Pessargröße mit Hilfe von Ortho-Anpaßringen bestimmt. Es gibt diese Anpaßringe von 65 bis 85mm Durchmesser. Häufiger wählt man ein zu kleines Diaphragma. Richtig ist das größtmögliche Modell, welches von der Fau ohne Druckgefühl akzeptiert wird. Es ist auch wichtig, bei dieser Gelegenheit der Frau das Einführen zu zeigen und selbst vornehmen zu lassen. Nicht vergessen werden darf der Hinweis, daß das Diaphragma immer zusammen mit einem spermiziden Mittel angewandt werden muß.
4. Bei der Kontrolluntersuchung nach 1 oder 2 Wochen sollte man sich vergewissern, daß das von der Frau zu Hause eingesetzte Diaphragma gut sitzt und die gewählte Größe richtig ist.

Aus der Pro-Familia-Beratungsstelle in Darmstadt berichten Walter u. Elschner [25], daß 1983 nach 268 Beratungsgesprächen sich 125 Frauen, das sind 46,6%, für ein Diaphragma entschieden haben. Die überwiegende Mehrheit der Frauen war zwischen 19 und 28 Jahren alt, mit einer Spitze zwischen dem 21. und 24. Lebensjahr. Die meisten Frauen hatten vorher bereits ein anderes Kontrazeptivum angewandt – 48% die Pille, 14% das Intrauterinpessar, 9% eine Temperaturmethode, 8% chemische Mittel, und bei 11% hatten die Partner ein Kondom benutzt. Regelmäßig benutzten 43% der Frauen ausschließlich das Diaphragma, 20% kombinierten Diaphragma und Kondome mit der Temperaturmethode, 10% kombinierten allein mit der Temperaturmethode, und 5% wechselten zwischen Diaphragma und Kondom. Erstaunlich, daß immerhin 20% die Knaus-Ogino-Methode mit dem Diaphragma kombinierten. Prompt trat in dieser Gruppe auch eine Schwangerschaft ein. Etwa die Hälfte der Paare empfand den Geruch der nonoxinolhaltigen spermiziden Cremes oder Gels als unangenehm. Ein Wärmegefühl oder Brennen wurde von 20% der Paare verspürt.

Die Darmstädter Studie zeigt, daß es v.a. gut motivierte und exzellent angeleitete und überwachte Frauen sind, die mit Erfolg ein Diaphragma benutzen.

Die früher aus Kautschuk, dann aus Metall und heute aus Plastik gefertigte Portiokappe wurde 1938 von dem Berliner Gynäkologen Wilde angegeben. Die Kappe saugt sich nach dem Aufsetzen auf die Portio durch Kapillarkräfte fest. Der Pearl-Index soll bei 7 liegen. Die Portiokappe wird nur selten angewandt. Dies mag damit zusammenhängen, daß die meisten Frauen die Kappe nicht selbst handhaben können und deshalb prä- und postmenstruell den Arzt aufsuchen müssen.

Spermizide Kontrazeptiva

Das Einführen verschiedenartigster Substanzen dürfte wohl eine der ältesten Empfängnisverhütungsmethoden sein. In altägyptischen Papyri wird eine Mischung aus Honig und Natron ebenso empfohlen wie Krokodil- oder Elefantenkot. Als volkstümliche Hausmittel waren chemisch wirksame vaginale Kontrazeptiva, z.B. Zitronenscheiben oder Reisschleim mit Kochsalz und andere, v.a. säurehaltige Substanzen bis in unsere Zeit in Gebrauch.

Die heute in der Bundesrepublik Deutschland verfügbaren vaginal anzuwendenden chemischen Kontrazeptiva enthalten überwiegend Nonoxinol und Polyschwefelsäureester. Entsprechend der Trägersubstanz werden die Präparate als Ovulum, Suppositorium, Tablette, Gel, Creme oder Schaum angeboten. Bei den schaumbildenden Präparaten wirkt bereits die Trägersubstanz als Barriere gegen die Spermien. Der kontrazeptive Effekt der oberflächenaktiven chemischen Substanzen beruht auf einer Blockierung akrosomaler Enzyme, die Spermienmembran wird zerstört, und die Schwanzfäden gehen verloren.

Hauser [11] sah nach Anwendung von Patentex Oval bei normalem Spermiogramm im Sims-Huhner-Test keine Spermien in der Zervix und eine vollständige Immobilisierung in der Vagina. Zu 50% waren die Spermien vollständig aufgelöst und nicht mehr nachweisbar.

Es ist schwierig, sich ein konkretes Bild über die wahrscheinliche Sicherheit spermizider Kontrazeptiva zu verschaffen. Die vorliegenden Studien weichen bezüglich Fallzahl, Aufbau, chemischer Substanz der Kontrazeptiva sowie Anleitung und Überwachung der Frauen stark voneinander ab und sind zu einem großen Teil retrospektiv. Nur so ist der Schwankungsbereich des Pearl-Index zwischen 0,3 und 36 zu erklären. Je älter die Studie, desto höher wird in der Regel die Versagerquote auf 100 Frauenjahre angegeben. Die Beurteilung aus Familienplanungsstellen und aus holländischen Kliniken, die Schwangerschaftsabbrüche in großer Zahl vornehmen, ist eher negativ. Schnabel u. Querido [23] errechneten für Patentex Oval theoretisch einen Pearl-Index zwischen 4 und 5. Ihre Rechungen basieren einmal auf der Zahl der deutschen Frauen, die in holländischen Kliniken behandelt wurden und vor der Schwangerschaft Patentex Oval benutzt hatten und auf der vermuteten Gesamtzahl von ungefähr 400000 Benutzerinnen in der BRD. In großen Studien aus den USA und Großbritannien mit verschiedenen chemischen Substanzen werden Pearl-Indizes um 15 genannt. In einer Übersicht aus den Jahren 1975–1979 in den *Population Reports* liegen die Versagerquoten, wiederum für verschiedene Substanzen, zwischen 0,3 und 9 auf 100 Frauenjahre. In neueren, teilweise prospektiven Untersuchungen mit Patentex Oval kommen Brehm u. Haase [3], Salomon u. Haase [22], Huber [16] sowie Dimpfl et al. [4] in den Jahren 1975–1984 auf Pearl-Indizes zwischen 0,3 und 1,6. Für das polyschwefelsäureesterhaltige Präparat A-gen ermittelte Florence [7] 1977 in einer Studie mit 2255 Zyklen von 103 Frauen einen Pearl-Index von 1,1.

Wie lassen sich diese sehr unterschiedlichen Versagerquoten erklären? Offenbar wurden in den Untersuchungen nicht vergleichbare Frauengruppen erfaßt. Die relativ große Sicherheit der chemischen Präparate wird nur erreicht, wenn die Frauen auf die absolut notwendige Einhaltung der in den Gebrauchsanleitungen angegebenen Richtlinien ausdrücklich hingewiesen werden, wie dies in den klinischen Studien mit guten Pearl-Indizes der Fall war. Nur bei Einhaltung der 10minütigen Wartezeit und bei erneutem Einführen eines Präparats vor jedem Verkehr ist eine gute Verläßlichkeit der chemischen Kontrazeptiva gegeben. Frauen, die spermizide Präparate ohne eine diesbezügliche Beratung und oft nur kurzfristig und sporadisch anwenden, werden weniger erfolgreich sein. Man darf nicht glauben, daß damit Selbstverständliches gesagt wird. In den *Population Reports* werden die möglichen, fast unglaublichen Ursachen für ein Versagen der Methode aufgeführt:

— fehlerhafte, d.h. unvollständige Entfernung der Verpackung der Tabletten, Suppositorien usw.;
— die Präparate werden in das Rektum und nicht in die Vagina eingeführt;
— das Einführen erfolgt nicht tief genug;
— die 10minütige Wartezeit wird nicht eingehalten;
— der Verkehr wird zu lange fortgesetzt, so daß die Wirkung des Präparats nachläßt;
— das Mittel wird nicht vor jedem Verkehr erneut eingeführt;
— an vermutlich unfruchtbaren Zyklustagen wird ganz auf die Benutzung eines spermiziden Präparats verzichtet.

Die banal klingende Selbstverständlichkeit, daß ein nicht eingeführtes Präparat auch nicht wirken kann, gehört trotzdem zu den wichtigen Punkten in der kontrazeptiven Beratung. Den Verzicht auf ein spermizides Präparat an bestimmten Tagen kann sich eben nur die Frau leisten, die diese Tage auch mit Hilfe der strengen oder zumindest erweiterten Temperaturmethode möglichst exakt bestimmt.

Nach Untersuchungen der britischen Family Planning Association sind Kolpitiden als Folge der lokalen chemischen Kontrazeption sehr selten. Es scheint sogar eher eine protektive Wirkung gegen Gonorrhö, aber auch gegen Trichomonaden, Herpesvirus und andere Scheideninfektionen zu bestehen. Bezüglich der Gonorrhö soll im Vergleich zur Durchschnittsbevölkerung das Erkrankungsrisiko 8mal kleiner sein [12].

Nach den von Dimpfl et al. [4] mit Patentex Oval vorgenommenen und 1984 publizierten Untersuchungen an 482 Frauen mit 8269 Zyklen trat innerhalb von längstens 2 Anwendungsjahren keine statistisch signifikante Veränderung der Abstriche nach Papanicolaou, des Scheiden-pH, der Döderlein-Flora und der Vaginalabstriche auf. Auch eine teratogene Schädigung bei der Anwendung lokal wirksamer Spermizide braucht man nicht zu befürchten. Eine derartige Vermutung wurde von Jik et al. [17] 1981 geäußert, konnte aber in späteren Untersuchungen widerlegt werden.

Die durchschnittliche Anwendungsdauer der spermiziden Präparate liegt ungefähr zwischen 10 und 17 Monaten. Diese im Vergleich zu anderen Kontrazeptiva relativ kurze Zeitspanne hat mehrere Gründe. Häufig werden die lokalen spermiziden Präparate von vornherein nur als Übergangs- oder Zwischenlösung bzw. in der Pillenpause oder während der Stillzeit angewandt. In einer von Huber [16] vorgenommenen Studie mit Patentex Oval bei 226 jungen Frauen zwischen 14 und 20 Jahren nannten 35% als Gründe für das Ausscheiden aus der Studie lokale Beschwerden wie Brennen oder unangenehme Belästigung durch das Auslaufen der chemischen Präparate, und bei immerhin 21% der Frauen lehnten die Partner diese Methode ab. Nach der Untersuchung von Dimpfl et al. [4] sollen diese subjektiven

Belästigungen bei dem meines Wissens 1984 neu eingeführten Patentex Oval N auf ein Minimum reduziert worden sein.

Coitus interruptus

Der Coitus interruptus als wohl älteste kontrazeptive Methode ist auch heute noch weit verbreitet und stand bis in die 60er Jahre in Deutschland ganz oben in der Reihe der kontrazeptiven Verfahren. Der Pearl-Index soll zwischen 10 und 20 oder auch noch wesentlich darüber liegen und ist entscheidend abhängig von der Zuverlässigkeit des Mannes. Als Notmaßnahme, wenn man nichts anderes dabei hat, wird der Coitus interruptus seinen Platz behalten. Als Vorteil der Methode wird im Family Planning Handbook for Doctors, IPPF 1974, u.a. angeführt, „daß keine ärztliche Kontrolle notwendig ist, daß sie nicht zu Hause vergessen werden kann, daß sie von Kindern nicht verschluckt werden kann und weder mit Steuern belegt noch von einer Regierung verboten werden kann und daß sie schließlich weder Hemorrhagien noch Gewichtszunahme hervorruft".

Der Coitus interruptus ist schlechter als die meisten anderen kontrazeptiven Verfahren, aber immer noch besser als sein Ruf. Sein schlechtes Image reicht bis ins Alte Testament zurück, allerdings fälschlicherweise, denn Onan wurde nicht wegen des von ihm praktizierten Coitus interruptus und schon gar nicht wegen Onanie bestraft, sondern weil er gegen das Gebot der Leviratsehe verstieß.

Verläßlichkeit (Zusammenfassung)

Wenn wir bezüglich der Sicherheit alternativer Methoden bis zu einem Pearl-Index von 5 von hoher Zuverlässigkeit, bei einem Pearl-Index zwischen 5 und 10 von mittlerer Zuverlässigkeit und darüber von geringer Zuverlässigkeit sprechen, so ergibt sich für unsere kontrazeptive Beratung folgendes Bild:

Zu den Methoden mit hoher Zuverlässigkeit zählen die strenge Form der Temperaturmethode mit einer Versagerquote von 1 auf 100 Anwendungsjahre und auch die erweiterte Temperaturmethode mit einer Versagerquote von 3 auf 100 Anwendungsjahre.

Auch die symptothermalen Methoden nach Rötzer oder Thyma gehören mit einem Pearl-Index um 0,8 in diese Gruppe. Ebenso können das Kondom (Pearl-Index um 3), das Diaphragma (Pearl-Index 2–4) und die spermiziden Präparate (Pearl-Index 0,3–1,6) hier eingeordnet werden. Voraussetzung für alle Methoden in dieser Gruppe ist allerdings, daß die Partner gut motiviert sind und individuell angeleitet in die jeweilige Methode eingeführt werden. Andernfalls sind auch diese Verfahren nur von mittlerer bis geringer Zuverlässigkeit.

Von vornherein in die Gruppe mit geringer Zuverlässigkeit gehören die Kalendermethoden nach Knaus/Ogino, die Zeitmethode nach Billings und der Coitus interruptus.

Wir sehen, daß die meisten alternativen Methoden ihre Rolle nicht ausgespielt haben – im Gegenteil. Sie sind immer ein Kompromiß und erfordern viel Motivation und Disziplin. Wahrscheinlich sind sie aber – auch unter Einbeziehung der schwangerschaftsbedingten Morbidität und Mortalität bei den Versagern – gesünder als Pille oder Intrauterinpessar. Einige der Methoden erreichen unter bestimmten Voraussetzungen die Sicherheit der Intrauterinpessare, und – ein großer Vorteil – sie können teilweise sehr sinnvoll miteinander kombiniert werden, beispielsweise die Temperaturmethode mit Kondom oder Diaphragma. Von uns Ärzten allerdings fordern die alternativen Verfahren bei der Beratung ein hohes Maß an Zeit, Geduld und Einfühlungsvermögen.

Literatur

1. Ball M (1976) A prospective field trial avoiding conception. Eur J Obstet Gynecol Reprod Biol 6:63
2. Billings J (1964) The ovulation method. Advocate, Melbourne
3. Brehm H, Haase W (1975) Die Alternative zur hormonalen Kontrazeption. Med Welt 26:1610
4. Dimpfl J, Salomon W, Schicketanz KH (1984) Die spermizide Barriere. Sexualmedizin 13:95
5. Döring GK (1954) Die Temperaturmethode zur Empfängnisverhütung. Thieme, Stuttgart New York
6. Döring GK (1983) Empfängnisverhütung. Thieme, Stuttgart New York
7. Florence N (1977) Das kontrazeptive Vaginal-Suppositorium. Sexualmedizin 6:385
8. Freundl G (1985) Spermatozoen-Zervikalschleim-Interaktion: Diagnostik und Bedeutung. Gynäkologe 18/2:84–91
9. Gesenius H (1959) Empfängnisverhütung. Urban & Schwarzenberg, München Berlin
10. Guillebaud J (1982) Die Pille. Rowohlt, Reinbek
11. Hauser GA (1979) Das Schaum-Ovulum im Postkoitaltest. Sexualmedizin 3:112
12. Hauser GA (1984) Die klassischen Methoden der Kontrazeption. Gynakologe 17:194–199
13. Hoche K (1983) Über Liebe – ihr Kinderlein kommet nicht! Ullstein, Berlin Frankfurt Wien
14. Hoffmann KOK (1983) Alternative Methoden der Empfängnisverhütung. Apoth J 8:42
15. Hoffmann KOK (1984) Sex ohne Hormone. Sexualmedizin 4:208
16. Huber A (1980) Welches Kontrazeptivum für die Jugend? Sexualmedizin 9:154
17. Jick H, Walker AM, Rothman KJ et al. (1981) Vaginal spermicides and congenital disorders. JAMA 245:1329
18. Johnston JA, Roberts DB, Spencer RB (1979) NFP service and methods in Australia. Int Rev Natl Fam Plann 3:20
19. Marshall J (1976) Cervical mucus and basal body temperature method of regulation births. Lancet II:282
20. Marshall J (1976) Natural family planning. Lancet II:1085
21. Rötzer J (1979) Natürliche Geburtenregelung, der partnerschaftliche Weg. Herder, Wien
22. Salomon W, Haase W (1977) Intravaginale Kontrazeption. Sexualmedizin 6:198
23. Schnabel P, Querido L (1979) Patentex Oval im Gebrauch. Eine retrospektive Studie bei Abbruchpatienten. Verein Stimezo Nederland, Den Haag
24. Thyma P (1977) The double-check method of family planning. Modern Printing, USA
25. Walter J, Elschner I (1984) Alternative Diaphragma. Sexualmedizin 10:578

Sachverzeichnis